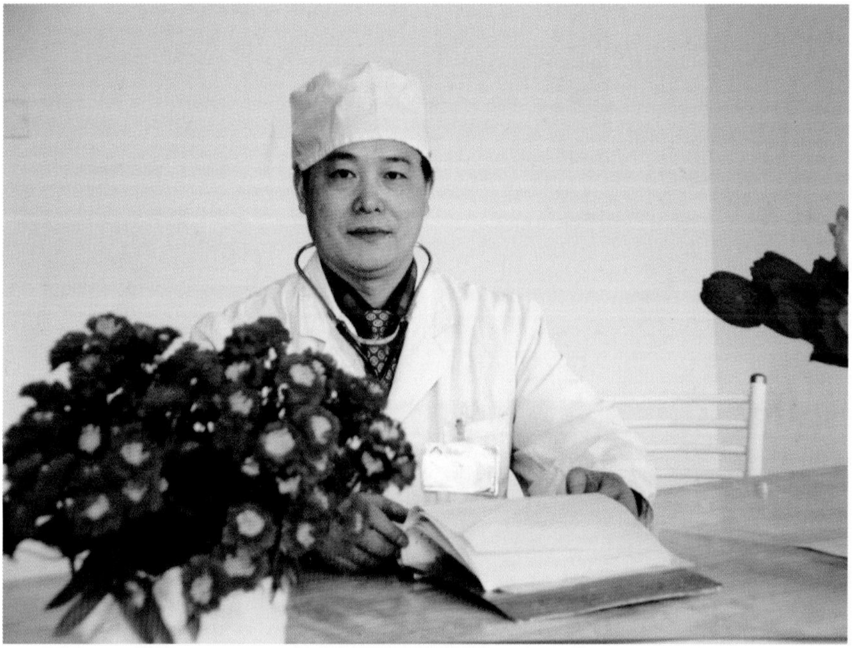

陕西省名中医周清发教授

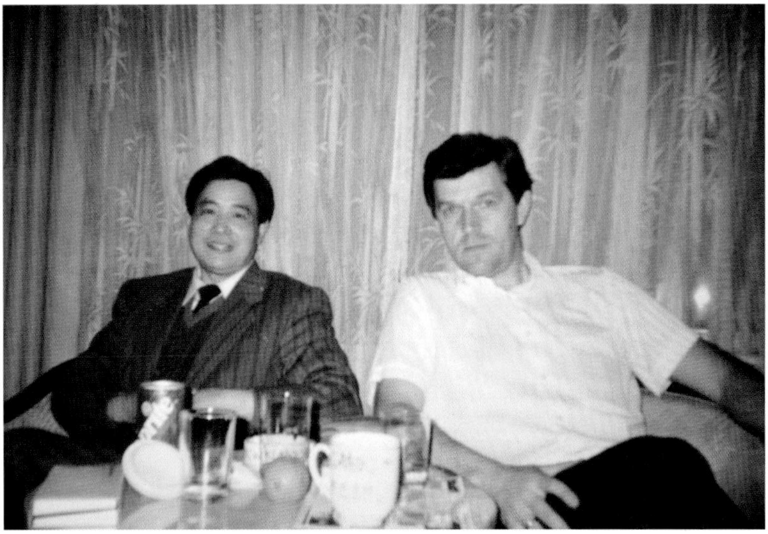

1993 年周清发教授作为访问学者在俄罗斯与专家合影

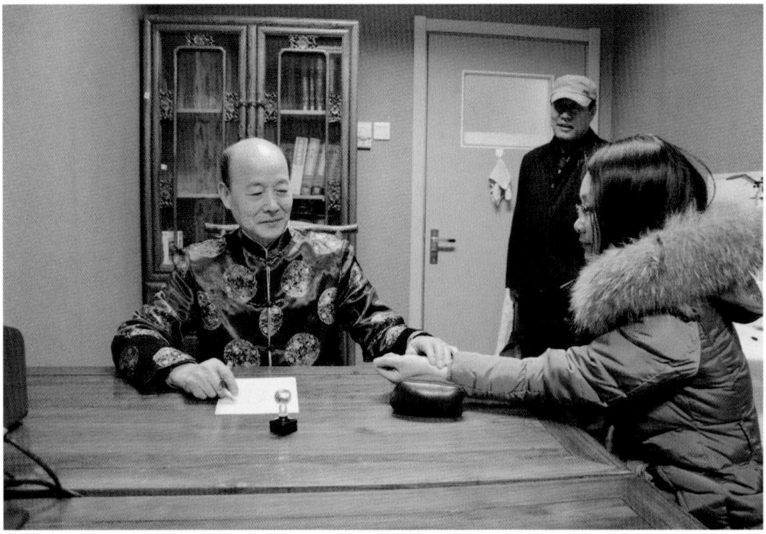

周清发教授专家门诊

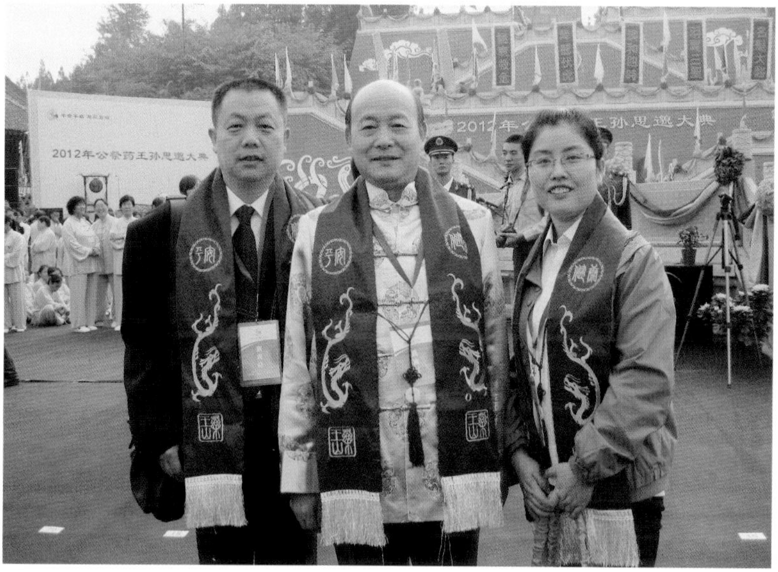

周清发教授与继承人张锴（左）、秦怡（右）在陕西省中医药传承拜师大会合影

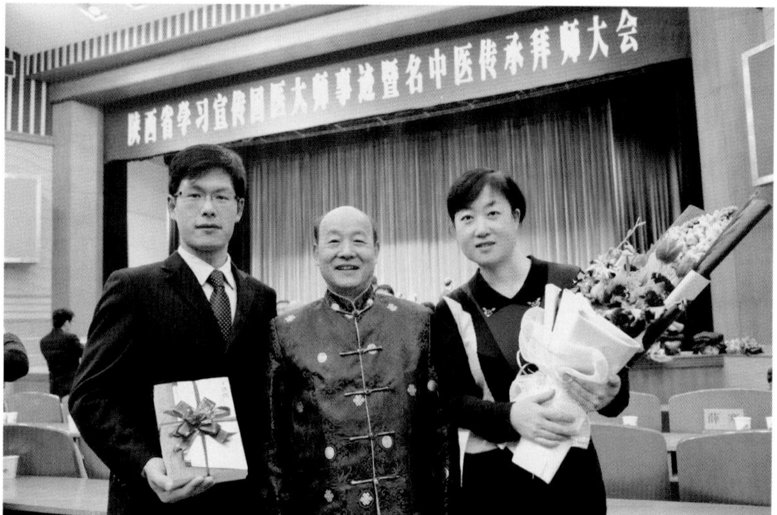

周清发教授与继承人赵金盈（左）、栾新爱（右）在拜师大会合影

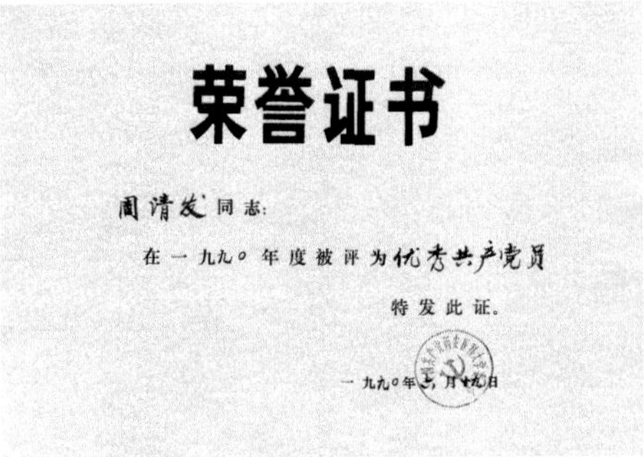
荣誉证书

周清发同志：

在一九九〇年度被评为优秀共产党员

特发此证。

一九九〇年七月十九日

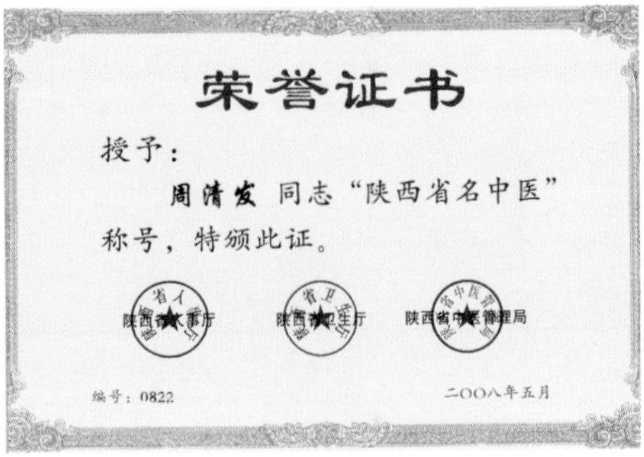
荣誉证书

授予：

周清发 同志“陕西省名中医”称号，特颁此证。

陕西省人事厅 陕西省卫生厅 陕西省中医药管理局

编号：0822

二〇〇八年五月

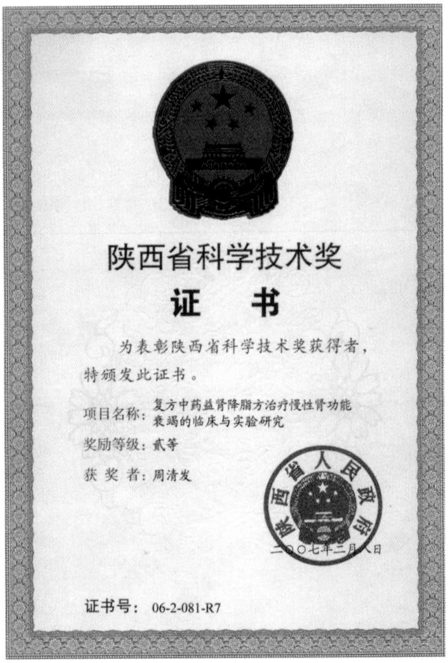
陕西省科学技术奖

证 书

为表彰陕西省科学技术奖获得者，特颁发此证书。

项目名称：复方中药益肾降脂方治疗慢性肾功能衰竭的临床与实验研究

奖励等级：贰等

获 奖 者：周清发

陕西省人民政府

二〇〇七年二月八日

证书号： 06-2-081-R7

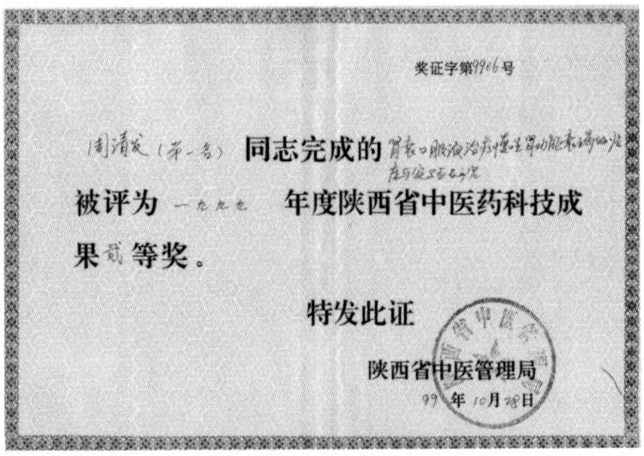
奖证字第9966号

周清发（第一名）同志完成的

被评为一九九七年度陕西省中医药科技成果贰等奖。

特发此证

陕西省中医管理局

99年10月28日

周清发教授获得的部分奖状与证书

陕西出版资金资助项目

名老中医师承工作室系列丛书

周清发临证精华

◎ 周清发 主编

陕西新华出版传媒集团
陕西科学技术出版社

图书在版编目（CIP）数据

周清发临证精华／周清发主编. —西安：陕西科学技术出版社，2015. 3

（名老中医师承工作室系列丛书）

ISBN 978－7－5369－6362－7

Ⅰ. ①周… Ⅱ. ①周… Ⅲ. ①中医学－临床医学－经验－中国－现代 Ⅳ. ①R249. 7

中国版本图书馆 CIP 数据核字（2015）第 023282 号

周清发临证精华

出 版 者	陕西新华出版传媒集团 陕西科学技术出版社 西安北大街 131 号 邮编 710003 电话（029）87211894 传真（029）87218236 http：//www. snstp. com
发 行 者	陕西新华出版传媒集团 陕西科学技术出版社 电话（029）87212206 87260001
印 刷	中煤地西安地图制印有限公司
规 格	720mm×1000mm 16 开本
印 张	17. 5 插页 2
字 数	286 千字
版 次	2015 年 3 月第 1 版 2015 年 3 月第 1 次印刷
书 号	ISBN 978－7－5369－6362－7
定 价	52. 00 元

主　编　周清发

副主编　张　锴　秦　怡

编　委　徐　徽　雷宏强　范一起　宋书贤

栾新爱　赵金盈　狄　灵　王　竹

序

陕西是中医药科技文化发祥很重要的地方，素有“秦地无闲草，陕西多名医”之美誉。自古以来，在陕西涌现出了许许多多的中医药学家，代不乏人，亦不乏术，中医药在这里不曾有文化上的断层。药王孙思邈，就是隋唐时期他生活的年代最伟大的医药学家，承上启下，在医林影响一千三百多年，以至于今。陕西中医药学家、学者，传承医祖医圣药王的医经经方时方和各科医学思想及经验是多方面的，其内容丰富多彩。

近代以来，陕西中医学院、陕西省中医药研究院、陕西省中医医院、西安市中医医院、各地的中医大专班、各市县的中医医院和各民营中医药医疗科研单位，荟集了一大批名老中医、名中医、中青年中医新秀，还有众多的民间名中医。他们的学术经验是非常宝贵的医药科技文化资源，需要及时的挖掘整理，用以指导后来的学者。同时，也可以为那些因时空等各种原因而不能亲自在名老中医身边学习的从医人员，提供一个如同在名医名师身边学习的机会。

对名老中医学术经验传承和推广应用的工作，国家中医药管理局一直非常重视，从“十五”开始，就确立了名老中医学术思想临证经验的挖掘整理及推广的专项研究，陕西省也出台了《陕西省人民政府关于扶持和促进中医药事业发展的实施意见》，以实施名医名科名院的“三名”战略。

这项工作是收集整理、继承应用名（老）中医的学术思想和临床经验，培养中医人才，开展学术交流，进行中医科学研究的一个重要阵地和平台，在中医临床、中医药教学，中医学术流派传承，中医药科研等方面，发挥着越来越重要的作用，将成为中医学发展中的一项不可替代的重要工作。

陕西科学技术出版社出版的这套《名老中医师承工作室系列丛书》，就是基于上述需要而组织编写的。本丛书将每位名老中医的宝贵经验分为医家传略、学术研究、临床经验、医案医话及个人文集五个篇章来编写。书中较为突出的特点是“医案医话”部分，均为各位名老中医的临证医案，体现了多种精粹内涵。对继承和发扬名老中医的学术经验、促进中医诊治疑难病的水平，乃至推动中医学术发展，具有一定的参鉴作用和现实意义。

張学文

甲午孟冬

前 言

我的恩师周清发，是第一批“陕西省名中医”，陕西省第四、五批名老中医药专家学术经验继承工作指导老师，西安交通大学医学院第二附属医院中医科教授、主任医师、硕士研究生导师。在几十年的临床医疗工作中，勤奋努力，善待病人，勇于创新医，医术精湛，在中医、中西结合内科、肾病等学科方面有较深的造诣。涉猎中医基础到临床的诸多学科，如伤寒、温病、内、外（皮）、妇、儿各科，均有丰富的临床经验和心得。近40多年来老师从事中医肾病、脾胃病肿瘤及内科杂病的临床治疗和研究工作更为深入，成就卓越，他将毕生精力和心血贡献于中医事业，造福于广大患者。在中医学术发展上老师从不故步自封，他主张运用辩证唯物主义的思想观和方法论将其发扬光大，并积极倡导充分利用现代科学技术及手段进行科学研究，为祖国医学事业的大胆探索及其发展作出了贡献。他治学严谨，工作一丝不苟，受到同仁及病人的尊敬和爱戴。

《周清发临证精华》是由陕西出版传媒集团、陕西科学技术出版社组织编撰的《名老中医师承工作室系列丛书》的首批书籍之一。全书共分5篇，开篇简要介绍了周老师学医、行医以及致力于中医药教育事业的经历和成就，上篇介绍老师的主要学术研究，中篇介绍了老师治疗肾病的临床经验及老师临床常用经验方，下篇选录了部分老师临证医案医话，附篇简要介绍了老师的临床研究和论文发表情况。希望本书能对从事肾病专业的青年医护人员、患者及家属有所帮助。如掌握这方面的有关知识，有助于患者早日康复，能为人民群众的身体健康尽到一点微薄之力，我们就感到非常欣慰。

由于我们跟老师学习的时间有限，对他的学术思想和临证治疗及用药特点领会得还不够深刻，且编写此书的时间较短，所搜集的资料难以概全，存在疏漏在所难免。尽管如此，本书仍是对老师生平和学术经验的一次比较系统和全面的整理。本书的出版定会对中医学术的发展和培养中医药人才大有裨益。

书中若有不妥之处，敬请同道和师门兄弟批评指正。谢谢！

作　者

2014 年 9 月 6 日

目 录

开篇 医家传略

一、树立志向习仁术……………………………………………………（001）
二、坚定信念为民众……………………………………………………（004）
三、医德高尚树新风……………………………………………………（005）
四、医术精湛疗痼疾……………………………………………………（007）
五、甘当人梯育英才……………………………………………………（010）

上篇 学术研究

一、肾病重辨证，关键在脾肾……………………………………………（013）
二、勤求古训，治病善用经方……………………………………………（015）
三、肾病遣方用药，突显药物特点………………………………………（018）
四、中西合璧创新论，融会贯通出新知…………………………………（023）

中篇 临床经验

一、病证经验……………………………………………………………（030）
（一）水肿治疗重调脾 ……………………………………………（030）
（二）尿血的中医辨证与治疗 ……………………………………（033）
（三）蛋白尿的证治 ………………………………………………（046）
（四）肾性高血压的中医治疗 ……………………………………（053）
（五）急性肾炎的中医辨证治疗 …………………………………（058）

（六）中医对 IgA 肾病的治疗 …………………………（062）
（七）肾病综合征的辨证施治 …………………………（067）
（八）慢性肾炎的治疗经验 …………………………（073）
（九）紫癜性肾炎的中医治疗 …………………………（095）
（十）狼疮性肾炎的中医治疗 …………………………（100）
（十一）糖尿病肾病的中医诊治 …………………………（105）
（十二）急性肾盂肾炎的中医药治疗 …………………………（111）
（十三）慢性肾盂肾炎的临床治疗经验 …………………………（116）
（十四）痛风性肾病的临床中医治疗 …………………………（128）
（十五）尿路结石的中医治疗经验 …………………………（133）
（十六）慢性肾衰的治疗经验 …………………………（138）
（十七）慢性前列腺炎的中医治疗 …………………………（148）
（十八）中医对不育症的认识与治疗 …………………………（152）
二、临床常用经验方…………………………（157）
（一）黄母二白汤 …………………………（157）
（二）护肾固精方 …………………………（157）
（三）活血通脉方 …………………………（158）
（四）滋阴降火汤 …………………………（159）
（五）益气养阴方 …………………………（160）
（六）浊毒汤 …………………………（161）
（七）肾衰方 …………………………（161）
（八）化瘀排石汤 …………………………（162）
（九）眩晕方 …………………………（163）

下篇　医案医话

一、急性肾盂肾炎（一） …………………………（165）
二、急性肾盂肾炎（二） …………………………（167）
三、急性肾盂肾炎血尿…………………………（168）
四、慢性尿路感染（一） …………………………（169）
五、慢性尿路感染（二） …………………………（171）

六、慢性肾盂肾炎（一） ……………………………………………（172）
七、慢性肾盂肾炎（二） ……………………………………………（174）
八、尿血…………………………………………………………………（175）
九、慢性肾盂肾炎急性发作…………………………………………（176）
十、肾盂肾炎并肾积水………………………………………………（177）
十一、IgA 系膜增生性肾炎 …………………………………………（179）
十二、IgA 肾病 ………………………………………………………（180）
十三、紫癜性肾炎（一） ……………………………………………（182）
十四、紫癜性肾炎（二） ……………………………………………（183）
十五、狼疮性肾炎……………………………………………………（185）
十六、慢性肾小球肾炎………………………………………………（188）
十七、原发性肾病综合征 2 型………………………………………（189）
十八、肾病综合征水肿………………………………………………（192）
十九、慢性肾衰竭（一） ……………………………………………（193）
二十、慢性肾衰竭（二） ……………………………………………（195）
二十一、慢性肾衰竭（三） …………………………………………（197）
二十二、慢性肾衰竭（四） …………………………………………（199）
二十三、慢性肾衰竭（五） …………………………………………（201）
二十四、痛风性肾病（一） …………………………………………（202）
二十五、痛风性肾病（二） …………………………………………（203）
二十六、肾囊肿………………………………………………………（205）
二十七、输尿管结石…………………………………………………（206）
二十八、咳嗽变异性哮喘……………………………………………（207）
二十九、慢性胃炎……………………………………………………（208）
三十、慢性萎缩性胃炎伴胆汁反流…………………………………（210）
三十一、胃溃疡、慢性萎缩性胃炎伴胆汁反流……………………（211）
三十二、排便障碍……………………………………………………（212）
三十三、头痛…………………………………………………………（214）
三十四、睡眠障碍……………………………………………………（215）
三十五、多发性末梢神经炎…………………………………………（217）
三十六、糖尿病足……………………………………………………（219）

三十七、肥胖症 …… (220)
三十八、精液不液化所致不育症 …… (222)
三十九、男性不育 …… (223)
四十、化脓性淋巴结节炎 …… (224)

附篇 个人文集

护肾固精方治疗系膜增殖性肾炎临床研究 …… (227)
护肾固精方下调核因子 - κB 活化对系膜细胞肿瘤坏死因子 - α 表达的影响 …… (232)
护肾固精方对系膜细胞增殖及转化生长因子 β_1 的影响 …… (237)
护肾固精方对大鼠系膜细胞增殖周期的影响 …… (243)
护肾固精方对单侧输尿管梗阻大鼠肾组织中 BMP - 7、TGF - β_1 表达的影响 …… (247)
肾衰口服液治疗慢性肾衰竭的临床与实验研究 …… (253)
肾衰口服液对大鼠肾小球系膜细胞增殖的影响 …… (257)
肾衰口服液对实验大鼠腹膜透析效能及腹膜超微结构的影响 …… (262)

开篇　医家传略

周清发，男，1953年8月出生于陕西省汉中市，1978年毕业于陕西中医学院中医系，毕业后分配到西安交通大学医学院（原为西安医科大学）第二附属医院工作。1992年11月至1993年4月以访问学者赴俄罗斯学术交流工作；1993年破格晋升为副主任医师、副教授；1998年晋升为主任医师、教授，硕士研究生导师。现任西安交通大学医学院第二附属医院主任医师、教授；陕西省首届名中医，陕西省第四批名老中医药学术经验传承指导老师；陕西省中医药专家委员会顾问，中华医学会陕西省分会和西安市分会医疗事故鉴定专家库委员，陕西中医药学会第三届肿瘤专家委员会委员。

一、树立志向习仁术

老师早期受其叔父影响，对中医并不陌生，可真正把他带上学医这条路的还是他的叔父。他的叔父是当地十里八乡一位有名的中医大夫，他的医术可谓桴鼓之功，非常灵验。如治肺结核咯血病人，上午服汤药，下午咯血便可止住。他用中医药救治病人无数，他高超的医术深受一方百姓的信赖和爱戴。看到叔父运用医术能为广大农村群众解除疾病，看到当地人们喜爱中医，需要中医为他们服务，老师便萌发了学习医学的念头。在叔父的启发下，他找来《汤头歌诀》《医学入门》《医学三字经》等中医书籍学习背诵。由于受当时生活条件和环境诸多原因的影响，未能实现自己的愿望。中学毕业后，他考入陕西中医学院学习，终于实现了自己学医的理想，他立志要向叔父那样，当一名受人民群众尊敬和爱戴的好医生。在校学习期间，老师发奋图强，刻苦钻研专业基础理论知识，常常学习到深夜，即使是星期天及节假日休息时间，在汉江河边，在渭滨湖畔常常可以听到老师琅琅的读书声。在学校老师的指导下，他系统研读《黄帝内经》《难经》《伤寒论》《金匮要略》《温病条辨》及《神农本草经》等多部中医经典医学专著，还对金、元、明、清历代的医学专著，如《伤寒来苏集》《伤寒贯注集》《脾胃论》《丹溪心法》《血证论》《外台秘要》《针灸甲乙经》《医宗金鉴》《医林改错》《傅青主女科》等都进行了认真学习。这一阶段的学习为他打下了扎实的中医理论基础。在校学习的几年，除系统学习中医基础理论知识、中药方剂以及内外妇儿等学科，他还系统地学习了《生理学》《解剖学》《病理学》《生物化学》《诊断学》以及临床等各学科现代医学知识技能。学习中他始终认为，无论中医、西医都是治病救人，虽然在当时有人指责中医学院学生学习西医是不务正业，是违背学校办学宗旨，背经离道，但老师却不在乎这些说辞，何况技多不压人，多学习些治病技术又有什么不好？于是他紧紧抓住这个大好的学习机会，系统掌握了现代医学知识，这为老师以后从事临床医疗，开展中西医结合工作奠定了坚实而扎实的基础。此外，他还放弃寒暑假休息，抓紧时间去叔父诊所学习临床诊疗方法和技能，接诊技巧，坚持学用结合，勇于实践，将所学知识用于临床，熟悉、掌握临床诊疗方法和技术。并将学校学到的专业理论知识与临床实践紧密结合，采用循序渐进、熟读而精思的学习方法，做到勤于思考，善于思考，思有所悟、悟有所用，敢于探索和实践。如老师大二暑假回家探亲，遇到一位病人，四肢麻木，下肢痿软无力，站立不稳，因病人身处偏远村庄，曾到县医院就诊被诊断为“格林巴利综合征”。服药未见明显疗效，就再没去医院诊治，听说老师回家探亲在家，便邀其去诊病。老师看完病人后按中医辨证施治的方法，采用中药配合针灸等方法治疗月余，病人完好如初，感激不尽。时至今日，每次老师回到家乡，病人及家属仍不忘述说治好了她的病。又如老师治疗一位陈姓男性“肝硬化伴腹水”，他根据当时患者临床表现：腹大如鼓，青筋暴怒，纳差腹胀，面色萎黄且暗，在5月季节盖两床棉被蜷卧于床，四肢不温，下肢水肿，尿少，舌胖紫暗，舌下静脉怒张，苔白滑腻，脉弦滑。肝功明显损害，腹部超声提示：“肝硬化伴中量腹水”。老师用自己学的书本知识，翻书对照，分析辨证为：脾肾阳虚，湿阻血瘀，治宜健脾补肾，活血化瘀，利水消肿。方选真武汤合附子理中汤配膈下逐瘀汤加减治疗3周，病人诉腹胀明显减轻，怕冷亦较前好转，欲进饮食。老师前方去附子，加益气养血、软肝散结等中药调治3个月，病人肝腹水完全消退，肝功亦恢复正常。可见他在学习过程中，非常重视理论联系实际，学用结合，学以致用。学校老师讲授的课程，他总是认真听讲，下课后复习总结，结合临床实际，应用于病人，检验疗效。在开门办学中，刚学习了《内科学·风湿性心脏病》章节，当时他在住院部实习正好管了一位59岁的女性风心病患者，是以“风湿性心脏病”“心衰3度”收住院的。因患者长期服用“地高辛”，住院检查有洋地黄中毒现象，不宜再用强心类药物治疗，当时病人表现为心慌气短、不能平卧、下肢水肿、尿少，舌紫暗，脉结代。他就提出用中药治疗试试，在征得带教老师同意后，根据患者的症状舌脉辨证为心肾阳虚，水瘀内结，方选真武汤加活血利水药，让家属抓药3剂，水煎服用。服药3d后，病人尿量增多，水肿减轻，心慌气短有所缓解，夜间已基本能平卧休息。按效不更方的原则，原方继用7剂，病人已能下床行走，心慌气短明显减轻，但出现大便干结，5d未解，不知何故。经查阅有关文献资料，并请教张大师（即指张学文国医大师，当时张老正在教学点巡回讲课）才茅塞顿开，原来是附子使然，询问其如何解决这种现象，大师笑曰：解除方法非常简单，服用蜂蜜水即可。当时告知患者家属购买蜂蜜兑水饮之，翌日清晨便解，病人及家属很是高兴，即日下午带方出院。过了近10个月时间，在一个大雪纷飞的中午，那位风心病患者的儿子来到教学点，邀请老师去他家给母亲治病，说其母出院后病情一直稳定，近来由于天气变化感冒，病情复发，因突降大雪，加之山道，路面湿滑难走，若将母亲送来医院，非常艰难，故其母特意安排他前来邀请老师去家中治病。老师再三说明自己是个学生，不能去给其母诊病，但其子仍然坚持要他前往，在没有办法的情况下，老师将其子带往医疗队领导面前说明情况，经医疗队领导批准，老师才随同其子冒着风雪，踩着泥泞湿滑、崎岖不平的山间小道，行走了大约几十里路，于傍晚时分赶到他家。经过几天的精心调治，其母的病情转危为安。患者及家属为了感谢其救命之恩，在那生活并不富裕的70年代，专为其宰杀了一头猪犒劳，可见当时这位患者和家属心中对老师的敬意和感激之情多么重啊。由于老师在校期间学习刻苦努力，成绩优异，又对病人态度和蔼可亲，医疗技能日渐长进，深受老师、同学和患者的广泛好评，毕业后被优先分配到西安交通大学医学院高等学府。这是老师、学校和社会对他作出优异成绩的认可，也是对他的最好褒奖。

1982年初至1983年下半年老师再次被送到西安交通大学医学院及陕西中医学院研修深造，经过近两年的学习，中西医理论水平得到更进一步升华，思想更加开阔，临床水平有了质的飞跃发展和提高，并以优异成绩圆满地完成了研修深造的学习任务。1985 年在全院第一个承担住院总医师工作（“文革”后恢复住院总医师工作刚开始）。由于老师医疗业务工作突出，教学和科研工作也作出了较大成绩，1993 年被破格晋升为副主任医师、副教授，被遴选为硕士研究生导师，兼任科室支部书记工作。

二、坚定信念为民众

老师常说人要靠自己的努力、要靠自己的勤奋来改变自己的命运，做一个有知识、有文化，对家人及社会有贡献的人。他还说道，一个好医生除了钻研专业知识，在实践中不断摸索、积累经验外，还要不断学习新的医学知识来随时充实自己，提高自己，这样才能更好地为病人服务。除了知识，一定还要有信念。信念，是生命的灵魂，又是事业的根本。正因为有了这样的信念，并能把自己的信念融入事业和实际工作中，他才能做到无论是早年的求学，还是以后的行医、教学等工作，都十分勤奋乐观。老师在中医学院读书期间，坚持早起晚睡，每天学习十几个小时以上，度过了“三更灯火五更鸡”的大学生涯。工作后，依然保持勤奋好学的习惯，在参加工作的近 40 个年头里，治学“身体力行，无暇自逸”，白天由于临床医疗和教学工作及其他事务繁忙，只能将科学研究和自学安排在清晨及夜晚，有时甚至到了深夜。常是“夜卧人静后，晨起鸟啼先”，其孜孜不倦、持之以恒的治学精神令人钦佩。在临床医疗工作中，老师常说，医，乃仁术也，作为医生，一定要有仁爱之心、责任之心，急病人之所急，痛病人之所痛，要用高超的诊疗技术及方法，努力为患者解除病痛，来提高他们的生活质量。要想方设法尽量让患者的病痛缓解得更快一点、效果好一些、费用能省就省一点是他的从医宗旨，他始终将患者的利益放在第一位，以良好的医德、医术传播党的温暖，营造和谐气氛，使患者和家属都能感受到社会主义大家庭的温馨。一天晚上 10 时多，老师在家正准备休息，一位素不相识的病人经人介绍登门找他看病，见他已卧床准备休息，欲启齿告辞，老师见状却赶紧起来，给病人看了病，病人感动得不知说什么好。还有一次，在回家乡为老母办丧事中，他从早到晚整整忙碌了一天，傍晚刚进门，连水还没有来得及喝上一口，便碰到前来邀请他为其妻治病的人，当时虽然他感觉非常疲惫，但却本能地站起身来，随那位患者家属赶往家中，为其妻诊治。几十年来像这样的事例真是举不胜举。

老师作为一名中医名医、大学的学者、专家，登上高等学府的讲台，传业、授道、解惑，他常常感慨地说，是共产党拯救了中医事业，是社会主义给我们这些人带来了今天，给予了荣誉，我们一定要为社会主义现代化建设去努力，尽自己微薄之力报答社会。老师的这种信念从来就没有动摇过，并不断地将朴实的感情升华为理性认识，坚定正确的人生观、价值观，从实际行动上拥护党，拥护社会主义道路。他还把这些传授给青年学生，不但教育学生要爱国，为国家服务，还要求自己的孩子也一定要这样做。虽然目前自己的女儿、女婿身居国外，但他始终要求他们要牢记自己是中国人，不要忘记祖国，忘记人民，不管在什么时候都要尽最大的努力，服务于祖国和人民，为社会多作贡献。

三、医德高尚树新风

医术是根，医德是本。老师在几十年的从医生涯中，始终坚持热情周到地对待患者，谦虚真诚地对待同道。临床应诊中有一个特点就是极为耐心地听取患者的倾诉，详细询问病史。尽管临床工作繁忙，但他从不因此而简单地处治病人，特别是对于初诊的病人，他总是通过恰当的问诊，详细认真了解其发病原因及过程，了解前面医生的诊断处理及患者的反应，然后结合望诊、问诊及切诊，将收集的临床资料运用中医理论进行分析、归纳，找出病变的原因，做出正确的诊断，据此拟定恰当的治疗方法与药物进行治疗，并详细记录在案。对于一些外地或偏远农村来的病人，老师更是给予极大的同情和关心，不仅精心为他们治病，还尽量使用简便却有效的方药治疗他们的病，为其节省开支。正是他精湛的医术、高尚的医德和平易近人的态度，使很多远至新疆、宁夏、山西、河南、陕南、陕北等地久治不愈的患者都慕名前来，每次门诊不论是预约的还是没预约的，只要是病人有需求，他总是全力满足病人的需求。遇到门诊时间，有时一坐下来就是三四个小时，有时连上厕所的时间也没有，加班加点更是常事。无论是节假日，还是晚上，许多病人还找到家中看病，对这些病人他总是有求必应，无论认识不认识，无论是远亲还是近邻，从不推辞，而是耐心地给予诊治，受到广大患者及家属的尊敬。不少病人成了老师家里的常客，甚至成为朋友和知己。作为一名大夫，老师在尽自己最大努力为患者做好诊断和治疗工作的同时，还时常向患者解释病程中可能出现的发展变化以及饮食、起居、情志等方面的注意事项，并形成了一套言简意赅的防治方法，取得了较好的疗效。在临床医疗工作中，不乱用药是他的行医准则。西医医院中医科最大的特点就是病人多，病种杂，而且都是慢性病，病程长且病情复杂。他从不开大处方，坚持做到正确诊断、合理用药，能口服的不打针，能用中医中药治疗的，不开西药，廉价药能解决的不用贵药，能用小方治疗就用小方，并告诉患者小方也同样能治大病，而且讲清楚用药的道理，以解除患者的后顾之忧。对于不该用药的坚决不用，尽量注意使用简、便、廉、验的方药，为病人减少费用。这样不但为患者节省了医疗费，又减少了药材的浪费和药物的不良反应。如治疗一位“强直性脊柱炎”和“桥本氏亚甲炎”的住院患者，时值夏日，天气非常炎热，患者晚饭在外吃了碗凉皮，夜间开着空调睡觉，半夜便出现腹泻，起来上厕所 3 次，又未穿衣服，早上出现感冒发热，流鼻涕，口干，腹痛腹泻，全身疼痛症状，体温 38.4 ℃，检查血象不高，但患者及家属坚决要求静脉点滴抗生素消炎退热，担心不打点滴抗菌消炎热退不下去，会加重病情。老师反复做患者及家属的思想工作，告诉患者仅仅是胃肠型普通感冒，不需要抗生素治疗以及抗生素的副作用，并告诉患者及家属中药同样能退热治疗感冒，在征得患者及家属同意后，给其开中药配抗病毒中药制剂治疗，发热很快得到了控制，患者及家属都感到很满意，认为他不仅是个好医生，还是患者的“贴心人”。老师常常告诫学生说，业精于勤，医善于德，救死扶伤是医生的神圣职责，虽然现在社会上很看重金钱，如果想要在病人身上捞好处，崇高的职业就会被金钱葬送，那么就不要从事这个职业。作为一名医生，应当懂得自重、自爱。正是有了这种思想理念，老师在社会生活中创造了多元的价值观和平凡的人生观，过着自己平淡的生活，但把全部的心血和精力倾注到了自己的本职工作上。老师工作勤勤恳恳，兢兢业业，不论是严冬还是酷暑，总是按时上好专家门诊，按时巡查病房，周六周日也不例外，几十年来风雨无阻，雷打不动。记得 2007 年冬天的一个门诊时间，由于天气突变，气温骤降，老师感冒发热，浑身疼痛，体温高达 39℃以上，病人及学生都劝他不要上班，抓紧治疗，他却说，自己这点病算不了什么，病人大老远从几十里甚至上百里赶来要求给他们治病，你又怎么能忍心丢下病人，让人家失望呢？真是于心不忍啊！他硬是从早上 8 时门诊开始直到下午 6 时下班后，才去病房治疗，学生和病人都被他的这种忘我的敬业精神所感动、所折服。

四、医术精湛疗痼疾

老师常说医生要注重学习，不断更新知识充实自己，还要勤于临床、善于思考、重视经验总结，不断提高自身的业务技术水平。他是这样说的，也是这样做的。老师从事中医临床工作近 40 年，工作勤奋刻苦，努力钻研业务，潜心研读岐黄之术，博学众医之长，悉心思索，探究医理，通晓精研历代医家名著，涉猎内、外、妇、儿、中西医诸多学科的典籍，尤其推崇医圣张仲景的《伤寒论》《金匮要略》。他认为此书开创了中医辨证论治之先河，理法方药悉备，临床价值极高，值得后人深入研究和学习，发扬光大。老师 40 余年诊治疾病的过程中，侧重发掘中医药的优势和特色为患者服务，旨在唤起广大人民群众对中医药的认可和热爱，让中医药在目前西医占统治地位的背景下走上一条兼容发展的宽广大道。他把肾脏疾病、内科常见病、疑难病作为主攻方向，进行了深入系统的研究，尤其在肾病治疗方面有独特的方法和手段，临床经验丰富。如他在肾病治疗方面提出的“水肿治在脾”“湿热菌毒论”“肾虚痰浊论”以及“肾病调脾肾”“从瘀治肾病”等理论观点和学术思想，十分新颖，很有见的，具有很高的学术价值，不仅丰富了中医治疗肾病的内涵，对进一步推动中医肾病事业的发展也起到了积极的作用。在这一领域有自己独具特色的学术思想，成为一名学验俱丰的著名中医学专家。他在辨证上的最大特点是注重人体整体观念，尤其重视人体气血阴阳的盛衰变化和人的体质情况与疾病的关系。如在中医中药治疗肾小球疾病方面，他就有自己不同于常人的见解和治疗方法手段。他采用辨证与辨病相结合的方法，总结出了慢性肾病的五大病机，即虚、瘀、湿、痰、络。采用整体与局部相结合，辨病与辨证相结合的总体治疗原则和方法，提出“调脾益肾，以补虚扶正治其本，祛湿化痰，活血通络治其标”。研制出了治疗肾病系列方，这些方药通过临床验证，都取得了良好的效果，对肾病防治有很好的临床应用价值。

老师临证望、闻、问、切全面细致，一丝不苟。但他更善于望诊，尤其是舌诊，临证时运用舌诊方法对肾病认真加以辨析，常常能做出正确判断。除了传统的“四诊”，他还能结合现代医疗诊断手段，如叩诊、触诊、听诊以及理化检验等方法，综合全面细致地分析判断诊断病症。他对疗效的判断并不只限于临床症状体征的消失，还力求客观指标的改善。如治疗肾盂肾炎，血、尿常规恢复正常，尿培养细菌转阴；治急、慢性肾炎，不仅水肿消退，还要血尿、蛋白尿消除，血压的改善；慢性肾衰患者，肾功能尿素氮、血肌酐改善或恢复。他的这一系列中西医结合的诊疗方法，把中医临床疗效提高到一个新的高度。老师采用中西医结合诊疗方法，明确了很多诊断，还纠正了不少误诊和漏诊患者，挽救了很多患者的生命。如有一病人经常头昏乏力，血色素降低，被多家医院误诊为贫血，经老师认真询问病史，仔细诊查，确诊为慢性衰竭，肾性贫血。有些慢性肾脏病患者，跑遍南北各大医院，也诊断不明确，服用诸多治肾病的药物也无效，西医束手无策，辗转多日病情不见好转，才到老师处就治。他采用中医中药治疗，使病情很快得到控制并好转。如治疗一位慢性肾衰竭的病人，患者以前并不知道自己患有肾病，只知道自己有贫血是因患子宫肌瘤引起的，2 个月前因胆结石在某军大二院住院做胆囊结石手术查体时，发现肾功能严重损害，随后转入该院肾内科治疗近 20d，病情不但无好转，还有加重趋势，血红蛋白由住院时的 78. 5 g/L 下降至 65. 9 g/L；血肌酐由 434. 7 μmol/L 升至 556. 5 μmol/L，医生建议其血液透析治疗。因经济原因放弃透析，经同事介绍来周老师处就诊。病人表现为严重贫血貌，身体困乏无力，恶心纳差，头晕心悸，夜间失眠，大便干结，舌淡胖，苔白腻，脉细无力。检查：尿蛋白（+）；血红蛋白 55g/L；血肌酐 573. 8 μmol/L。诊断为慢性肾衰竭。辨证属脾肾虚衰，气血不足，浊毒内瘀。治疗以肾衰方合归脾汤加减治疗，经用中药治疗近 2 年，贫血纠正，肾功能恢复正常，病情告愈，至今患者健在。

在处方用药方面，他遵古而不拘泥于古，勇于探索创新。还常告诫学生说：学习经典著作和经方，一定要做到师古而不泥于古，从经方用药中得到更多的启示，作为新一代中医人应该认真学习经典，遵循古训，但不能犯教条主义错误，要勤思善变，阐发经典，发展经典。他在治疗疾病方面常在辨证基础上善用经方、古方化裁治疗疾病（如用附子大黄汤、真武汤、五苓散、归脾汤、六味地黄汤、小柴胡汤等治疗肾病），还常常参考现代药理研究用药。如临床治疗肾病时，他认为痰湿瘀滞贯穿于疾病全过程，在辨证论治基础上不忘利湿化痰，活血祛瘀，以消除病因。如用绞股蓝降脂抗凝，达到祛痰化瘀，或用活血化瘀的红花、当归、赤芍、川芎、丹参、益母草等活血通脉药来改善血液黏稠度，调整微循环。通过调整机体血液循环，改善局部病灶瘀滞状况，增加肾脏血流量，达到改善肾脏病灶的营养状况，促进肾小球和肾小管的修复和代偿功能，从而有效地保护肾脏功能，减缓肾功能的恶化进程。使二者有机地结合起来，其所用方药既遵从中医用药法度，突出辨证用药的中医理法特色，又有新的内容和意义，临床疗效切实可靠，为中医遣方用药增加了新内涵，提高了中医辨证论治的水平，也提高了临床疗效。为了探索中医辨证论治的规律和有效方药，他还带领有关人员进行了深入的科学研究，积极主张中西医结合，将中医的辨证论治和西医的辨病治疗、局部细微分析结合起来，极力倡导充分利用现代科学技术和手段来研究中医和发展中医，努力探索中医辨证诊治的规律和中医“证”的实质研究。如利用微量元素，肾素 - 血管紧张素，甲状腺素，尿酶及肾脏病理活检等指标来研究中医“证”的实质。他认为中西医虽然不是同一体系，但面对的是同一对象——人的身体健康和疾病。从这一点看，只有相互取长补短，扬长避短，才能充分发挥各自的优势，达到提高临床疗效，维护人类健康的目的。

老师不但在肾病方面有很高的学术水平，而且在内科杂病方面也有很深的造诣，这些都得益于他在学术上善于博采众家之长，无门户之见，更难能可贵的是，他能结合现代医学，对中医的许多问题提出新的看法，拥有新的见解。如对临床一些疑难杂病，他常常采用扶正祛邪，或从痰治，或从瘀治，均取得较好疗效。如治疗一位从新疆乌鲁木齐市来的病人，该患者曾先后在当地及北京多家医院用抗生素等药物和多种方法治疗了 3 年，病情始终未见明显好转。老师通过详细询问病史及治疗经过，查看病情时发现其颈部后发际下可见 7cm × 5cm 溃烂疮口，伴溢出脓性分泌物，两腋下及腋毛区亦分别可见 5cm × 4cm 溃破疮口，压之溢脓。腹股沟淋巴结肿如核桃大小，压之较硬。结合病人当时的症状及脉舌等情况，认真分析后，诊断为化脓性淋巴结节炎；中医为颈痈，辨证属正虚邪恋，热毒未清。治以扶正祛痰清热解毒，托里排脓。经用中药治疗 1 周后，局部皮肤溃烂减轻，疮口面积缩小。二诊又在前方基础上加减变化，继续用中药 7 剂，并嘱其另用中药捣泥外敷患处治疗。三诊时，颈部、腋下疮口已闭合，腹股沟淋巴结缩小变软。因患者假期已到，要返回新疆，继用原方加扶正之中药，以巩固疗效。后来电话告知，病已痊愈。又如治疗重症肌无力，该病是一种慢性自身免疫性疾病，因神经、肌肉接头间信息传递功能障碍所引起，老师参阅中医古籍之中所言：“风客于睑肤之间，所以其皮缓纵垂复于目则不能动，世呼为睢目，弹曳者，肢体弛缓不收摄也。”认为本病是因脏腑气血虚衰，风邪乘虚内袭引起眼睑或四肢痿废不用。采用扶正祛邪，健脾补中之法，收敛甚佳。又如脊髓空洞症为一种缓慢进展的退行性病变，其病理特征是脊髓灰质内的空洞形成及胶质增生，临床表现为受损节段内的浅感觉分离、下运动神经元瘫痪和自主神经功能障碍以及受损节段平面以下的长束体征。如病变位于延髓者，称延髓空洞症；如病变同时波及脊髓和延髓者，称球脊髓空洞症。因本病是脊髓的一种慢性、进行性病变，一般认为，本病是虚证，收效往往不显。老师认为其临床表现与中医所论述的“虚劳偏枯”很相似，提出独特创新的治疗方法、独到的方药，收到良好疗效。又如治疗白塞病，该病是一种原因不明、以反复发作为特征的多系统损害疾病，西医治疗多采用糖皮质激素和免疫抑制剂，但疾病复发率高且毒副作用明显。中医虽然没有该病名，因其症状善变，中医称之为“狐惑病”。老师根据其临床表现，辨证属肺肾阴虚，热毒内蕴所致，用中药治疗取得很好效果。他还采用补益脾肾或心脾法治疗强直性脊柱炎和慢性肾衰等病症，都有很好疗效。

前人说得好，在科学研究的道路上是没有平坦的大道可走的。老师在医学上的造诣和成就是数十年刻苦钻研，长期在临床诊病中取得的，这也是他几十年来勤勤恳恳努力的结果。任何事物质变的前提都是量的积累，任何灵感的产生都是持续付出的结果，这是上苍对他这个厚道老实人最好的回报。

五、甘当人梯育英才

老师不仅是一名医德高尚、医术精湛的临床医学专家，还是一名治学严谨、受人尊敬的老师。他毕业后分配到医院从事中医，中西医结合临床、教学和科研工作。刚开始从事临床教学工作，由于教学实践经验不足，他就虚心学习，积极讨教，经常抽出时间主动听其他老师讲课，向西医和其他有教学经验的老师请教，并结合中医学教学的特点，积极开展和探讨中医教学方法的研究，通过反复练习、反复实践，功夫不负有心人，老师的讲课水平和技巧不断提高。起初由于专业知识不足，他就通过努力学习来弥补自己的不足，不断向知识的深度和广度进发。无论是中医还是西医，都是他学习了解的范围。老师认为要教好一门课，不仅要精通本专业知识，凡是与本专业有关的知识都应该知晓，只有这样，讲起课来才能融会贯通，得心应手。通过他的不懈努力，加上备课认真，准备充分，他讲的课板书清晰，层次分明，深入浅出，生动深刻，很受学生欢迎。在教学中他还常采用启发学生的方法，针对西医院校学生的特点，结合自己从事中西医临床的经验体会，病案举例采用西医辨病与中医辨证结合的办法，对一些病（如心系、肾系病等）以辨病作为临床诊断观察的标准，以辨证为理法方药的依据，这样有利于西医院校学生学习中医的理解和兴趣，讲课内容富有新意和独到见解，提高了学生的学习兴趣和效果。每堂课学生收获很大，深受师生的广泛好评。教育的最终目的是育人，老师无论是课堂授课，还是临床带教，治学态度严谨，既向学生传授专业知识，又教他们做人的道理。他总是毫不保留地把自己的经验倾囊相授，反对华而不实。1993 年老师被遴选为硕士研究生导师，使他又步入了一个更高的教育层次，能够为中医事业培养更多更高级人才。在研究生人才培养中，他更是呕心沥血，言传身教，经常用改革开放给中医事业带来的变化和自己的亲身经历，教育他们树立专业思想，热爱中医事业，将来做一名合格的好医生。为此，老师对每位学生高标准，严要求，希望他们"青出于蓝而胜于蓝"，帮助他们制订学习计划，一丝不苟地指导学生提高临床业务能力，搞好科学研究，写好毕业论文，悉心培养他们的医疗技能。自1993 年以来，培养出的 10 余名研究生，大都成为中医事业的栋梁之材，有的走向重要岗位，有的做了学科带头人，不少人在自己的岗位上成绩斐然。为此，老师也感到非常高兴和欣慰。

老师在搞好临床和教学工作的同时，还积极进行科研工作，在科研工作中开拓进取，大胆探索，在中医治疗肾病方面颇有建树。近 40 年来承担有"护肾固精方对肾小球系膜增殖的影响及相关基因表达的研究"等国家科学自然基金课题 2 项；"护肾固精抗肾间质纤维化作用及机理的研究"等陕西省科学技术研究发展计划项目 2 项；省中医药管理局研究课题 4 项。在国家和省级学术杂志发表论文 40 余篇。其中有的论文被收入《名医精华》《名医经验集》等书籍，有的被评为省科协和省中医学会优秀论文，编纂了《袖珍中医内科手册》《脾肾本质研究》等著作。他集几十年之所得，对中医的许多疑难和模糊问题提出了颇有见解的观点，如急慢性肾炎、慢性肾衰、脾胃病等；还对许多疑难病症积累了一些行之有效的治疗经验和方法。如中医中药治疗干燥综合征、复发性口疮，针药并用治疗末梢神经炎，中药治咳嗽变异性哮喘，中医药治疗糖尿病足的临床观察等。不但在理论上澄清了一些问题，而且对启迪后学和指导临床都具有重要的意义。他积极参加医学继续教育，利用这一平台，向年轻医务人员传授中医药知识，促使他们迅速成长。每次省中医药管理局组织义诊活动老师都积极参加，陕南陕北总能见到他的身影。他还不遗余力地宣传和推动中医中药事业的发展，对中医教育事业作出了很大贡献。

老师为党的中医药事业作出了显著成绩，党和人民也给予了他很高的荣誉：他先后获省市科学技术成果奖 10 项，多次被评为西安交通大学和西安交通大学医学院第二附属医院优秀党员、优秀党务工作者和先进个人。2009 年被陕西省中医药管理局、陕西省卫生厅和陕西省社会和劳动保障厅评选为首届名中医。在荣誉和成绩面前，他没有满足，也没有停步，虽到了退休年龄，仍然以“老骥伏枥，志在千里”的精神激励自己，继续战斗在医疗、教学和科研第一线，决心把毕生精力奉献给党的中医药事业，更好地为社会主义现代化建设贡献力量。

上篇　学术研究

著名中医学专家周清发教授，在几十年的临床实践中，积累了丰富的经验，把肾脏疾病、内科常见病、疑难病作为主攻方向，进行了深入系统的研究，尤其在肾病治疗方面，积累了丰富的临床经验。在总结多年临床经验的基础上，潜心研究，对肾病治疗非常重视辨证论治，提出“预防感冒治肾病”的既病防变的“治未病”思想；还提出了“水肿当治脾”“湿热菌毒论”“肾虚痰浊论”“肾病调脾肾”以及“从瘀治肾病”，临床辨证施治，遣方用药强调“证机相投”“方证对应”的理论观点和学术思想。这些理论观点和学术思想的提出，不但丰富了中医治疗肾病的内涵，还进一步为中医肾病事业的发展起到了积极的推动作用。在这一领域具有很高的学术价值，形成了自己独具特色的治疗方法。

一、肾病重辨证，关键在脾肾

肾病是临床常见病多发病，老师主张中西医结合治疗，指出采用辨病与辨证相结合的方法，有利于提高临床诊疗水平。辨证是中医治疗疾病的一个不可或缺的先决条件；辨病则是对以水肿、蛋白尿或血尿、高血压为主要特征的肾病的发生、发展、转归全过程基本矛盾的概括。辨证与辨病相结合，则更能全面、深入地认识疾病的本质。但他临证更注重辨证施治，运用现代医学辅助检查和病理手段，查清病因、将疾病诊断清楚，然后根据临床症状表现进行辨证施治。他认为辨证论治是中医学的根本，是中医的一大特色。辨证论治强调了中医治病的整体观，体现了中医学理论的精髓，中医学非常重视辨证论治，这一思想贯穿于中医学的诊断、治疗、用药等各个方面，是中医学治疗疾病的一个显著特点。这一诊疗方法决不能丢，若抛弃了中医的望闻问切，抛弃了辨证施治，来了病人，就是一套西医的检查，然后根据结果就用成方来套用，是典型的“套方治病”，违背了中医治疗疾病的原则和方法。这样就失去了中医的魂，失去了中医辨证论治的方法和特点，也就不能提高临床疗效。在临床诊疗过程中，应结合西医的各项检查，把它作为辨证和治疗指标的参考，为中医辨证提供依据，为辨证用药提供参考，但一定要依靠中医辨证论治的方法来处方用药，做到“证机相投”“方证对应”，这样才能提高临床治疗的效果。

老师认为，肾病的发生主要是由于外邪侵袭导致脏腑功能紊乱，如肺的宣发肃降失调，脾的运化失职，肾的气化不利，均可导致水液代谢障碍，水湿潴留，泛溢肌肤，发生水肿。但主要应责之于脾肾。如《素问·逆调论》云：“肾者水脏，主津液。”肾主水，指肾脏具有蒸腾气化功能，对体内津液的输布和排泄起主宰和维持水液代谢平衡的作用。脾位于中焦，主运化、升清与统摄。脾和胃同属于消化系统的主要脏器，且二者互为表里，共同完成了水谷精微的运输、消化和吸收。《素问·经脉别论》说：“饮入于胃，游溢精气，上输于脾，脾气散精，上归于肺，通调水道，下输膀胱，水精四布，五经并行，合于四时五脏阴阳，揆度以为常也。”在机体水液代谢方面，脾运化水液，有赖肾阳的温煦蒸化，肾为水脏，通过肾气、肾阳的气化作用，主宰着人体津液代谢；而水液的吸收、排泄正常，开合有度，又需脾土的制约。二者相互配合，共同维持人体的水液代谢平衡。肾系疾病中，由于脾的运化、肾的气化等功能失职，水液代谢紊乱，导致“水肿”等病理现象，如《素问·水热穴论》曰：“肾者，胃之关也，关门不利，故聚水而从其类也。”老师认为脾肾功能失调是造成水肿的病理基础。水湿之邪又为阴邪，它既是病理产物，又是致病因素，这些病邪又会再次伤及脾肾，发生恶性循环，进一步造成脾虚失运，导致脾虚及肾，肾病及脾，从而加重水肿的发生。正如《诸病源候论·水肿病诸候》说：“水病无不由脾肾虚所为。”进一步提出脾肾在肾病水肿发生中的相互关系，强调了脾虚不能制水，以致水气独归于肾，三焦气机不利，经脉闭塞，水泛成肿，把脾肾虚损作为病机的主要矛盾。脾肾不足不但是引起水肿的病理基础，还是引起其蛋白尿或血尿的主要原因。如脾虚则不能升清，水谷之气下流，脾失固摄，统摄失司，出现血尿；精微下注，则出现蛋白尿。肾为先天之本，主藏精。如《素问·六节藏象论》说：“肾者主蛰，封藏之本，精之处也。”肾虚则封藏失司，肾气不固，封藏失职，蛋白精微失守而下泄尿中——蛋白尿。又如《诸病源候论·虚劳病诸候》曰：“劳作肾虚，不能藏于精，故因小便而精液出也。”

从以上论述不难看出，肾失封藏，则精微外泄；脾虚摄精无力，亦致精微外泄，故脾肾两虚亦是蛋白尿或血尿产生的基础病因。此外，由于脾肾虚弱，还会造成其他病症。如脾肾两虚，精血化生不足，出现低蛋白血症、贫血或肢体麻木抽搐等血虚生风等症状；肾阴亏虚，水不涵木，肝阳偏亢，出现高血压等表现；若脾肾虚弱，水湿内聚，湿蕴化热，出现湿热病症；还有脾肾不足，气血推动无力，或水湿、湿热阻碍气机，又可导致血运不畅，发生瘀血。从而不难看出，脾肾是导致这些病症的根本原因。治病必求于本，故治疗上须从脾肾入手，以健脾补肾治其本，佐以利湿化瘀，清热解毒治其标。脾旺肾健，病何之有。他说脾肾两虚是肾病发病的内在基本病理基础，尤其是慢性肾病，而湿热、瘀血是其进展的关键因素。因此，处方用药必须具有健脾补肾、清利湿热、活血化瘀等作用的药物才能发挥治疗效果。只有方证对应，不失中医辨证施治的用药特点，才能指导临床实践，并有助于中药新药的研究和开发。周老师的辨证思路、治疗方法和用药特点在临床治疗中得到充分体现。如他研制的护肾固方充分说明了他在临床对肾病的辨证思路、治疗方法和用药特色。

二、勤求古训，治病善用经方

周老师从事中医肾病临床、教学、科研工作近40年，熟读《黄帝内经》《伤寒论》《金匮要略》《温病条辨》等多部中医古典医学专著，从中体会到治病是一门艺术，是根据人体患病后所反映出的症状表现，在“整体观念”“辨证论治”的思想指导下遣方用药，达到双向调节机体的治疗方法。尤其在中医药治疗肾系疾病方面有独到的见解和深入的研究，并勤求古训，善用经方治疗肾病，积累了丰富的经验。

老师尤其推崇医圣张仲景的《伤寒论》《金匮要略》，认为该书开创了中医辨证论治之先河，理法方药悉备，临床价值极高，值得后人深入研究和学习。其中经方组成简单，但非常严谨，临床用之效验。他指出临证运用时，一定要做到辨证施治，方证对应，证机相投，否则就不能取得好的疗效。如《汉书·艺文志》曰：“经方者，本草石之寒温，量疾病之浅深，因气感之宜，辨五苦六辛，致水火之齐，以通闭结，反之以平。乃失其宜者，以热益热，以寒增寒，精气内伤，不见于外，是所独失也。”

老师教导说，学习中医，必须要学好《伤寒论》，其中理、法、方、药环环相扣，是古人长期医疗经验的总结，是经方发展的特点。经方是中医治疗疾病的典范，是中医之瑰宝，老师临证喜用经方，擅用经方，现将其临床运用经方经验略举一二，以资说明。

小柴胡汤在《伤寒论》中是治疗少阳病之主方，具有和解少阳的作用。后世发挥其用，广泛施治于临床各科，在治疗肾病过程中主张“有柴胡证，但见一证便是，不必悉具”。处方用药时，以小柴胡汤原方为主，但也提倡根据患者病情灵活加减，将小柴胡汤用于肾小球疾病、感染性肾病、糖尿病肾病以及慢性肾衰竭等多种肾疾病的治疗。对于小柴胡汤的临床运用，外感病着重和解少阳，疏利肝胆，通达内外；内伤杂病则倡其开郁调气，以利气机升降出入之枢。他将“和法”——小柴胡汤广泛运用于肾盂肾炎，紫癜性肾病或IgA肾病，急、慢性肾炎，以及肾病用激素及免疫抑制剂相关并发症和慢性肾衰等病。他认为临床运用小柴胡汤治疗肾病，无论是郁火、水湿、瘀血，还是药毒、浊毒之病邪，只要是引起枢机不利的病理机制，治疗就应当和解少阳，运转枢机，选用小柴胡治之，会有很好的疗效。

五苓散、猪苓汤与真武汤均为《伤寒论》中治疗水肿之经方。在临床具体应用时周老师强调要抓主证，辨病机，方证对应，灵活运用。如在治疗肾病综合征等肾病引起的水肿病症中，分析其发生的原因多是内外之因合而为病。外因有风、湿、热、毒等；内因为饮食不节，劳倦纵欲等因素。病变过程以肺、脾、肾三脏功能失调为主，导致气血阴阳不足为其本；水湿、湿热、痰瘀为其标。因正气愈虚，邪气愈盛，而水湿诸邪，阻滞更甚，以致病情迁延难愈。临证应根据患者的症状、病机的不同，选用不同的利水剂。若因外感风寒，膀胱气化不利，水湿代谢失常导致的头痛、发热，小便不利，烦渴欲饮，水入即吐，脉浮，苔白等症，治宜化气利水，健脾祛湿。方选五苓散治之。若是水热互结，内热伤阴所致的发热，口渴欲饮，小便不利，心烦不得眠，或血淋、尿血，属阴虚有热者，方选猪苓汤治疗。从上可以看出，本方与五苓散同属利水之剂，用于治疗小便不利。但五苓散证属气化不行的小便不利，故以二苓、泽泻配术、桂，是为通阳化气利水法；猪苓汤证则属阴虚水热互结的小便不利，故以二苓、泽泻伍滑石、阿胶，此为滋阴清热利水法。如《医方集解》说：“五苓泻湿胜，故用桂、术；猪苓泻热胜，故用滑石。”两者病机不同，两方作用亦不同，临床应用时要加以区别。又如外寒伤阳，或病久阳虚，水液不得正常运行而停于体内，溢于肌肤，故见遍身悉肿，按之没指；湿浊上泛，逆于上则胸闷心悸；或咳喘；水湿渗于肠道，大便溏薄；阳不气化，故见小便短少，或小便不利等，此乃阴水，为阳虚不能温化所致，治当温阳利水。方多选用真武汤治疗。此外，老师还将其用于治疗心脏病、肝病引起的水肿或其他原因引起的病症，辨证属阳虚水泛者，亦有明显效果。

六味地黄丸出自宋代钱乙《小儿药证直诀》一书，为治疗肾阴虚证的基本方。本方究其源，即东汉张仲景《金匮要略》的肾气丸减去桂、附而成。方中重用熟地，滋阴补肾，益精填髓，为君药；山萸肉补养肝肾，并能涩精，山药补益脾阴，亦能固精，共为臣药。三药相配，滋养肝脾肾，成为“三补”。配伍泽泻利湿泄浊，并防熟地黄之滋腻恋邪；牡丹皮清泄相火，并制山萸肉之温涩；茯苓淡渗脾湿，并助山药之健运，三药为“三泻”。六药相互配合，三补三泻，是通补开合之剂，滋补肝肾之方，常治肝肾不足，虚火上炎。亦即王冰所说“壮水之主，以制阳光”为本方的配伍特点。老师常用此方为基础加减变化，衍生出多个方剂治疗不同肾病。如原发性肾病综合征或狼疮肾炎、紫癜性肾炎等肾病，使用激素治疗后出现的阴虚内热现象。因糖皮质激素治疗肾病综合征等肾病，首始剂量一定要足，才能达到诱导其迅速缓解的目的。但激素乃阳热之品，用后易伤阴生热出现阴虚内热或阴虚火旺症状，故大量激素有伤阴生热、鸱张肝阳的弊端。这一现象从中医角度解释了大剂量使用激素后出现的继发性柯兴氏征、痤疮及血压升高等副作用。因此，对于激素治疗肾病综合征等疾病出现的阴虚内热，或阴虚火旺，一定要采用性寒味甘的养阴补肾之药，减轻激素的偏颇。如此，既符合疾病的本虚标实之所在，又能调整肾之阴阳失衡的状态。治疗常用六味地黄丸加知母、黄柏、旱莲草、女贞子等滋阴清热药物。因养阴药物如生地、玄参、山萸肉、知母、黄柏等既能减轻免疫抑制药物引起的副作用，还能减轻狼疮肾炎病人的阴虚内热症状，达到“壮水之主，以制阳光”的目的。从临床观察六味地黄丸类方与激素合用，能减轻激素后其受体下降的程度，从而保证了激素与其受体结合的水平，减轻了其耐药性，可使患者顺利达到激素治疗目标。临床上随着激素剂量的撤减，其机体亦出现相应变化，由原来的“阴虚火旺”随之出现“气阴两虚”或“阳气不足”等病理变化。因而又根据其不同的症候表现，进行辨证，又以六味地黄类方为基础随症加减变化治之，达到“同病异治”或“异病同治”的目的。也体现出周老师临床强调抓主证，辨病机，方证对应，活用经方的经验。像这样灵活的治疗方法，在他的临床治验中得到充分发挥。

三、肾病遣方用药，突显药物特点

周老师临床除善用古方、小方治病，临证遣方用药还根据药物的属性、功效，将性能相近，作用相似的药，常常同时使用于一个处方之中治疗疾病。他称之为“药对”。这些药物或者有相同的作用，相辅相成，互相促进，增强疗效，或者合用后产生新的作用。这种互相配合所产生的作用，绝非单独一味药加重用量产生的作用所能相比。现将其用药特点介绍如下。

周老师认为肾病的发生虽然与肺、脾、肾三者有关，但主要责之脾肾，以脾肾亏虚，兼有湿热瘀血。自拟护肾固精方（由黄芪、丹参、淫羊藿、山萸肉、银杏、土茯苓、薏苡仁等组成）具有益气固肾、活血化瘀、清热利湿之功效。该方用药精简，其中黄芪与淫羊藿，黄芪与山萸肉，土茯苓与薏苡仁三组药对相互配伍，做到“法随证立”，“依法选药”，有的放矢。周老师认为是药对作为中药方剂的核心，既可达到单独使用，也可与其他药物配伍组成方剂，或以药对组成方剂，或用药对为君，临床多能收到显著效果。

黄芪与淫羊藿：肾病在临床上以正气不足多见。周老师治疗慢性肾炎、肾病综合征等疾病，若患者出现脾肾阳气不足，喜用黄芪与淫羊藿两药配伍，健脾补肾。黄芪为益气补阳之圣药，生品入药，具有升发之性，既能升阳举陷，又能温分肉，实腠理，补肺气，泻阴火。炙品入药，可补中气，益元阳，温三焦，壮脾阳，利水消肿，生血生肌，内托排脓。淫羊藿，又名仙灵脾，味辛，性温，无毒。入肝、肾经。具有补肾壮阳，祛风除湿之功效。淫羊藿与黄芪相配伍可温补肾阳，健脾益气，并有固精之功。现代药理实验研究表明，黄芪可调节机体免疫功能，并可诱导肝细胞生长因子的产生，促使细胞外基质降解，起到抗肾纤维化作用。淫羊藿可减轻肾脏组织学改变，减少系膜外基质的产生，延缓肾小球的硬化，抑制肾小管萎缩和间质纤维化，从而改善临床症状和肾功能，减少尿蛋白定量，延缓肾小球硬化的发生，稳定或逆转肾损害。老师临床上遇到患者因脾肾阳气不足出现的乏力，水肿，蛋白尿，加用黄芪20～30g，淫羊藿10～12g，疗效非常好。当然，应在辨证施治的基础上配合其他药物综合治疗。

黄芪与山萸肉：用于因肾虚不固，脾失升清引起的蛋白尿，血尿等。周老师又常用黄芪与山萸肉相伍，借黄芪健脾以扶后天之本；山萸肉益肾涩精以助先天之本，二药同奏补肾益气，助阳升清，固摄肾精之功，用于治疗因脾肾虚弱引起的蛋白尿、尿浊、遗精、滑精等病症。如周老师研制的护肾固精方，选用黄芪与山萸肉合用，二药益气补肾，固肾涩精，治疗急、慢性肾炎，肾病综合征等肾病引起的蛋白尿或血尿。黄芪益气扶正利水祛湿；山萸肉酸涩微温，归肝、肾经，有益肝涩精之效。二药相配，具有补益肝肾，收敛固涩之功。如《汤液本草》载“滑则气脱，涩剂所以收之，山萸肉止小便利，秘精气，取其味酸涩以收滑也”；《别录》亦云：“山萸肉强阴安精、安五脏，通九窍，止小便利。”可见其益肝肾，涩精脱作用较强。二药合用，益气健脾，固肾涩精，故用于治疗脾肾两虚引起的蛋白尿、血尿、遗精或滑精等多种病症。

芡实与山萸肉：芡实生于水中，味甘涩性平。归脾、肾二经。有补脾祛湿，益肾固精之功效，与山药类似，虽滋补力不及山药，但健脾利湿之力显著，又擅益肾固精，收涩力更甚。山萸肉酸涩微温，归肝、肾经。具有补益肝肾，收敛固涩之功效。用山萸肉取其味酸涩以收滑固精。如《医学衷中参西录》谓：山萸肉“大能收敛元气，振作精神，固涩滑脱。因得木气最浓，收涩之中兼具条畅之性，故又通利九窍，流通血脉，且敛正气而不敛邪气，与他酸敛之药不同，用之补益肝肾，又能流通气血，且无敛湿热之弊，诚为有一无二之品”。二药相互为用，功擅摄精泄浊，有摄精不恋湿浊，泄浊不伤肾精之忧。二药相配，相得益彰，可增强补益固摄之力，对减少蛋白的流失具有很好的作用。加用金樱子等药物治疗脾肾气虚引起的蛋白尿、遗精等病症，具有很好的治疗效果。

土茯苓与薏苡仁：肾脏疾病由于水液代谢障碍，往往出现体内水湿蓄积停留，湿蕴化热，出现湿热病症。对于肾病出现的湿热表现，周老师临床常用土茯苓配薏苡仁治疗。土茯苓味甘、淡，性平，有解毒，除湿，利关节功效。《本草正义》又指出：“土茯苓，疗痈肿、喉痹，除周身寒湿、恶疮。”薏苡仁味甘、淡，性微寒，入脾、胃、肺、大肠经，为健脾补肺，能升能降，降多升少。升则上行清在肺之热，使水之上源清净；降则下行理脾家之湿，使太阴湿土安宁。生品入药，既能清热渗湿，利水消肿，又能祛湿除痹，缓和拘挛。二药配伍，相须为用，健脾除湿，通利三焦，分清泌浊，充分发挥利小便之功，使后天之本运化有常，源源不断，先天之本得以温养，湿热得除。周老师临床常常将二药配伍合用，主要是取其既有健脾，又能祛湿，还可解毒之功，具有祛邪而不伤正之效。将其用于治疗肾盂肾炎、慢性肾炎、肾病综合征、慢性肾衰等肾病表现正虚邪实，湿热阻滞的湿热病症，非常符合其病因病机。如周老师临床常用的护肾固精方、六妙散中配伍土茯苓、薏苡仁即是此意。二药的共同特点是祛湿不伤正，清热又利湿。土茯苓长于解毒除湿。如《本草正义》谓土茯苓“利湿去热，能入络，搜剔湿热之蕴毒”，为治湿毒要药；《本草秘录》又曰：“土茯苓败毒祛邪，不伤元气。”其归经脾肾，能通经透络，解毒除湿，既能渗利湿浊之邪，又能化湿浊而使之归清，达到湿渗浊清毒解的效果。薏苡仁为健脾祛湿之要药。如《本草新编》谓：“薏仁最善利水，不至耗伤真阴之气，凡湿盛在下身者，最宜用之。视病之轻重，准用药之多寡，则阴阳不伤，而湿病易祛。故凡遇水湿之症，用薏仁一二两为君，而佐之健脾祛湿之味，未有不速于奏效者也，尚薄气味之平和而轻用之，无益也。”从而可以看出，临床用薏苡仁祛湿效果好，但用量须30g以上才能发挥作用。周老师临床常常用二药配伍来治疗临床各种湿热病证，达到清热利湿祛除病邪之目的。如治疗慢性肾炎，肾病综合征，慢性肾衰等疾病，他都喜欢用土茯苓与薏苡仁相配伍进行治疗，均取得了很好的疗效。以上药对为该方清除湿热发挥主要作用。如护肾固精方再以灵芝补虚损；丹参活血化瘀而养血；银杏、益母草活血利水通络，诸药合用，达到扶正不恋邪，去邪而不伤正，祛湿而不留瘀，开阖既济，共奏补肾固精之功。

周老师在治疗各种原因引起的慢性肾衰竭方面，通过长期医疗实践的经验总结，选取黄芪与附子、附子与大黄、丹参与川芎三组药对组成的肾衰方，起到温补脾肾、益气活血、祛毒降浊之功效。方中黄芪与附子相配，可温补脾肾之阳。黄芪生用，入脾肺二经，实卫固表，治血痹，浮肿。附子大辛、大热，温心肾之阳，又能温中焦脾阳，善治阴盛格阳，大汗亡阳，吐利厥逆，心腹冷痛，脾泄冷痢，脚气水肿，风寒湿痹，痿躄拘挛，阴疽疮漏及一切沉寒痼冷之疾。二者相须为用，治疗阳气虚衰之证。黄芪入肺，附子入心，心肺双补，故有益气固表之功。黄芪又入脾，附子入肾，既可温元阳，又可温脾阳，脾肾同治，补火生土。《本草逢源》记载：“黄芪，能补五脏诸虚，治脉弦自汗，泻阴火，去肺热，无汗则发，有汗则止，入肺而固表虚自汗，入脾而托已溃痈疡……同桂枝、附子则治卫虚亡阳汗不止，为腠理开阖之总司。”因此，将其二药用于治疗慢性肾衰表现为脾肾阳衰病症。

附子与大黄：方中用大黄与附子相伍，取大黄苦寒攻下，荡涤胃肠积滞，泻下逐瘀之功；与附子配伍寒温并用，互制互补，攻下无伤阳之弊，温经散寒，通瘀调经，共逐寒实，以破除陈寒之积。又用冬虫夏草补诸虚，益精气，治腰膝酸痛，病后久虚不复等作用。方药配伍精当，从阴阳气血角度诠释了本方的理、法、方、药。符合本病的发病机理，既能扶助正气，提高机体的免疫功能，又可延缓病情的发生，阻抑肾衰的发展。在临床中收效明显，并有纠正贫血，改善病人症状体征等功效。

丹参与川芎：丹参味苦、辛，性微寒，入心、心包、肝经。其性平而降，入血分，有活血化瘀、行血止痛之功。《重庆堂随笔》说：“丹参，降而行血，血热而有滞者宜之。”《本草纲目》指出：“盖丹参能破宿血，补新血，安生胎，落死胎，止崩中带下，调经脉，其功大类当归、地黄、川芎、芍药故也。”故有“一味丹参散，功同四物汤”之说。如《本草汇言》谓：“丹参，善治血分，去滞生新，调经顺脉之药也。”川芎辛温，活血行气，有“上行头目，下调经水，中开郁结，血中气药”之称。因其性善散，又走肝经，故称气中之血药也。二药配伍，寒温互制，性趋于平，祛瘀止痛、活血通经效力大增。体现了“气为血帅”“血为气母”的遣方原则。将其用于治疗慢性肾衰竭，表现有正虚血瘀的病症。

在临床治疗肾病过程中，周老师还常根据不同的症状使用其他药对进行治疗。例如：

小蓟与白茅根：尿血是肾病常见症状之一，如急慢性肾炎、IgA 肾病、紫癜性肾炎、狼疮性肾炎等，这些疾病血尿的发生大都因为体内有伏热之邪，或伏毒之邪而发，其病因病机主要是血为热迫，络伤血溢引起，周老师认为用小蓟与白茅根相配，非常符合血尿的病因病机。白茅根味甘性寒，有凉血止血功效。如李时珍《本草纲目》言：“白茅根，甘能除伏热，利小便，故能止诸血，哕逆，喘急，消渴，治黄疸水肿，乃良物也。”张山雷《本草正义》云：“白茅根，能清血分之热，而不伤于燥，又不黏腻，故凉血而不虞其积瘀，又能通淋闭而治溲血下血。”小蓟味甘，性凉，凉血止血，解毒消痈。《本草图经》曰：“小蓟根治吐血，下血皆验。”二药合用，既有清热凉血止血之功，又有利水消肿之效，具有清利而无止涩之虞，两药相配，清热而不碍胃，止血而不留瘀，利水消肿而不伤阴，尤其对急性肾炎、

IgA 肾病、紫癜性肾炎等肾病血尿更为合适，用之临床屡有卓效。

桑寄生与鹿衔草：风伏肾络出现蛋白尿者，以补肾祛风，予桑寄生与鹿衔草治疗。桑寄生性苦，味甘，入肝、肾二经，有补肝肾，强筋骨之功，亦有除风湿，养阴血之效。该药为补肾养血之要药。其味苦入肾，肾得补则元气充沛，开阖有度；甘补血，血得补则肝有所养，疏泄有常；鹿衔草性甘苦，入肝、肾二经，《陕西中草药》谓其"补肾壮阳，调经活血，收敛止血"，该药有补虚，益肾，祛风除湿，活血调经之效。两药配伍，达到补虚调肝益肾，用于治疗肾病出现的蛋白尿或血尿。

土茯苓与萆薢：二药相配，能祛湿浊，利关节，除痹痛。土茯苓甘、淡，平。有解毒，除湿，利关节功效。如《本草纲目》认为其有"健脾胃，强筋骨，祛风湿"作用。土茯苓还可增加血尿酸的排泄。常用于尿酸性肾病，痛风性关节炎；萆薢味苦性平，有利湿浊，祛风湿的功效。临床常用于治疗小便混浊，色白如米泔之膏淋。本品还能祛风湿舒经通络，治疗风湿痹痛或痛风引起的关节疼痛。现代药理学研究，萆薢中的萆薢总皂苷可显著降低血尿酸水平。两味中药不但可以减少尿酸的生成，还能促进尿酸的排出。周老师常用其治疗高尿酸血症、痛风病症、痛风性肾病等。

这些用药特点仅仅是周老师临床用药的一小部分，不能完全反映出周老师临床用药的全部特点，可能会出现挂一漏万的现象。

此外，周老师针对近年来出现的气候变暖，环境污染，再结合北方冬季多有取暖措施；加之生活条件好转，人们喜食肥甘厚味，易食积化热，因而临床疾病谱也发生了相应的变化。如感冒，临床表现风寒感冒的少了，而风热感冒比较多见，即使是风寒感冒，也表现出寒包火的现象，即外寒内热证。故临证时老师结合患者的不同情况，选用金银花、连翘、黄芩、贯众、牛蒡子、荆芥、玄参、淡竹叶、紫花地丁、蒲公英、蝉蜕等中药，并结合辨证施治来预防治疗各种肾病出现的感冒，多取良效。在防治肾病感冒方面，若是正气不足，表卫不固，周老师善用生黄芪，取其益气固表，托毒驱邪之效，辨证配伍，达到扶正逼毒外出之功。

周老师集几十年之所得，对中医的许多疑难和模糊问题提出了自己的观点，对内科许多疑难病症积累了一些行之有效的治疗经验和方法。如中医、中药在治疗复发性口疮、免疫性肝炎、糖尿病并发症、肾性贫血、胃肠道疾病、下肢静脉曲张等方面均有明显疗效。

四、中西合璧创新论，融会贯通出新知

老师虽是学中医出身，近40年来一直从事中医临床、教学和科研工作，不但中医理论娴熟，精于辨证，而且通晓现代医学，对西医十分重视。认为“他山之石，可以攻玉”，无论中医、西医都是治疗病人，工作的最终目标是为了解除患者的病痛疾苦，因此，没有理由“鸡犬之声相闻，老死不相往来”，更没有理由对立，甚至相互排斥，相互诽谤诋毁。中西医各有所长，在治疗疾病方面各有优势，亦各有不足之处，只有相互学习，取长补短，才能不断促进各自学术体系的完善，促进医学事业的发展。周老师认为在基础理论上，应当并存并重、共同繁荣；在临床技术上，应当相互配合、优势互补；在临床经验上，应当相互借鉴，为我所用。临床实际工作中，周老师积极主张中西医结合，将中医的辨证论治同西医的辨病治疗和局部分析结合起来，相互印证，熔中西医于一炉。如指出肾病综合征、慢性肾炎、糖尿病肾病、慢性衰竭等肾病出现高脂血症现象，是中医“微观痰浊”。而引起这一病理产物的根本原因在于肾虚，因肾虚及脾，脾虚及肾，致使机体水液代谢障碍，湿聚为痰浊而发病。临床提出用胶股蓝治疗肾病综合征高脂血症；泽泻汤治疗肾病痰浊证；益肾降脂片治疗慢性肾衰高脂血症等，都取得了很好的疗效。在临床中周老师对患者病情变化观察得也非常仔细，例如有些肾小球疾病，尤其是肾病综合征患者，病变初期出现高度水肿，小便量少，如果使用激素和利尿药数天后，有些患者小便会明显增多，并表现出身困乏力，甚至出现全身无力，手不能握，腿不能行等现象，老师认为这一现象为气随尿耗，是气虚所致。故提出“大汗亡阳，多尿也耗气”的理论观点，临床采用益气养阴的方法治疗，患者症状很快得到缓解。如自拟黄母二白汤，方中用黄芪就是出于这一观点，一是取其补气，二是取其能坚阴利水。至于中医的辨证与西医的辨病两者关系是什么，周老师认为两者是一致的。中医辨证在求因，西医辨病也在求因，只是认识疾病的方法和理论体系不同罢了。但是，随着社会的发展，科学技术的进步，人们发现由于中医的“病”，大多是以主症命名，包括引起肾系病相关的水肿、腰痛、眩晕、虚劳等病名，有时很难准确地概括出其主要病因。实质上是以突出的临床症状和表现为依据，仅作为临床归纳分类疾病的一种方法，如水肿、眩晕等，中医把它称为病。西医对某些疾病认识不是十分清楚，也冠以“某某综合征”，与之有相

似之处，但与西医病名相比，就显得比较笼统，缺少客观指标，有时操作起来就比较困难。例如，水肿在中医看来是一种病，进一步细分为风水、皮水、正水、石水，还可分为阴水、阳水。病因有风水相搏，还有脾虚水泛等多种，但治疗时是根据临床症候表现，辨证分析找出引起水肿的原因，采用相应的治疗方法，即“辨证求因”“审因论治”。经过治疗只要水肿消退即为治愈。但在西医看来，水肿仅是临床的一种症状，多种疾病均可引起，如急性肾炎、慢性肾炎、肾病综合征、肝硬化、心脏病、甲状腺机能低下、营养不良，等等。以急性肾炎为例，仅消除了外观的水肿，尿蛋白、红细胞及其他症状没有好转并不意味着治愈。只有当尿常规化验正常，血压、肾功能恢复正常1年以上，才能达到临床治愈标准。基于此，周老师临证时常常将中医的辨证与西医的辨病有机地结合起来，最大限度地提高临床疗效。从周老师治疗肾病的经验就可大致了解中西医结合的学术特点，他既注意中医自身体系辨证论治的研究，又努力探索每种现代疾病的中医辨证论治的规律。周老师通过多年的临床实践认识到，要提高中医临床疗效，促进中医学发展，就必须建立科学的科研思路与方法，提出了中西医结合治疗、研究肾病的必要性和可能性。一是要继承中医药占有优势的课题，包括审证求因理论、辨证论治理论及有效的治法、方药。二是临床验证，即实践的再检验、再认识过程，使某些笼统模糊的理论明确化。包括验证各种治法的适应证，各种方药的疗效，有计划地扩大验证范围和重复验证，建立科学的统计方法，进而总结其规律。三是要注重科学假说，建立新课题。按中西医理论相互印证的假说方法，建立新课题，才能有意识地进行临床观察。最后是通过实验验证假说，建立新理论。经过反复假说，验证假说，逐步揭示肾病的发生发展及防治规律，形成反复假说，验证假说，形成更科学、更完善的辨证论治理论，再来指导临床实践。肾小球疾病是肾脏病系统中比较常见的难治病，在老师的引领下，20世纪70年代后期即开始运用中医药治疗肾病，经历了一个长时间探索实践、总结提高、开拓创新的过程。在诊治本病的长期医疗实践中，逐步形成了一整套比较完整的中医学术思想和观点，并积累了丰富的临床经验。这在中医药治疗肾病领域内是十分突出和独具特色的。如针对肾炎患者大都每遇感冒及劳累后病情复发或加重这一特点，总结了精气亏损是其基本病机，并积极开展了一系列科学研究，从而证实了他的这一理论观点。周老师认为，当今社会科学技术在飞速发展，如果仅凭传统的望、闻、问、切四诊来获取有关疾病的信息资料，是远远不够的，应力争与时俱进，及时掌握先进的诊疗技术，作为感官望、闻、问、切的延伸，以便更准确地把握疾病的本质及其发展演变的规律。例如慢性肾炎、肾病综合征、慢性肾盂肾炎等多种肾病，周老师常借助现代诊察手段作为诊断指标，指导临床用药，并作为观察疗效的重要指标。慢性肾炎急性发作，尿常规检查以蛋白尿、血尿、管型尿为主，认为是外邪袭扰，脾肾两虚，不能封藏，用柴桂玉屏散加减治疗；肾病综合征检查24h尿蛋白定量超过3g以上，血浆蛋白低下，认为是脾虚失于统摄，肾亏固涩乏力，就用护肾固精方，以健脾护肾、益气固精，活血祛湿为主加减治疗；而肾盂肾炎出现的白细胞尿、脓尿，甚至尿培养可见致病菌等，认为这些现象为“湿热菌毒”所引起，治疗多选用对革兰阴性杆菌有效的中药，如黄柏、蒲公英、败酱草等清热利湿解毒之品，往往能提高临床治疗效果。慢性肾盂肾炎恢复阶段，虽然无明显的湿热表现，但尿细菌学检查多为阳性，随时有可能引起病变发作。因此，治疗宜在扶助正气，调整阴阳的同时，酌加清热化湿之品，以解“湿热菌毒”，寓邪去正安，用柴苓汤合玉屏散加红藤、蒲公英、败酱草、土茯苓等。治疗后即使浮肿或尿路刺激征等临床症状消失外，还须尿常规正常、尿细菌培养3次阴性后，方可停药。临床中将中医和西医有机地结合在一起，大大提高了中医辨证论治的水平和临床疗效。对于肾病的治疗，除深入挖掘中医治疗水肿、癃闭、淋证、关格、虚劳的经验外，为了探索中医辨证论治的规律和有效方药，早在20世纪80年代初就采用中西医结合方法，从基础和临床两方面对肾脏病的防治做了大量的研究工作，对肾小球疾病患者微量元素、维生素、血液黏稠度、尿酶、肾病理活检等变化情况进行了深入细致的观察和分析，探讨其与中医辨证分型的关系，为临床辨证分型和指导临床用药提供了客观的理论依据。并首次提出肾衰方治疗慢性肾衰的研究，在国内学术界产生了一定的影响。肾脏病发展为慢性肾衰的中间环节是肾小球硬化和肾间质纤维化，而系膜细胞增生和肾间质纤维化的重要作用已为国内外学者所共识。通过对肾病系统的研究，研制出了治疗肾病的系列方，这些方药通过临床验证，都取得了较好的效果，对肾病防治具有很好的临床应用价值。例如护肾固精方的临床研究，是通过国内上千例慢性肾病的资料分析，认识到引起终末期肾衰的各种病因中，慢性肾炎占首位。因此，寻求防治慢性肾小球疾病的有效措施和改善肾功能的药物，认识到仅用中医对本病传统的治疗方法，疗效亦不理想，便结合治疗本病的多年经验，采用辨证与辨病相结合的方法，根据慢性肾小球疾病的发病特点，总结出了慢性肾小球疾病的五大病机，即虚、湿、痰，瘀、络。提出“补虚扶正为本，利湿祛痰活血通络为标”的治疗原则和方法。自拟护肾固精方治疗慢性肾小球疾病，并积极申请国家和省上科研课题，他主持承担了国家自然科学基金课题“护肾固精方治疗系膜增殖性肾炎的临床与实验研究”课题，并对其进行了系统而深入的研究。认为慢性肾病的基本病机为肺、脾、肾三脏功能失调，气、血、阴、阳亏损，以及外感、水湿、瘀血、湿热等诱发，属于本虚标实，而以脾肾不足，精气亏虚，湿阻血瘀为病机之关键。由于本病病机复杂，单纯的一法一方临床很难取效，唯有诸法合用，多环节，多靶点，多途径进行调节，才能取得疗效。融益气补肾固精，活血祛湿解毒诸法为一体，筛选药物，组成方剂治疗肾炎有很好的疗效。能使部分病人肾组织纤维化明显改善或恢复，有效率为86.6％，而且效果明显优于西药对照组（$P<0.05$）。为进一步探讨其疗效机理，以动物实验和大鼠系膜细胞作为研究药物疗效作用机理的细胞模型，通过体内、体外实验分析，该方有明显抑制系膜细胞增殖的作用，还能明显降低大鼠肾小球系膜细胞IL－1β、IL－8活性物质。为较客观、较真实地阐明中药的药效和作用机理，更符合中药临床用药方式，为使含药血清作用于体外培养的系膜细胞可以最大限度地模拟体内环境，又制备了中药血清和正常大鼠血清，作更进一步的研究。结果证明，护肾固精方中药血清对肾小球系膜细胞增殖有明显抑制作用，并能够显著干预LSP刺激肾小球系膜细胞分泌TGF－β1、IL－1β、TNF－α等细胞因子，在护肾固精方作用下炎性细胞因子表达均呈不同程度减弱。其作用机制可能是通过下调肾小球系膜细胞NF－κB的活性，抑制了炎性细胞因子的表达，调节细胞因子网络平衡，达到防止炎症细胞因子引起的系膜细胞损伤，从而发挥其治疗肾小球肾炎的作用。该方还可明显改善慢性移植物肾病（CGN）动物模型的功能和病理改变，其机制可能与影响体TGF－β在移植肾的表达有关。最近研究还发现，护肾固精方可能通过增强BMP7与其受体的结合能力而发挥抗肾间质纤维化作用，从而有效防治肾间质纤维化病变，对于肾脏病的防治具有重要意义。

周老师还极力倡导用现代多学科手段来研究中医，促使中医学的发展。在当今社会全球化的今天，环境变了，生活变了，面对人口的增加和平均寿命的增长，以及亚健康人群的增多，疾病谱也发生了相应的变化，对患者的诊断治疗方法也应随之而变，中医治疗疾病的模式也要随着社会的发展发生相应的变化。但是，对于中医药个性化的辨证论治等特色与优势永远不可丢。当然，任何事物的前途命运都由其内部矛盾所决定，这些矛盾在事物内部经历对抗、转化、发展、再对抗、再转化、再发展的过程。就医学而言，现存的现代医学与传统医学的矛盾是暂时的，从长远来看，中西医结合是历史的必然。理念决定方法，方法决定结果。中医作为一门研究人体生命，同疾病作斗争的应用科学，它的进步同整个科学的发展密切相关，从中医学的发展过程就能证明。所以，从自然科学的角度来看，中医学要发展，要进入现代化行列，就必须充分利用现代多学科的科学技术武装自己，使中医学不断得到充实、完善和提高。现代科技是社会发展进步的一种必然结果，并不属于哪家所有，只要对人类有用，对医学有用，现代科技这一工具，西医可以用，中医当然也可以用。西医只是比中医在应用现代科技上先迈了一步，有了一些成熟的经验。只要是有利于病人，有利于临床，我们都可以借鉴应用。学习借鉴其优点会使中医学的发展少走弯路，可为实现中国梦插上翅膀。近年来蛋白质组学的研究也比较成熟，运用其技术来研究肾病的中医“病机”、证型以及护肾固精方的作用机理研究是可行性。蛋白质组学是以蛋白质为研究对象，从整体上讨论机体蛋白质的种类、数量、相互作用及功能的一门学科，其强调蛋白质类型与数量在不同种类、不同时间和条件下的动态本质，从而在细胞和生命有机的整体水平上阐明生命现象和活动规律。蛋白组学的研究思路与中医学的整体观和辨证论治思维相吻合，与中医认识和解释疾病的方法相一致。而病机是中医学理论体系的核心，是构成病证的核心要素，深刻揭示病症形成的本质。其实中医“审证求因”的实质当为“审证求机”，“审证求机”是中医“理法方药”过程中的关键环节，临床辨证应首重病机，病机为理论联系实际的纽带，是辨证论治的桥梁。因此，在目前对证的规范化和本质研究难以有重大突破的情况下，中医理论创新研究应在遵循中医传统理论自身内在规律的前提下，进行中医病、证本质的病机研究，抓住证的本质病机进行现代研究，可以促进中医药理论的重大创新和发展，是中医理论创新发展的突破口。蛋白组学的整体性、动态性、时空性、复杂性等特点与中医病机有着惊人的相似，这些特点决定了利用蛋白质组学技术研究肾病中医病机的可行性。中药成分复杂，复方更是如此，都是一个化学成分库。目前用传统方法进行中药研究，在取得积极进展和重大成果的同时，也发现存在许多问题。对中药的作用机制仍然处于初步认识阶段，多数停留在药效观察水平。因此，通过蛋白组学技术和策略、以蛋白质为靶点，分析复方及各种搭配拆分后所表达的蛋白组的差异，鉴定其中发生相应变化的蛋白质，并通过对病机、治法理论实质的探讨，有可能对中药复方的作用机制取得突破性进展，从而极大地促进我国中医药领域生物工程制药的发展，加速中医药现代化的进程。

随着系统生物学方法和思想被引入中医药具体研究，随着基因组学和蛋白质组学等研究日益深入，揭示基因及蛋白质间内在关系及其功能模块的新技术、新方法将逐渐形成，同时由于计算机和数学等学科的加入，生物信息学学科的发展，对复杂系统内在的模拟及可控定量等方法将不断被采用。中医药研究将从古代的朴素（模糊）整体观，向与精确的、可还原的现代整体观相融合迈进。

几十年的实践证明，中西医辨证与辨病结合是最切合临床需求的，因为它既具备中西医的双重诊断，又能体现和突出中医辨证论治的特色和优势；不仅可以提高医疗质量，丰富和发展辨证论治的内涵，增加治疗现代疾病的相关领域（如“艾滋病”“非典”“手足口病”“H1N1 和 H1N7 禽流感”等等疾病），而且这种中西医结合医疗优势互补，完全有可能进一步探索和发现中医或中西医结合疗法对现代某些疾病具有的崭新而有效的治疗方法，因而是发展中医药极为重要的模式之一。当然，不论采取何种诊疗模式，均应以患者的安全、有效为核心。中西医科学结合的新医学体系的创建，必定会吸收中西医两种学说中经过科学验证和临床实践证实了的唯物的辩证的科学部分，抛弃两种学说中唯心的和形而上学的部分，既要重视对生命现象微观的分子甚至亚分子水平的研究，也要重视从宏观、整体、系统角度的研究，要把两种学说有机地结合起来，形成科学的新医学。几十年来中西医结合在临床医疗和预防保健等方面广泛开展的案例，用西医的诊治手段与中医中药、针灸、按摩相结合，提高了一些常见病、多发病、难治病的临床疗效；在中西医结合科研方面，如：“砒霜诱导早幼粒白血病细胞凋亡”“青蒿素防治疟疾”等成果均在国际获大奖，并得到国际医学界的充分认可与尊重。以上各项重大突破，均是在深刻认识中医药的特色和优势基础上，在中医理论的指导或启发下，主动学习和利用现代医学手段或研究方法，进行临床与科研探索的结果。中西医结合必须以中医药为原点，以中医的全面复兴为基础，才有可能发展为世界医学实践的新形式、新格局，才有可能真正实现中医药现代化，才能让中医堂堂正正地走向世界，造福人类。

中篇　临床经验

一、病证经验

（一）水肿治疗重调脾

水肿是临床常见症状之一，见于多种疾病，因其病因不同，发病机理亦有区别。《素问·至真要大论》曰“诸湿肿满，皆属于脾”，成为后世辨证论治的主要根据。水湿又源于脾胃，总由脾胃运化失职，升降失常，水湿内停而致。

1. 脾胃为水肿发生之源

《素问·经脉别论》云：“饮入于胃，游溢精气，上输于脾，脾气散精，上归于肺，通调水道，下输膀胱，水精四布，五经并行。”可见津液来源于饮食水谷，通过胃的“游溢”，脾的“散精”而成。其水液运行输布，又依赖于脾的转输上行，肺的宣降以通调水道和肾的蒸化开合，分清泌浊作用，而其主要在于脾胃。“脾为后天之本”，位居中焦，通上连下，不仅是人体气机升降运动的枢纽，又是水液代谢的中流砥柱。“胃为水谷之海”，脾主运化而为胃行其津液。脾健胃和，运化正常，津液和调，化生水谷之精微以“洒陈于六腑而气至和调于五脏而血生”。如果脾胃虚弱，运化失职，制水无权，水湿泛滥则发生水肿。周老师认为肺失宣降，脾失运化，肾不化气，是造成水肿的病理基础。但究其病因病机，更要责之于脾。这是为什么呢？中医认为水液的代谢虽然靠肺的宣降，脾的运化，肾的蒸腾气化三脏相互配合协调才能完成，但脾在这方面起着关键作用。理由有三：①脾虚失运是水肿发生的关键。如《医方考·脾胃门》云：“湿淫于内者，脾土虚弱不能制湿而湿内生也。”《景岳全书·肿胀》又说：“凡水肿等症，乃脾、肺、肾三脏相干之病。盖水为至阴，故其本在肾；水化于气，故其标在肺；水惟畏土，故其制在脾。今肺虚则气不化精而化水，脾虚则土不制水而反克，肾虚则水无所主而妄行，水不归经则逆而上泛，故传于脾而肌肉浮肿，传入于肺则气息喘急。”由此可知，脾在津液代谢中，发挥着极为重要的作用。虽然肺肾在调整津液代谢中的作用脾脏难以代之，但脾脏的地位肺肾更难以相抵。所以说脾虚失运是水肿发生的关键。②中焦脾土失调是构成水肿产生的病理基础。“肾为先天之本”，受五脏六腑之精而藏之，但主要依赖于脾胃化生水谷精微的不断补充，在水液代谢方面，肾主水化水，脾运水制水，只有当脾胃充分发挥其枢纽作用，输化运转水液，肾脏才能气化津液，分清别浊，以维持其全身水液代谢的平衡。如脾胃虚弱，一则不能下助肾以制水，二则脾虚及肾，而导致脾肾俱虚，终致脾肾阳虚，水液代谢障碍，便会造成水肿进一步加重。三则水肿的发生虽然与肺失宣降，通调水道功能失常有关，但肺在五行之中属金，脾在五行之中属土，按五行相生关系推演，土能生金，只有当中焦脾土的运化功能正常，脾气散精，上归于肺，肺才能正常发挥宣降和通调水道的功能，水肿便不会发生。若脾虚不运，影响到肺宣降和通调水道功能，水液不能正常下输膀胱，泛溢肌肤水肿才会发生。③脾胃是升降出入之枢纽。人体正常的生命活动体现在脏腑器官功能活动的升降出入活动有序。脾胃居五脏中央，为升降出入之枢纽，枢机利达，升降出入活动正常有序，才能使机体各项功能正常发挥作用，否则就会发生“出入废则神机化灭，升降息则气立孤危”。从上可以看出，水液代谢异常虽然与肺肾两脏参与有关，但中焦脾土功能失常是水肿发生的主要原因。综上所述认为脾胃为水肿发生之源。

2. 水肿当以重视调治中土脾胃

临床中周老师遵循《景岳全书》“凡水肿等证，故其本在肾，水化于气，故其标在肺，水唯畏土，故其制在脾”和《济生方·水肿论治》“水肿之病，皆由真阳怯少，劳伤脾肾，脾肾既寒，积寒化水”，治法要“先实脾土……后温肾水”，把脾肾虚寒作为病机的主要矛盾。又根据《丹溪治法心要·水肿》之云：“因脾虚不能行浊气，气聚则为水，水渍妄行，当参术补脾……”的理论，在这一思想指导下，提出水肿注重调脾。因为水肿的发生与脾关系非常密切，是由脾的生理功能决定的。脾居中焦，属土，为阴脏，其性喜燥恶湿，脾不健运，运化水湿功能失常，就会出现水湿停留。水湿之邪又为阴邪，它既是病理产物，又是致病因素，这些病邪又会再次伤及脾，发生恶性循环，进一步造成脾虚失运，故而加重水肿的发生。如巢氏指出：“水病无不由脾肾虚所为。”但老师更重视脾胃虚弱在发病中的重要性，这也是叶天士的所谓“上下交损，治当其中之意”。即着眼于脾，脾土旺而诸脏得补，又可治水湿。强调了脾虚不能制水，以致水气独归于肾，三焦不泻，经脉闭塞，水泛成肿。张仲景治水肿之代表方为“五苓散”，即以茯苓、猪苓、泽泻健脾渗湿为君药；白术补益脾气，使水湿不致停聚；用桂枝辛温通阳以助膀胱气化则水自行。而以真武汤、金匮肾气丸治肾虚水泛之水肿，也是通过温肾阳而达到温运脾阳之目的。因而方中除附子、肉桂以温补肾阳外，又用茯苓、白术以健脾渗湿制水，使脾旺可以制水。这都体现了水肿当从脾胃着手的中医治疗理念和整体观思想。

另外，周老师认为水肿的发生还与“瘀血”有关。《金匮要略》有“血不利则为水”，《血证论》亦说“血化为水而肿”，说明瘀血是形成水肿的又一个原因，即血能病水；相反，水湿停留，壅滞三焦之道，经脉受阻则气血瘀滞，说明水也能病血。临床中周老师遇到水肿患者，常常采用培土制水之法中加以活血药物治之，取“兵来将挡，水来土掩”之意，常用自拟黄母二白汤加减，药用生黄芪30g，白术15g，茯苓15g，泽泻10g，猪苓15g，桂枝9g，车前子20g，白茅根30g，桑白皮15g，益母草15g，培补中土，活血通络，利水消肿，标本兼顾。因为血水相关，土可制水，故在水肿治疗时，周老师在辨证的基础上加以活血通络之品，屡建良效。随证加减：若兼风寒者，加麻黄（夏日用香薷10g）6g，杏仁15g，荆芥10g；风热者，加连翘12g，金银花15g，桑叶10g，蝉蜕6g；咽喉肿痛，加紫花地丁20g，牛蒡子12g，射干10g，蒲公英30g，僵蚕12g；湿浊中阻者，加薏苡仁30g，陈皮9g，半夏9g；湿热明显，去桂枝，加黄柏12g，苍术12g，土茯苓20g；血尿者，加紫草12g，仙鹤草30g或三七粉3g（冲服）；蛋白尿者，加芡实15g，金樱子15g，山萸肉12g；瘀血者，加当归12g，泽兰12g，丹参30g，赤芍15g，川芎12g等治疗。如治一男性患者，17岁，以“眼睑及下肢水肿2周”之主诉就诊。询问病史，2周前因感冒出现面部、眼睑及下肢水肿，食欲不振，咽干、口渴不欲饮，小便量少，舌淡红胖有齿痕、苔白偏腻，脉濡缓，检查血常规正常，尿常规：蛋白（++），红细胞85个/μl，隐血（++）。方用黄母二白汤加减：处方：生黄芪30g，白术20g，茯苓15g，猪苓15g，桂枝6g，泽泻12g，车前子20g，桑白皮15g，白茅根30g，连翘15g，牛蒡子12g，益母草15g，川芎10g，服药7d，尿量增多，眼睑浮肿消退，下肢轻度水肿，食欲好转，无咽干口渴。上方去连翘、牛蒡子，加当归12g，赤芍15g，继服14剂，下肢水肿完全消退。复查小便：蛋白（+），余阴性，带方回家治疗月余，再复查小便蛋白阴转，24h尿蛋白定量145mg，水肿告愈。

从上述病例可以看出，治水不理脾胃，非其治也。因脾胃为中土，脾胃失运为水肿发生之根本原因，治病必求其本，治水当先调中土（脾胃），胃强脾健，则饮食不失其度，运化不停其机，何水肿之有？因为水肿的发生与脾关系非常密切，是由脾的生理功能决定的。另外，周老师认为水肿的发生还与“瘀血”有关。如隋代巢元方的《诸病源候论》指出，“肿之生也，皆由风邪寒热毒气容于经络，使血涩不通，瘀积而成肿也”。可见历代医家也认为水肿的成因及发病机理还与“瘀血”有关。通过上例患者临床治疗说明健脾活血利水法治疗水肿是正确的，这也验证了老师提出的治水肿重在调脾兼以活血的理论依据。

（二）尿血的中医辨证与治疗

肾性血尿是在排除结石、结核、肿瘤、泌尿系感染及泌尿系结构畸形等疾病，由原发或继发性肾小球疾病所致的肉眼或镜下血尿（大于5个/HP）。常见于隐匿性肾炎，急、慢性肾炎，IgA肾病，紫癜性肾炎和狼疮性肾炎。因其表现为病情绵长，反复发作的特点，是临床治疗中的一个难题。西医目前尚无很好的治疗方法，主要以：①预防和治疗感染。②避免用损害肾脏药物。故中医在治疗血尿方面还有一定优势。血尿作为一个病症，从中医角度认为，应属于“血证”范畴。为“尿血”“溲血”。尿血须与血淋区别：一般以痛为血淋，不痛为尿血。

1. 病因病机

尿血的发生主要由内外因所致。外感风热，湿热，热毒内侵，循经伤及肾络发为血尿；或因病久正虚，思虑劳倦，损伤脾土，脾失健运，水湿内停，水病及血出现尿血；或房事不节，相火妄动，肾阴亏损，下元空虚，阴虚内热，灼伤血络而致尿血，而出血多有瘀滞，瘀血阻络，血不循经，则血尿不止。正如唐容川所说：“离经之血即为瘀血。”可以看出瘀血生成可因阴血不足，邪热内扰，熬液成瘀；或由脾失健运，水湿内停，水病及血。下焦离经之血瘀积不散，血不归经，又是血尿反复发作的病理根源。从上分析，血尿的病理性质在初期或发作期多为风热犯肺或热毒炽盛，或湿热蕴结，终致络伤血溢，以邪实为主；慢性持续阶段多因病情反复，损伤正气，出现阴虚内热，气阴两虚，或脾肾亏虚。多表现为以正虚为主，或本虚标实，虚实夹杂。虽然血尿的病因病机较为复杂，但可用热、瘀、虚来加以概括。临床上很少见到患者有热而无虚、瘀者；或有虚、瘀而不兼有热者，往往表现为热、虚、瘀相互交织在一起，病情反复而缠绵。

2. 辨证思路与要点

1）辨证思路

血尿的病因主要是由热、瘀、虚所致。因此，辨证首先要辨清热邪的性质，是实热、湿热或虚热；其次要辨清虚实。因为肾性血尿发病之初多因风热邪毒外袭，湿热蕴蓄，脉络受损，血液外渗而发生。其病理性质在病初或发作期多为风热犯肺或火毒炽盛，或湿热瘀阻，终致络伤血溢，发为尿血，以邪实为主；慢性持续阶段多因阴虚内热，或脾肾不足，气阴两虚，多表现为正虚为主。也有表现为虚实夹杂的情况。

2）辨证要点

（1）热毒伤肺：尿色鲜红，伴咽喉红肿疼痛或皮肤疮痍，舌红苔黄，脉浮数等一派热毒伤肺之象。

（2）邪郁少阳：尿血反复，头晕目眩，口苦，咽干，脉弦等邪郁少阳症状。

（3）湿热蕴结：尿血，小便不适，脘闷腹胀，或咽痛，疮痍，舌红苔黄腻，脉滑数等湿热致病，阻遏气机的表现。

（4）瘀血阻滞：病程冗长反复，尿血见有血丝凝块，腰痛固定，舌暗红或有瘀点斑，脉涩等瘀血阻滞现象。

（5）阴虚内热：主要为尿血鲜红，伴有阴虚内热表现。

（6）气阴两虚：表现为血尿时轻时重，遇劳加重，或见既有气虚表现，又有阴虚症状为要点。

（7）脾肾气虚：此型病程久长，血尿时轻时重，遇劳加重，或兼有乏力，有纳少脾虚表现和腰膝酸软等肾虚症状。

以上为尿血的常见分型，也有表现为本虚标实或虚实夹杂的现象，临证时可再根据患者的具体临床表现来判断。

3. 治疗原则与方法

1）治疗原则

血尿初期多表现为热证实证，治疗应着重清热祛邪。倘若在表之风热邪毒得不到及时清除消散，则会由表入里，由气入血，致使病邪蕴蓄体内，郁而化热灼伤阴津脉络，使血尿进一步加重。此期虽邪已伤及血分，未与血结，尚未形成瘀血，故治疗应以清热解毒为主，佐以疏风凉血。但应注意做到凉血切勿凉遏，疏风最易伤阴。若湿热内盛，以清热利湿为要。若湿热未去，阻遏气机，血脉不畅，形成瘀血，湿热，瘀血蕴久化热，热毒更盛，迫血妄行，又加重血尿。若毒邪郁热仍得不到解除，致使阴津亏耗。这时期治疗须顾护阴津，以养阴清热，化瘀通络立法；由阴损阳，终至气血阴阳俱虚，此期若无新发外感，当以补虚为主，祛邪为辅。因肾性血尿病程较长，即“久病多瘀，久病入络”，一般病人都有不同程度的瘀血存在，故化瘀是治疗血尿的又一重要方法。在治疗中，可根据不同情况，若是瘀血明显，可采用活血化瘀治疗，或在辨证论治的基础上，适当加用活血化瘀药物，提高临床的疗效。总之，肾性血尿是临床一大顽疾，彻底治愈，尚有困难，但是，掌握了正确的治疗方法，选用了合适的方剂药物往往会收事半功倍之效。

2）具体治疗方法

（1）热伤脉络。

主症：小便黄赤灼热，尿血鲜红，心烦口渴，面赤，咽喉肿痛，舌质红，苔黄腻，脉滑数。此型见于急性肾炎，IgA 肾病，紫癜性肾炎等初期，或慢性肾炎急性发作阶段。

辨证分析：风热、热毒之邪均导致血尿，但多以热毒更甚。热毒之邪伤及血络，血为热迫，络伤血溢，可见小便黄赤，尿血鲜红等。若热毒之邪上犯伤肺，则肺气失于宣降，见面赤咽痛，心烦口渴；肾脉上络咽喉，热毒不但伤肺，而且循经内舍于肾，灼伤肾络，血溢脉外发为血尿；舌质红、苔黄、脉数乃一派热证之象。

治疗：祛风解表，清热解毒为主，佐以凉血止血。

方用：清热败毒汤加减

药用：金银花 15g，连翘 12g，黄芩 1g，贯众 10g，牛蒡子 12g，玄参 15g，淡竹叶 6g，紫花地丁 20g，蒲公英 30g，蝉蜕 6g，紫草 12g，小蓟 30g，白茅根 30g。该方是在银翘解毒散合五味消毒饮基础上变化而来的。取二方有解毒与消毒之功效，起到药专力宏，以直折热毒亢盛之火焰；配贯众清热解毒，凉血止血，与蝉蜕、紫草、小蓟、白茅根同用，可加强凉血止血的效果。又配蝉蜕，因其气味俱薄，轻清上浮，有疏散风热，利咽化痰，散结解毒之效，对控制上呼吸道感染，改善症状，减轻或消除血尿有较好的疗效。全方热清，毒消，火灭，血安，尿血乃止。

随症加减：热毒较重者，加天花粉15g；血尿明显，加丹皮15g，赤芍15g，白茅根30g，旱莲草15g等；咽喉肿痛加鱼腥草20g，射干12g，僵蚕12g清热利咽；烦热不寐，口腔溃疡加黄连、竹叶心各6g，灯芯草9g清泻心火。

按语：风热、热毒之邪均导致血尿，但多以热毒更甚。中医认为“毒”分为外来之毒和内生之毒。明代孙文胤《丹台玉案》指出：“毒有外来者，来自六淫之邪，时疫之气；毒有内生者，来自体内水精代谢失常。”因此，治疗一定要集中清热解毒药物，达到药专力宏，如金银花、连翘、紫花地丁、蒲公英、贯众等药，以直折热毒亢盛之火焰，使火灭血安，尿血乃止；血尿初发阶段，配以蝉蜕、牛蒡子等使表邪得散，热毒得清，疾病向愈。方中蒲公英、紫花地丁为对药。二者作用相似，均有清热、解毒、消肿之功，适用于感染及化脓性疾患及痈肿疔毒等。二药常同用，以增强疗效。唯紫花地丁凉血解毒之力较强，为治毒之要药；蒲公英兼能散滞气，长于治疗气血壅滞病变的要药，也常用于多种急性热病。金银花与连翘同为辛凉解表药，主要有清热解毒，兼有透散表热作用，用于风热感冒、急性热病及痈肿疮毒等症。二药合用可使清热解毒作用加强。故无论内、外各科，凡治热毒诸症常常同用。金银花、连翘也各有特性。金银花其味甘不伤胃，功偏清解表热之毒，善治热毒，其联合其他药物使用还能够改善机体的免疫机能，可显著提高机体血清溶菌酶的含量，升高白细胞，促进机体免疫系统对细菌、病毒的吞噬能力，提高临床治疗效果；连翘苦寒，功偏清解脏腑里热，兼有散结，治热结尿闭。连翘心还有清心之功，可治心火上炎，烦热神昏。连翘服少量虽可健胃，若大量久服反会影响食欲。

（2）邪郁少阳。

主证：尿血反复，或见身微热，烦躁，头晕目眩，口苦，咽干，舌红苔薄黄或黄腻，脉弦或弦数。此型见于IgA肾病，或紫癜性肾炎等肾病使用激素及免疫抑制治疗过程出现热毒，药毒伤正，热郁少阳所致。

治法：和解少阳，清热凉血。

方剂：小柴胡汤合玄蓟茅根皮汤加减。

药物：柴胡12g，黄芩12g，党参10g，郁金10g，半夏6g，甘草6g，玄参15g，丹皮15g，紫草15g，小蓟30g，白茅根30g。

随症加减：若风热外感，咽痛者加连翘15g，金银花5g，贯众15g，蝉蜕9g以清热解毒；肺热明显加地骨皮15g；重用黄芩15g；反复感冒用柴胡·玉屏散加减；兼湿热者，加石韦20g，土茯苓20g，薏苡仁30g清热利湿；血尿久治不愈，兼瘀血者加丹参15g，川芎10g，当归12g，三七粉3g（冲服）以活血化瘀止血。

按语：因邪入少阳，郁而不达致使气机不利，三焦为之阻滞，故用小柴胡汤为主和解少阳之枢，再配玄蓟茅根皮汤加紫草加强其清热养血，凉血止血之效果；郁金合柴胡疏其郁滞，又凉血清心而活血。少阳枢机调达，则三焦通畅，三焦畅通则气机升降自如，使表里内外皆通，通过同步作用达到整体的协调。

（3）湿热蕴结。

主症：小便黄赤灼热，尿血鲜红，脘闷腹胀，口干而黏，渴不欲饮，咽痛，疮痍，舌质红，苔黄腻，脉滑数。常见于各种原发或继发性肾小球疾病，往往因上呼吸道或皮肤感染而诱发血尿者。

辨证分析：湿热之邪循经入里，下注膀胱，损伤血络，血溢脉外发生尿血，若湿热蕴久化为热毒，湿热毒邪伤及肺卫则咽喉疼痛，皮肤疮痍；湿热致病，阻遏气机，血脉不畅，形成瘀血。血瘀阻络，血不归经，溢于脉外；或瘀血蕴久化热，热毒更盛，迫血妄行，又加重血尿。湿热相合，久居体内，缠绵难愈。

治疗：清热利湿，化毒凉血。

方药：临床上应根据湿热病邪存在的部位不同，选用不同的治疗方法和药物。

若上焦湿热偏盛，常用甘露消毒丹加减治疗以宣畅上焦之气机。

药用：滑石45g，茵陈30g，黄芩30g，石菖蒲18g，川贝母15g，射干、连翘、金银花、薄荷、白蔻仁、藿香各12g等，亦可加疏风清热，利湿凉血止血之品。方中加金银花与连翘、黄芩相伍以疏风清热防表邪内陷；咽喉肿痛者，亦可加蝉蜕6g，僵蚕12g等消肿散结利咽。

若湿热盛于下焦，在用药上应重用清热利湿之品，以淡渗通利为辅，用六妙散加味。

用药：黄柏、苍术、连翘、栀子各12g，车前子、赤茯苓、川牛膝各15g，土茯苓、滑石、蒲公英各20g，白花蛇舌草、薏苡仁、白茅根各30g等。

若经过治疗热邪不甚，表现为湿热未尽，但临床症状并不多，热也不是很甚时，或见有蛋白尿，或血尿伴有腰酸胀不适，苔白腻或苔厚腻，也常用自拟浊毒汤加减。药物：陈皮、姜半夏、佩兰各9g，黄连、苏叶、竹茹各6g，川牛膝、土茯苓各15g，薏苡仁30g，石韦30g，益母草15g。

加减变化：浊毒明显加白花蛇舌草、半枝莲；水肿兼瘀加益母草、泽兰。

按语：湿热郁遏证候明显，表现为血尿反复，常与湿热起伏不定有关。同时湿与热合，耗伤正气，正气虚弱，又极易招致外感，成为病情复发或加重的因素，且往往贯穿病程的始终。故治疗上常用陈皮、佩兰、半夏健脾化湿，有祛除痰湿浊毒之功效。陈皮理气和胃，佩兰芳香化浊，二药合用，醒脾祛湿化浊；半夏性辛温，归脾、胃、肺经，具有清热燥湿，降逆止呕的作用。临床常用于胃气上逆之呕吐及湿痰、寒痰证，为止呕要药。《医学启源》云：大和胃气，除胃寒，进饮食。紫苏芳香，通降顺气、理气宽中、化浊辟秽、醒脾止呕。《本草纲目》中记载：紫苏性舒畅，行气和血，与半夏配伍，辛开苦降、平调寒热、宣通调和，祛邪中寓有调和之治，调和中含有祛邪之法，偏于疏肝解郁，行气化痰。在肾脏病中二药常用于治疗湿浊中阻或痰湿浊毒之呕逆，常配合小半夏加茯苓汤，对改善临床症状效果明显。薏苡仁、竹茹以化湿利湿；佐黄连清热解毒，又善泻心、胃之火而除烦热，与陈皮等药相配祛除浊毒，故治呕吐；用土茯苓、薏苡仁、石韦清利湿热。此处用土茯苓、薏苡仁非常恰当，如《本草正义》："土茯苓，利湿去热，能入络，搜剔湿热之蕴毒。"再用益母草、川牛膝活血化瘀；牛膝还可引药下行。亦可加白花蛇舌草、半枝莲等清利湿热之品。

（4）瘀血阻滞。

主症：病程冗长反复，长期镜下血尿、尿血见有血丝凝块，腰痛固定，舌暗红或有瘀点斑，舌底脉络青紫，脉涩等瘀滞现象。多见于紫癜性肾炎、狼疮性肾炎、IgA肾病或慢性肾炎以血尿为主者，病情迁延日久。

辨证分析：由于风热或湿热毒邪或阴虚内热，迫血妄行引发尿血等原因导致血尿瘀滞均可发生瘀血。血尿日久，耗血伤气，气虚不足以行血，则血必有瘀。血虚，血脉不充，血行不畅而内生瘀血；久病致瘀，血郁膀胱尿道，则尿血见有血丝凝块；血瘀肾络，则腰疼痛固定不移；舌暗红或有瘀点斑，脉涩等乃为瘀血阻滞现象。

治疗：活血化瘀止血。

方用：活血通脉汤加减。

药物：当归12g，赤芍15g，地龙、川芎各9g，红花5g，柴胡、黄芩炭、郁金各15g，紫草12g，小蓟30g，丹参30g，三七粉3g冲服。

随症加减："即尿血一出，定有瘀滞"，故选有双向调节作用的化瘀止血药。瘀血征象明显者可用刘寄奴、莪术等效专力大之品；风伏肾络，血尿和腰痛为主且较久者，加忍冬藤30g，鸡血藤30g，牛膝12g，全蝎6g以益肾祛风通络止血。

按语：因热致瘀，即热盛耗血，血液黏稠，血行不畅而致血瘀；因虚致瘀，血尿日久，耗血伤气，气虚不足以行血，则血必有瘀。血虚，血脉不充，血行不畅而内生瘀血；久病致瘀，如叶天士所云"久病入络"。血滞脉道，血不循经而加重出血。对于血尿出现的瘀血，采用活血化瘀止血法，其适应证为：①有瘀血征象者，如肌肤甲错，唇舌紫暗，舌有瘀斑或瘀点等；②尿中有血丝凝块者；③长期慢性镜下血尿，使用常规辨证论治效果不佳者；④或尿FDP升高者；⑤病史中有过早使用止血固涩之品而尿改变长久不愈者。上述5项具备其中一者便可使用活血化瘀止血药。顽固性血尿不止者，属瘀血内存，血不归经，应化瘀止血并重，尽量选用一些既有止血作用又有活血作用的药物。止血而不滞瘀血，活血而不伤新血，如三七、蒲黄、豨莶草、丹参等。达到祛瘀止血之目的，常常收到意想不到的效果。

（5）阴虚火旺型。

主症：尿血鲜红，或显著的镜下血尿，五心烦热，口干咽燥，腰酸腰痛，舌红苔少，脉细数等伴有阴虚内热表现。此型见于原发性肾小球疾病，如IgA肾病或继发性肾小球疾病，如狼疮肾炎、紫癜性肾炎等病程迁延者。

辨证分析：引起阴虚内热常见的原因有素体阴虚或邪热伤阴。包括风热、湿热、热毒等，或情志不畅，郁而化热（火）伤阴，以及误服或过用温补之品（包括服用激素等）伤及阴液，导致阴虚生内热，迫血妄行引发尿血。

治法：滋阴清热，凉血止血。

方选：滋阴降火汤加减治疗。

药用：知母15g，生地15g，旱莲草15g，女贞子15g，山萸肉12g，小蓟30g，丹皮15g，玄参15g，白茅根30g，黄柏12g。

方中知母苦，甘，寒，归肺，胃，肾经，一清泻肾火，一滋阴润燥；生地甘寒，归心，肝，肾经，清热凉血，养阴生津。《本草衍义》云："凉血补血，补益肾水真阴不足。"《本草发挥》又指出："生地黄性寒，味苦，凉血补血，补肾水真阴不足，治少阴心热在内。"生地大滋真阴，清下焦虚热，凉血止血，切中病机，直彻本源。女贞子补肝肾阴，墨旱莲滋补肝肾，凉血止血，二药组成二至丸，以取强阴之效，且药力平和，滋补肾精，缓以图治。山萸肉补益肝肾，涩精固脱，《医学衷中参西录》谓"其味酸性温，大能收敛元气，振作精神，固涩滑脱，因得木气最浓，收涩之中兼具条畅之性，故又通利九窍，流通血脉，且敛正气而不敛邪气，与他酸敛之药不同，用之补益肝肾，又能流通气血，且无敛湿热之弊，诚为有一无二之品"，以上药同用滋阴清热。小蓟、丹皮、玄参、白茅根、黄柏降火凉血。此处用黄柏，取其善于泻肾火而清下焦湿热，常与知母相伍，治阴虚内热之证。如《本草衍义补遗》云：黄柏"得知母滋阴降火，得苍术除湿清热，为治萎要药；得细辛泻膀胱火，口舌生疮"。

随症加减：①风热外感，有鼻塞、咽痛者加连翘15g，金银花15g，蝉蜕9g，荆芥6g以辛凉解表。②热毒壅盛，有咽喉肿痛，扁桃体炎、皮肤疮痒发热者加紫花地丁30g，蒲公英20g，黄芩12g，白芷9g，蝉蜕9g以清热解毒。③心火较甚，烦热，口腔溃疡加淡竹叶、木通各6g，连翘心、黄连各10g，清泻心火。隋代巢元方《诸病源候论·虚劳尿血候》认为："心主于血，与小肠合，若心象有热，结于小肠，故小便血也。"这时采用清泻心火的方法血尿会好转。④阴虚火旺明显，加地骨皮15g，青蒿15g，天花粉20g等以泻肾经浮火及内热。⑤湿热留恋，小便时有灼热感者加萹蓄、石韦、土茯苓各15g以清热利湿。⑥风伏肾络，血尿和腰痛为主且较久者，加忍冬藤30g，鸡血藤30g，牛膝、全蝎各6g以祛风通络止血。⑦阴虚夹瘀，久治不愈，且有瘀血征象者加丹参15g，川芎6g，郁金12g，赤芍12g，三七粉3g（冲服）以活血化瘀止血。

按语：阴虚内热引起的血尿临床最为常见。辨证的要点是尿血鲜红，治疗时以女贞子、旱莲草组成的二至丸为必用之品。二药相伍，培补肝肾而无滋腻之弊，用于阴虚血尿最为适宜。滋阴补肾药如旱莲草、女贞子、山萸肉等大多具有抗炎，免疫调节及止血的作用，临床验证对阴虚火旺引起的血尿有良好疗效。常用量为女贞子10～15g，旱莲草10～20g。常需配伍生地、当归、山萸肉等药以增强疗效。亦可配小蓟、白茅根（以鲜为佳），常用量30～60g为宜。若合并外感或感染时选用金银花15～30g，玄参15～30g，天花粉30g为好，金银花因其味甘凉性平，能清热解毒，还有止血之功；玄参具清热凉血、养阴增液作用，所以治阴虚火旺之证。因善解毒，故对伏毒引起的血尿效果最好。若是血尿久治不愈，采用祛风活血通络法治疗，以全蝎为最佳，老师常配以旱莲草15g，忍冬藤30g，取得满意的止血效果。

（6）气阴两虚型。

主症：血尿时轻时重，平时以少量镜下血尿为主，稍有劳累即见肉眼血尿，气短乏力，手足心热，口干咽燥，纳差食少，舌质红，苔薄白，脉沉细或细。多见慢性肾炎、IgA肾病伴有贫血者，紫癜性肾炎久病正虚者。

辨证分析：造成气阴两虚的原因有邪热耗气伤阴；或素体气阴两虚及脾气虚弱，运化失司，阴血乏源，导致气阴两虚。

治疗：益气养阴，佐以止血。

方用：益气养阴方加减。

处方：生黄芪30g，太子参15g，玄参20g，生地20g，山萸肉12g，山药15g，当归12g，丹皮12g，地龙12g，旱莲草15g，白茅根30g，柴胡12g，黄芩10g。治疗多例，均取得显效。

随症加减：见乏力，面萎黄，纳少等气虚者，加白术12g，茯苓12g以健脾益气；若伴有血尿明显，可加用紫草12g，贯众炭10g，地榆15g，加大丹皮15～30g。阴虚明显，有咽炎，口干喜饮，舌红少苔者，加沙参、麦冬各15g，五味子10g以滋阴生津；有血瘀征象者加丹参30g，赤芍15g，红花6g以活血化瘀。

按语：气阴两虚型在临床上略低于阴虚内热型，为次常见的类型。辨证主要抓住血尿时轻时重，遇劳加重，或见既有气虚表现，又有阴虚症状为要点。对于这一类型患者治疗，周老师常重用太子参15～30g，因其味甘，其药性平和，具有益气之功，兼有生津润肺，益气养阴之效。又为补气药中的一味清补之品，补而不腻，滋而不碍邪，又无刚燥伤阴之弊。与党参相配能增加益气之功，与沙参相伍能增强滋阴之效，如是以达气阴双补之效果。有人提出，本型表现的气虚一般不用黄芪，避其温燥，免致血尿加重（我们后面再讨论）。若用人参亦应注意勿用红参，因其性偏温，不利于血尿病情，可用生晒参或西洋参每日6~10g，另煎，分2次内服较好。对于肾炎性血尿止血后仍用气阴双补法以善后，长期服用可预防其复发。这为经验之谈，仅供参考。

（7）脾肾气虚型。

主症：病程久长，血尿颜色淡红，以镜下血尿为主，神疲乏力，气短懒言，面色萎黄不华，饮食不振，腰膝酸软，舌淡胖有齿痕，脉沉缓，或软弱无力。此型多见于隐匿性肾炎、慢性肾炎、IgA肾病、紫癜性肾炎以镜下血尿为主久病之后。

辨证分析：由于劳倦过度，七情内伤、饮食不节或酒色房欲等原因，导致脾肾虚弱，脾虚运化失司，气血生化之源亏乏，表现为脾气虚不摄血故尿血；若肾气虚则固摄不能，乏固摄之力，以致肾不能封固，血随小便而出，精血不循常道下泄而为血尿。

治法：健脾补肾，益气摄血。

方用：益气摄血汤加减。

处方：生黄芪20g，党参15g，旱莲草15g，山萸肉、白术、川牛膝、菟丝子、当归各12g，仙鹤草30g，白茅根30g，茜草12g，丹皮12g，蝉蜕6g。

随症加减：①肺卫气虚、反复感冒恶风者加防风9g，连翘15g，与基本方合为玉屏风散以益气固表；亦可加蝉蜕6~9g，因其气味俱薄，轻清上浮，有疏散风热，利咽化痰，散结解毒之效，对控制上呼吸道感染，改善症状，减轻或消除血尿亦有较好的疗效。②血虚，脉虚舌淡，表现贫血者，加熟地12g，阿胶珠12g烊化服，以补血。③对于血尿出现气血虚兼瘀者，常用仙鹤草30g，配鹿衔草15g扶正活血止血。④阳虚尿血，伴恶寒肢冷，脉沉迟者加艾叶12g，血余炭12g以温经止血。⑤血虚挟瘀者，加养血活血化瘀药当归12g，丹参15g，赤芍12g。若血尿迁延反复，表现以本虚为主，邪实不甚时可选用一些炭类止血药，注意止血不留瘀。常用茜草炭、乌梅炭。乌梅亦是治疗血尿常用药，《本草经疏》云：“乌梅味酸能敛浮热，能吸气归元。”

按语：脾肾气虚引起的血尿，主要由于脾气亏虚，统血乏权，血不循经，故见尿血；脾虚运化失健，气血生化乏源故体倦乏力，面色少华；脾肾虚弱，运化失司，故纳呆便溏，肾气不足则肾精不充，故腰膝酸困；舌体胖、脉沉弱均为脾肾两虚之象。脾肾气虚型在肾炎性血尿临床比较少见，辨证要点是血尿时轻时重，遇劳加重，或兼有乏力，纳少脾虚表现和腰膝酸软等肾虚症状。临床用药主要以平补脾肾为主，益气摄血，尽量勿用性味偏温之药物，不利于血尿消退。若须止血，可选仙鹤草、鹿衔草用于血尿的治疗。

4. 尿血治疗的体会与探讨

（1）关于尿血辨证分型问题。为了实用于临床，在复杂的证型中易于掌握、灵活运用，血尿辨证应从正虚邪实两方面考虑。但在临证中常常几种证型夹杂互见，或在不同阶段相继出现，辨证时宜结合正、邪两方面的情况具体分析，灵活掌握。

（2）尿血应辨证辨病相结合。引起血尿的病因很多，临床表现也较复杂，应重视辨证辨病相结合。用现代医学手段，查清病因、明确诊断，为中医辨证提供依据，为辨证用药提供参考，对提高疗效更有利。例如热邪伤络，湿热蕴结引起的血尿往往因上呼吸道感染反复加重，在选择清热解毒方药时，宜用清热败毒汤，银翘散加减，如金银花、连翘、板蓝根、黄芩、贯众等类中药对病毒、某些球菌如溶血性链球菌、肺炎双球菌等有效，并有较强的抗菌作用。而清下焦湿热则多选用对大肠杆菌有效的如黄柏、蒲公英等清热利湿之品。辨病对治疗选方用药也具有参考意义。如对 IgA 肾病、紫癜性肾炎血尿，在血尿的辨证中参考尿中红细胞形态改变。若以变形红细胞为主，多考虑为肾小球性血尿，加之 FDP 升高，对血瘀证的辨证有参考意义，应及早加用活血化瘀药物治疗，可取得较好疗效。

（3）尿血的药物选择。在辨证治疗的基础上，周老师临床善用白茅根、小蓟、玄参、丹皮。这是为什么？其理由非常简单，这几味中药非常符合血尿的病因病机。如急慢性肾炎、IgA 肾病、紫癜性肾炎、狼疮性肾炎等的发生大都因为体内有伏热之邪，或伏毒之邪而引起的血尿，用白茅根治疗效果最好。如李时珍《本草纲目》言：“白茅根，甘能除伏热，利小便，故能止诸血，治黄疸水肿，乃良物也。”张山雷《本草正义》也云：“白茅根，能清血分之热，而不伤于燥，又不黏腻，故凉血而不虞其积瘀，又能通淋闭而治溲血下血。”临床常在热邪伤络，阴虚内热，或气阴两虚引起的血尿治疗中加白茅根；亦可用白茅根60g以上，水煎服，治疗小便出血均能取得较好疗效。而小蓟功擅止血清利，有止血不留瘀，利尿不伤阴之特点，鲜小蓟为宜。煎服用量宜大，每用60～120g，也可捣汁服用。《医学衷中参西录》谓："鲜小蓟性凉濡润，善入血分，最清血分之热，凡咳血、吐血、衄血、二便下血之因热者，服者莫不立愈。"玄参苦咸降泄，具清热凉血、养阴增液作用，治阴虚火旺之症。如《本草纲目》云："滋阴降火、解斑毒、利咽喉、通小便血滞。"玄参除有清热凉血、养阴增液作用外，还有解毒作用，故专用于治疗热毒引起的血尿；丹皮清热凉血、散瘀，亦善治血分伏热，退无汗骨蒸。如《本草纲目》云："和血，生血，凉血，治血中伏火，除烦热。"以上中药主要针对因热导致的血尿。

若是湿热所致，除选黄柏外，还应选土茯苓、薏苡仁等。周老师在临床常用土茯苓与薏苡仁相配治疗肾病湿热证。二药的共同特点是祛湿不伤正，有清热利湿作用。但土茯苓有搜剔湿热之蕴毒之效，为治湿毒要药。如《本草正义》谓土茯苓"利湿去热，能入络，搜剔湿热之蕴毒"，为治湿毒要药；《本草秘录》又曰："土茯苓败毒祛邪，不伤元气。"其归经脾肾，能通经透络，解毒除湿，既能渗利湿浊之邪，又能正化湿浊而使之归清，达到湿渗浊清毒解的效果。薏苡仁，味甘淡，性微寒，有利水渗湿，健脾，除痹，清热排脓之功效，又能治内痈。《本草新编》谓："薏仁最善利水，不至耗伤真阴之气，凡湿盛在下身者，最宜用之。视病之轻重，准用药之多寡，则阴阳不伤，而湿病易祛。故凡遇水湿之症，用薏仁一二两为君，而佐之健脾祛湿之味，未有不速于奏效者也，尚薄气味之平和而轻用之，无益也。"从而可以看出，临床用薏苡仁祛湿效果好，但用量须30g以上才能发挥作用。亦可用土茯苓与白茅根相伍来治疗。

对于因虚出现的血尿，可选用如仙鹤草、鹿衔草等药物。如仙鹤草功善收敛止血并有强壮作用，可用于气血虚弱；鹿衔草功善益肾补虚，兼有止血之能。《陕西中草药》谓其有"补肾壮阳，调经活血，收敛止血"之功。若是血虚致瘀出现的尿血，可选养血活血化瘀药物当归、丹参、赤芍等。丹参有祛瘀生新之功效，同时抑制纤维蛋白形成。实验证明，丹参酮对人白细胞的游走趋化有明显的抑制作用，其抑制作用呈明显的剂量依赖性，并且有很好的直线相关性，并能防止血栓，改善肾脏微循环，使肾血流量增加，改善肾功能。

若是因瘀引起的尿血，选用三七最合适，其对血尿效果尤佳。三七在血尿治疗中应用甚广，特别对肉眼血尿者，临床常用三七与茜草相配治疗血尿。二药偏重于化瘀通络。三七微苦，性温，可治各种出血之证，止血作用甚佳。因有化瘀止血作用，对出血兼有瘀滞者尤为适宜，具有止血不留瘀之特长。《本草新编》谓“三七根，止血之神药也，无论上、中、下之血，凡有外越者，一味独用亦效，加入补血补气药中则更神”。服药时以粉剂水冲服为好。研究发现，三七有缩短血液凝固时间及血管收缩，降低毛细血管通透性的作用。茜草苦寒，归肝经，善凉血止血，活血化瘀。《本草纲目》称“通经脉，活血行血”。二者配合，具有止血而不留瘀的优点，共奏化瘀生新，通络止血之效。二者宜等量使用，常用量为茜草 10g，三七 6g。如果用三七粉用 3 ~ 6g 即可。此外，蒲黄、丹参等都有这方面作用。

（4）阴虚内热引起的血尿选用女贞子、旱莲草、知母、黄柏为宜。以女贞子、旱莲草组成的二至丸为上品。二至丸源出于《证治准绳》，用于治疗肝肾阴虚引起的头晕目眩，失眠多梦，腰膝酸软及阴虚出血等症，二药同归肝、肾二经。其中旱莲草味甘、酸，性寒，有滋阴益肾，凉血止血之功。《本草从新》称其“止血……功善益血凉血”；女贞子擅补肝肾。《本草经疏》谓药“气味俱阴，正入肾除热补精之要品”。二药相伍，培补肝肾而无滋腻之弊，用于阴虚血尿最为适宜。治疗血尿有较好效果，再配小蓟、白茅根、玄参效果更佳。可用于治疗 IgA 肾病，慢性肾炎，紫癜性肾炎，狼疮性肾炎，糖尿病肾病等多种肾病。滋阴补肾药如旱莲草、女贞子、山萸肉等大多具有抗炎，免疫调节及止血的作用，临床验证对阴虚火旺引起的血尿有良好疗效。常用量为女贞子 10 ~ 15g，旱莲草 10 ~ 20g。常需配伍生地、当归、山萸肉、知母、黄柏等药以增强疗效。

旱莲草与车前子同用还可治疗淋证之血尿。

（5）关于气阴两虚型，表现有气虚，能否用黄芪。有人提出不要用黄芪，避其温燥，免致血尿加重。但老师根据多年的临床观察来看，并不全都是这样。临床使用某种药物，主要是根据患者当时病情的具体情况，具体分析来判断用药的，如果病人确实气虚明显，用黄芪也符合病情，那就可以大胆使用。黄芪味甘，性微温，入肺脾二经。具有补气升阳、益卫固表、利尿消肿、托毒生肌的作用。《珍珠囊》谓“黄芪补诸虚”，《别录》中也提到“黄芪有益气利阴气之功”。张锡纯在《医学衷中参西录》中言：“黄芪之性，又善利小便，黄芪不但能补气，用之得当，又能滋阴。”黄芪有补中益气作用，通过补气以生血，补气以摄血，补气以行滞，因有健脾益气之功，养后天以补先天；既能益气摄血，又能增强免疫功能，预防外感诱发病情加重，故对于气虚病人，黄芪为必用之品。关键是与什么药物配伍。我们临床用黄芪治疗肾病是取其益气托毒之效，达到扶正逼毒外出。认为肾病的发生多因正气不足，尤其是脾肾不足的情况下，外染毒邪而发病，而黄芪就具备这方面的功效。周老师喜用黄芪原因有五：一是健脾利水治浮肿；二是益气摄精治蛋白尿，血尿；三是配当归益气养血使气血生化有源，治疗贫血，低蛋白血症；四是卫外固表，防治感冒；五是扶助正气，逼毒外出。黄芪有广泛的药理作用：①降尿蛋白作用。②调节免疫淋巴细胞作用。③对水钠代谢的影响。④对高凝状态的影响。⑤治疗肾病的其他作用。能调节蛋白质、糖、脂质的代谢紊乱，在肾小球疾病的治疗中发挥了积极作用。此外，临床治疗肾病，需要使用黄芪时多用的是生黄芪。

对于尿血的治疗，除应用汤药外，也可选中成药配合汤药治疗，可提高疗效。目前临床所用的中成药血尿胶囊是纯中药胶囊制剂（主要成分是菝葜、薏苡仁、棕榈子等，前两者有清热解毒、补肾利湿作用，后者有收敛止血作用）。该药具有清热利湿、凉血止血、调节机体免疫等功效。主要用于急、慢性肾盂肾炎血尿，肾小球肾炎血尿，泌尿结石、肾挫伤引起的血尿及不明原因引起的血尿，亦可作为治疗泌尿系统炎症的辅助药物。血尿胶囊中的活性生物素能激活肾小球基底膜细胞的再生修复，实际上起到堵漏作用，而不影响凝血过程。因此血尿胶囊用于肾小球源性血尿是有效和安全的。

（三）蛋白尿的证治

蛋白尿的出现有两种情况，一种为生理性，另一种为病理性。生理性蛋白尿可因紧张、劳累、运动、过冷过热、摄取大量蛋白质、交感神经兴奋等因素短暂出现，一般是微量，休息或祛除病因后即可消失。病理性蛋白尿常由全身或局部病变引起，是肾脏疾病常见的临床表现之一，常见于各类肾脏疾病中，如急、慢性肾炎，肾病综合征，肾盂肾炎，肾内炎症病变，肾肿瘤等。蛋白尿也是导致肾病预后不良的重要独立危险因素。蛋白漏出过多不仅可造成肾小球系膜细胞和上皮细胞损害，也会加重肾小管间质局部缺血、缺氧及肾小球硬化的发生与发展。如果长期大量出现蛋白尿也会造成肾脏加速损伤乃至肾衰。

1. **病因病机**

蛋白是人体主要的营养成分之一，属中医学“精微”“精气”“阴精”范畴，为人体的精微物质，是人体生命活动的物质基础。中医认为，精微物质是由脾胃化生输布于全身，然后由肾封藏。脾主升清，司运化，肾主封藏，两脏相合，则精气充足，脏腑功能正常。蛋白尿的出现是精微物质外泄，属中医学精气妄泄、阴精耗损等病理现象。蛋白尿的产生既可因湿、热、瘀导致，也可因脾肾虚弱引起，但脾肾亏虚是蛋白尿发生的病理基础。因脾为后天之本，为中州之官，主运化、升清阳、统摄，脾虚则不能升清，水谷精气下流，脾失统摄，精微下注，出现蛋白尿。肾为先天之本，主藏精。如《素问·六节藏象论》说：“肾者主蛰，封藏之本，精之处也。”肾虚则封藏失司，肾气不固，封藏失职，精关不固，蛋白精微失守而下泄尿中。正如《诸病源候论》曰：“劳作肾虚，不能藏于精，故因小便而精液出也。”从上不难看出，肾失封藏，则精微外泄；脾虚摄精无力，亦致精微外泄，故脾肾两虚是蛋白尿产生的基本病机。如章虚谷的《医门棒喝》指出：“脾胃之能生化者，实由肾中元阳之鼓舞。而元阳以固密为贵，其所以能固密者又赖脾胃生化阴精以涵育耳。”可见精微的生成和固藏与脾肾两脏有密切的关系。瘀血、湿热是肾炎病情发展、反复的主要原因，如脾肾功能失调，导致水湿内停，瘀血内生或湿蕴化热，湿热下注，扰动精关，致精微物质随湿而下注，而形成蛋白尿。或湿蕴化毒，耗伤正气，卫外不固，极易感染风寒、风热、热毒等病邪，外感之邪与内生之毒邪相搏，内扰肾络，进一步损伤肾之封藏、固涩不能，加重肾络瘀阻，使病情反复难愈。综上所述不难看出，蛋白尿的产生既有外邪的侵袭，也有内邪扰肾所为。故蛋白尿表现为以脾肾虚弱为本，邪毒扰肾为标，病性为本虚标实。

2. **辨证思路与要点**

肾病出现蛋白尿及其伴随症状，反映了疾病过程中各阶段主要矛盾的主要方面，也就是证的依据。蛋白尿的辨证也就是要找出引起蛋白尿的原因，即中医的“辨证求因”，根据证候表现分析、辨别病症发生的内在根源，是辨证施治的一个不可或缺的先决条件。蛋白尿的病机特点是本虚标实，脾肾亏虚是其发病的根本原因；而风、湿、热、瘀、毒之邪侵袭是蛋白尿发生的诱因和病情进展的重要因素。蛋白尿临床表现轻重程度、伴随症状各不相同，结合蛋白尿的病因病机首先辨清标本虚实，再依据患者临床症状、舌苔脉象，具体分析。无论属于哪一类疾病、疾病的哪一个阶段，去伪存真，摆脱其他因素干扰，找出病证的要点。若出现浮肿加重，小便短少，尿蛋白增加，或有发热恶风，咽喉肿痛，咳喘，或疮疖红斑等与外感有关者，主要责之于风邪热毒犯扰肺卫；若见脘腹痞满，纳呆食少，恶心欲吐，身热，午后为甚，汗多而黏，口干口苦，喜饮不多，大便不畅，小便黄赤，蛋白尿多，舌红苔黄腻，脉数，则可辨证为湿热内蕴；若肢体麻木，皮肤晦暗，浮肿，血脂明显升高，尿蛋白量增加，唇舌紫暗，脉涩等血瘀现象，多为痰瘀互结，肾络被阻，阴精不循常道而外溢所为；若患者尿蛋白较多，脘腹胀闷，纳减乏力，面色萎黄，神倦肢冷，腰膝酸软，小便短少，属脾肾亏虚；或水肿见腰以下为甚，按之凹陷为脾肾阳虚；若病人表现身困乏力，腰膝酸软，手足心热，眼目干涩，口干舌燥，头晕耳鸣，大便干结，小便短少，蛋白尿多，舌红少津苔薄，脉细数，主要责之于气阴两虚所致。凡此几种证型，临床比较常见，但须注意各型之间互相影响的关系与总体病机的联属关系。

治疗原则与方法：蛋白尿病机特点是本虚标实，脾肾亏虚是其本，外邪侵袭是蛋白尿发生的诱因和病情进展的重要因素。在蛋白尿的发生、发展过程中，本虚和标实始终存在，相互作用，相互兼夹，治疗应标本兼顾，攻补兼施为宜。因蛋白尿的病位在肾，而脾肾亏虚是导致蛋白尿的主要原因，故治疗当以补脾益肾为要。同时，外邪、湿热、瘀血之邪也是病情反复、缠绵难愈的重要因素，在具体施治时，既要重视脾肾之虚，失于固摄这一主要矛盾，亦不能忽视病邪，如风邪、湿热、瘀血等。老师临床强调补虚亦不可偏废祛邪，祛邪切勿伤正，补虚注意壅滞，一定要根据患者的具体病情，灵活掌握。再按照“虚者补之”，“实者泻之”的治疗原则，采用补脾益肾、益气养阴或祛风除湿、清利湿热、清热解毒、活血化瘀等方法进行治疗，使脾旺肾健，封藏固密，精不外泄，才能取得良好效果。治疗方法有：

（1）邪袭表卫。多见于急性肾炎或慢性肾小球肾炎因外感而急性发作。由于风邪犯肺，肺失宣降，不能通调水道，水湿内停，风邪与水湿相并，反复外感风邪，由表入里，或入里化热，风邪热毒犯肺，因肺为水之上源，肺为邪毒所犯则无以通调水道；病邪深伏，损害肾络，内攻于肾，肾不能主水而固摄失用。治疗以疏风散邪，宣通肺气为主，方用银翘散加减。药用：金银花10g，连翘10g，淡竹叶9g，牛蒡子10g，荆芥10g，防己6g，蒲公英

20g，薏苡仁30g，蝉蜕6g。日1剂，加水煎煮，早晚分服。随症加减：咽红肿加射干10g，桔梗12g，玄参15g，山慈菇15g，僵蚕12g；热毒甚者加紫花地丁15g，板蓝根20g，白花蛇舌草30g。白花蛇舌草味苦、微甘，性微寒，入肺、肝、胃经，有清热利湿、解毒消痈、活血利尿等功效。临床周老师常用于疮毒、咽喉肿痛之肾病出现小便不利，及蛋白尿或血尿等表现；湿热加车前草15g，薏苡仁30g，土茯苓20g等，或用四妙散治疗；水肿者加桑白皮、车前子、茯苓、猪苓各15g；血尿加大蓟30g，小蓟30g，丹皮15g，白茅根30g；兼痰浊者，配泽泻汤（泽泻15g，白术6g）加陈皮10g，浙贝12g，以祛湿化痰；有瘀证加桃仁12g，红花9g，丹参30g，益母草20g。此处用益母草，除了其有活血功效外，还有扶正利尿作用。益母草能改善微循环，增加血流量，降低血小板的表面活性，抑制血小板聚集，促进纤维蛋白溶解的作用。若是患者反复感冒，蛋白尿久治不愈者，用银翘玉屏风散加减治疗。药物：金银花15g，连翘12g，淡竹叶9g，牛蒡子12g，荆芥10g，蒲公英20g，薏苡仁30g，防风9g，黄芪15g，白术15g，蒲公英20g，蝉蜕6g。该方由银翘散合玉屏风散化裁而来。方用银翘散清热解表，再配玉屏风散益气固表防治外感。如方中黄芪益气固表止汗为君；白术补气健脾为臣；佐以防风走表而散风邪，合黄芪、白术以益气扶正，驱邪外出。且黄芪得防风，固表而不致留邪；防风得黄芪，祛邪而不伤正，有补中寓疏，散中寓补之意。全方有益气固表，扶正祛邪之功。该方对外邪引起的蛋白尿有一定的作用。

（2）湿热内蕴。此型常见于急性肾炎和慢性肾炎及肾病综合征早、中期。《温热经纬》云："太阴内伤，湿饮停聚，客邪再至，内外相引，故病湿热。"外邪侵袭，脾肾亏虚，导致水湿排泄不利，日久湿郁化热，湿热之邪内困于脾，脾失升清降浊之能，则清浊俱下；湿热之邪蕴结下焦，清浊相混，而成尿浊，湿热扰于下焦，肾封藏失职，精气下泄，从而形成蛋白尿或加重。湿为阴邪，性重浊黏腻，不易骤除，故蛋白尿迁延不愈。治疗以清热利湿淡渗，通利为主，方用三仁汤合四妙散加减。常用药：杏仁15g，白豆蔻10g，薏苡仁30g，滑石20g，藿香10g，佩兰10g，法半夏10g，厚朴6g，白茅根30g，石韦15g，苍术12g，黄柏12g，牛膝15g。每日1剂，水煎煮，早晚分服。用三仁汤以宣上畅中渗下，使得湿热之邪从三焦分消。三仁汤是《温病条辨》所载名方，原为湿温病初起所设，具有清热利湿，条达气机，通畅三焦之功。根据中医异病同治的原理，凡湿热合邪，总宜分解为治疗原则。即吴鞠通所谓："徒清热则湿不退，徒祛湿则热愈炽。"该方的制方特点为开上、畅中、渗下，宣化表里，使得湿热之邪从三焦分消。再加四妙散以加强清利下焦湿热之效，使湿热之邪得以去除，蛋白尿乃消。加减治疗：湿热兼心火者，用六妙散，即四妙散加赤茯苓15g，土茯苓30g；亦可用车前草15g，玉米须30g泡水饮，或玉米须30～50g泡水当茶饮，可加强祛湿效果。若蛋白尿久治不愈，加苏梗、藿香各10g，鸡内金15g以消除尿蛋白。此三味药有消除尿蛋白的作用。还可用茯菟丸（白茯苓15g，菟丝子12g，石莲子12g）补肾固精；血尿者，加白茅根30g，泽兰15g，小蓟30g；兼血瘀者，加丹参20g，赤芍、益母草各15g，僵蚕12g，水蛭6g活血祛瘀。

（3）瘀血阻络。常见于慢性肾病中、后期。多为水不行则病血，或久病入络。慢性肾脏病迁延日久，则有病久留瘀之虞。风、湿、热、毒之邪内扰，阻滞气血，运行不畅，或水肿日久，水气停积于经脉，可使肾络痹阻，瘀血内生，瘀血阻滞，肾失开阖，精气不能畅流，壅而外溢，故而可见精微下泄而成蛋白尿。治以活血化瘀，和络通络为主，方用少腹逐瘀汤合活血通脉汤加减。常用药：桃仁15g，红花10g，生地15g，赤芍15g，当归15g，川芎15g，蒲黄12g，五灵脂10g，没药12g，延胡索12g，丹参15g，益母草15g，川牛膝15g。日1剂，水煎煮，早晚分服。随症加减：蛋白尿久治不愈，可加水蛭、蝉蜕各6g，僵蚕12g，全虫6g破血祛瘀之品；气虚者，加生黄芪30g，山药15g；血虚加当归12g，生地15g，鸡血藤20g。

（4）脾肾气虚。慢性肾炎各节段均可见，也可见于肾病综合征，多出现于疾病中、后期和隐匿性肾炎患者。蛋白尿的发生主要与脾肾两脏的虚损有关。脾主升清，肾主闭藏，脾虚不能升清，肾虚封藏失固，均可致精微下泄。故治疗应从补益脾肾入手，以益气，健脾，补肾为主，如果偏重脾虚，治疗以健脾益气，方用无比山药丸合参苓白术散加减。常用药：黄芪30g，党参15g，炒白术15g，陈皮6g，茯苓15g，升麻6g，柴胡10g，山药15g，山萸肉12g，生地12g，丹皮10g，炒当归12g，白扁豆10g，砂仁6g（后下），薏苡仁30g，甘草5g。日1剂，水煎煮，早晚服用。若是肾虚，则以益气补肾为要，方选仙芪地黄汤加减治疗，常用药：生黄芪30g，淫羊藿12g，山药15g，山萸肉12g，生地12g，茯苓12g，益智仁15g治疗。对于脾肾两虚引起的蛋白尿，周老师也常选用护肾固精方加减治疗。药物有黄芪

30g，淫羊藿12g，山萸肉12g，灵芝、芡实各15g，覆盆子12g，丹参30g，银杏12g，益母草15g，薏苡仁30g，土茯苓15g等。气虚表现明显者，重用黄芪。在此型蛋白尿治疗过程中周老师非常注重黄芪的应用，他说只要辨证属气阴两虚或脾肾亏虚者，根据患者虚的情况，黄芪最大量可用到60g之多。亦可加用黄芪制剂，如黄芪注射液，黄芪精，或黄芪颗粒等辅助治疗，对蛋白尿有较好疗效。还可用芡实15g，金樱子15g，即为水陆二仙丹以补肾摄精；血瘀者，加地龙15g，僵蚕12g，蝉蜕6g，水蛭10g，对蛋白尿反复不愈者有较好效果。地龙咸寒，归肝、脾、肾经，具有清热止痉，平肝息风，通经活络，消肿利尿的功效。僵蚕辛咸平，味咸入络，通过搜剔风邪通络，消除蛋白尿；蝉蜕归肝经，气味咸、甘、寒，无毒，散风除热，利咽，解痉。蝉蜕、僵蚕、地龙均有抗过敏、抗组织胺、消除抗原的免疫抑制作用，有利于减少变态反应性病理变化的肾炎尿蛋白排出。水蛭是活血化瘀之力较强的破血逐瘀之品，现代研究证明其含有水蛭素、抗血栓素、类肝素等多种与抗凝相关的生物活性物质，可明显降低动物蛋白尿，改善肾小球病理损伤程度，故用于蛋白尿的治疗有较好效果。肾虚者，可加益肾固精药物，如桑螵蛸12g，覆盆子12g对蛋白尿也有很好的作用。桑螵蛸味甘，咸，性平，有补肾固精缩尿之功效，但因其药价太高，限制了其临床的使用。选用覆盆子亦有同样效果，而且价格比较便宜。覆盆子味甘酸，微温，归肝肾经。有益肾固精之效，又无恋邪之弊。如《本草备要》云："益肾脏而固精，补肝虚而明目，起阳痿，缩小便。"《本草图经》指出："强肾无燥热之偏，固精无凝涩之害。"此外，临床中周老师也常用黄芪配山萸肉、芡实来治疗蛋白尿。至于黄芪在肾病中的治疗作用已在其他病证论述过，这里谈谈山萸肉和芡实的作用。周老师认为：山萸肉补肾益肝，涩精固脱。《医学衷中参西录》指出：山萸肉味酸性温，"大能收敛元气，振作精神，固涩滑脱"；芡实生于水中，功效与山药类似，虽滋补力不及山药，但健脾利湿之力显著，又擅益肾固精，收涩力更甚，而且可作用于脾肾两脏。其二药与黄芪相配，相得益彰，可增强补益固摄之力，对减少蛋白的流失具有很好的治疗效果。若风伏肾络出现蛋白尿者，以补肾祛风，予桑寄生与鹿衔草。桑寄生性苦，味甘，入肝、肾二经，有补肝肾，强筋骨之功，亦有除风湿，养血之效，为补肾补血之要药。其味苦入肾，肾得补则元气充沛，开阖有度；甘补血，血得补则肝有所养，疏泄有常。鹿衔草性甘苦，入肝、肾二经，有补虚，益肾，祛风除湿，活血通络之功，两药配伍，达到补虚调肝益肾的作用。少尿者，加利尿药，如益母草、车前子、白茅根等；高血压患者，需加平肝潜阳之品，如天麻、钩藤、黄芩、菊花、夏枯草、牛膝等。亦可加地龙，既可活血通络利水，还有降压作用。若出现阳虚水泛者，用真武汤合黄母二白汤加减治疗。药物有附子、黄芪、白术、赤芍、桂枝、茯苓、猪苓、泽泻、桑白皮、白茅根、益母草、生姜皮，以温阳利水。

（5）气阴两虚。多见于慢性肾炎中、后期，尤其是肾病综合征应用激素治疗后。阴精亏虚，易感外邪侵袭体表，久病入里，损伤脾肾，脾肾气虚，脾失健运，统摄无能或肾虚固摄无权，封藏失职，病情更为缠绵；湿热损伤阴津，阴虚火旺，伤络血溢，还可引起尿浊夹血。故常见蛋白尿夹有血尿。治以益气养阴，兼祛湿化瘀为主。方用清心莲子饮。药物：黄芪 30g，党参 20g，石莲子 15g，地骨皮 15g，柴胡 15g，黄芩 15g，茯苓 15g，麦冬 15g，车前子 15g，白花蛇舌草 30g，益母草 30g，甘草 10g。周老师指出，蛋白尿从中医角度属精微下注，本方加味可起到既补气阴又清湿热，二者兼施，治疗气阴两虚，湿邪留恋所导致的持续尿蛋白，血浆蛋白低等病症，有较好疗效。若肾虚明显者，可酌加菟丝子 15g，肉苁蓉 20g，覆盆子 15g 益肾固精；若阴虚明显者，加女贞子 15g，墨旱莲 15g 以滋阴清热；亦可加水陆二仙丹（芡实、金樱子各 15g）以益肾滋阴、收敛固摄；若水肿明显者，可酌加猪苓 20g，白茅根 30g，益母草 30g 祛湿利尿。湿热明显，加土茯苓 20g，薏苡仁 30g，石韦 30g 清热利湿。

周老师还经常说，对于蛋白尿长期反复不愈的病人，须注意两个问题，一个是湿热作怪，另一个是瘀血作祟。因此临证时一定要注意这两方面的问题。因为湿热不去，蛋白难消。治疗时须详加辨证分析，找出是否有湿热的存在，如果是湿热所为，就一定要给予彻底治疗。另外就是瘀血。瘀血在各种肾病过程中都存在，蛋白尿也不例外。因此，活血化瘀应贯穿治疗始终。活血化瘀药通过改善血液黏稠度，扩张肾血管，提高肾血流量，改善微循环作用来减少蛋白尿。具体治疗上，在瘀血之初常用泽兰、益母草、赤芍、川芎、丹参、三七、川牛膝等药；瘀血日久，一般活血药很难奏效，非虫类破血药难取其功。因此时风已伏肾络，再以疏风散邪之草木之品治疗，则病深药轻，难以奏效。唯有虫类药物，善于搜剔逐邪，直达病所，方能将潜伏于肾络之风邪深搜细剔，逐驱于外。故老师在肾炎蛋白尿治疗久治不愈时，选用僵蚕、蝉蜕、水蛭、地龙、全蝎等破血祛瘀之品搜剔伏藏在肾络之风邪，方能取效。此外，使用活血化瘀还应注意理气，破血祛瘀类药物也不宜久用，免伤正气，临床治疗中应引起注意。

中医认识人体及疾病都是从整体观念出发，对于蛋白尿治疗，也要有这种整体观思想，要全方位、多途径进行调治干预，除了药物治疗，不可忽视患者的饮食调护，如低盐饮食，避免不易消化的肥甘荤腥类食物影响脾运，助湿热浊毒之邪泛滋，伤脾碍胃。还应注意生活起居，避风寒，预防感冒等生活调护，防止蛋白尿反复或加重。

（四）肾性高血压的中医治疗

肾性高血压是因由肾脏疾病引起的继发性高血压，占继发性高血压首位。其恶性程度通常比原发性高血压高，更易导致眼底及心脑血管等靶器官的损害，而且长期肾动脉高压，会加速肾小球动脉硬化、纤维化，促使肾实质性基础疾病不断进展，加速肾功能恶化进程。

根据其临床表现，本病当属于中医学“眩晕”“头痛”“虚损”等范畴。

1. 中医对肾性高血压病因病机的认识

肾性高血压的病因病机主要是由于脏腑功能失调，尤其是肝脾肾三脏功能紊乱，产生痰湿、浊毒、瘀血所致。

（1）肝的疏泄失调：肝的疏泄功能失调在肾性高血压病变过程中表现为三种情况：一是调畅气机功能紊乱。情志不畅，肝的疏泄功能失常，气郁血行不畅，而致血瘀；又气滞则水行不利，可致水湿潴留，湿聚成痰造成痰湿为患。二是影响脾的运化功能。肝疏泄失调，不能促进脾的运化，出现肝郁脾虚；或水湿代谢失常，湿聚为痰；或湿蕴化热，表现出湿热。三是肝郁化火，灼伤阴液，因肝肾同源，导致肝肾阴虚；或火邪煎熬阴液，可致血液瘀滞，痰瘀互结，阻滞血脉，使气血运行紊乱导致血压升高，出现眩晕，头痛。

（2）脾的升降失司：过食肥甘及咸食，嗜酒过度，损伤脾胃，运化失调，水湿内停，出现水肿；或湿聚成痰，痰浊郁积中焦，升降失司，上扰清窍，或湿蕴日久化火，痰火挟肝风上犯头目清窍，出现眩晕、头痛等症。

（3）肾的阴阳虚损：肾为先天之本，内寄原阴原阳，由于肾病日久，痰湿瘀毒潜伏，下注于肾，损伤肾络，可使肾不固藏，精微泄漏不但出现蛋白尿或血尿，还会造成肾气虚损，进一步导致肾的阳气虚衰，阳损及阴，出现阴阳两虚；精微不足，脑髓空虚，眩晕而作。肾阳不足，气化无权，水液潴留，泛溢肌肤发生水肿；若邪无出路，痰湿浊毒重入血中，更伤精气，败坏形体，形成恶性循环，出现诸多变症。如高血压日久可出现肾损害甚至肾衰竭等。

2. 辨证思路与要点

（1）辨证思路：肾性高血压从临床所见，从急性肾炎综合征起病而逐渐发展成慢性肾炎高血压型及慢性肾衰的病人来看，其主要与肝脾肾关系最为密切。由于三脏功能失调，不但造成气血阴阳不足，脑髓空虚，发为眩晕。还会导致痰湿瘀毒上扰清窍，出现眩晕、头痛等症。

（2）辨证要点：应从肝脾肾进行辨证分型。肝郁脾虚，湿瘀阻滞，证见：头昏头晕，腹胀纳差，情绪低落，胸胁胀闷，尿黄少，轻度浮肿，唇舌暗、舌苔腻、弦细。此型多因肝郁气机不畅，或脾虚水湿内停，湿阻瘀滞导致。肝郁化火，湿阻痰瘀，表现为头晕胀痛，面红目赤，烦躁易怒，耳鸣口苦，舌红苔黄，脉细数；病情进一步发展则可出现肝肾阴虚、湿热瘀阻，表现为头晕眼花，五心烦热，睡眠不佳，小便黄少，舌红暗，苔黄或黄腻，脉弦细或弦滑等。脾胃失和，痰浊中阻：症见：头晕头痛，或有浮肿，尿少，面唇紫暗，恶心呕吐，舌淡暗泛紫，苔腻，脉滑等表现；若出现气血亏虚，除了头昏头晕，兼有乏力，面色不华，舌淡，脉细等气血亏虚不足表现；病情发展至阴阳俱虚，湿浊瘀阻时，症见：头晕头痛，耳鸣耳聋，腰酸乏力，心悸气短，动则尤甚，两目干涩，小便清长，夜尿频多，口干便溏，肢体浮肿，或伴四肢不温，舌质暗，苔白，脉沉细。本型多见于慢性肾衰竭患者。

（3）治疗原则与方法：肾性高血压表现为本虚标实，主要由于肝脾肾三脏功能紊乱，产生痰湿、浊毒、瘀滞而发病。而痰湿浊瘀伤肾又是肾性高血压的重要因素，因此临床治疗应以扶正祛邪，标本兼治为原则。肾为水脏，是水液代谢之枢纽，故肾脏病与水湿关系密切相关。外邪与湿邪相合，或饮食劳倦伤及脾胃，水湿泛滥，水湿不祛，酿毒生热，毒邪内蕴，气血不畅，气滞血瘀而成瘀毒之证。治疗上周老师强调，肾性高血压往往存在水液代谢障碍，肾血流量减慢，肾脏缺血。采用中医活血化瘀法治疗，调整血液黏稠度，改善肾脏微循环非常必要。因为瘀血阻滞贯穿于本病整个病程始终，可在辨证论治基础上适当给予活血化瘀药，以消除病因。可根据病情酌情加入赤芍、川芎、丹参、益母草、泽兰、地龙等活血化瘀之品。通过调整机体血液循环，改善局部病灶瘀滞状况，增加肾脏血流量，减弱引发肾性高血压的因素，改善肾脏局部病灶的营养状况，促进肾小球和肾小管的修复和代偿功能，从而能有效地保护肾功能，减缓病情的恶化进程，提高临床的治疗效果。但具体治疗时可从肝脾肾的虚实及兼症的不同情况进行调治。

若出现肝郁脾虚，湿瘀阻滞型，多因脾虚水湿内停，肝郁气机不畅，湿阻瘀滞导致血瘀毒生，血络不通，不通则痛，故发生头痛，上扰清窍而发为眩晕。此型治疗除调肝和脾，还应祛湿化瘀治疗，方用逍遥丸合活血通脉方治疗。常用药有：柴胡、白术、茯苓各12g，赤芍15g，当归12g，夏枯草15g，红花9g，川芎12g，丹参30g，益母草20g等。

随证加减：肝胃不和，加吴茱萸9g，黄连6g；肝郁化火，加丹皮12g，栀子10g，黄芩12g；血压高者，加地龙15g，夏枯草15g，川芎15g，天麻10g。

若肝郁化火，痰瘀互结，此型为气郁化热，木火内生。治宜清肝泻火，祛痰化瘀。方选龙胆泻肝汤加减。药物：龙胆草9g，泽泻12g，木通6g，车前子20g，当归12g，柴胡12g，生地15g，黄芩10g，栀子9g，夏枯草15g，甘草6g。

随证加减：热伤血分，加丹皮12g，赤芍15g，白茅根30g；肝火犯胃，加代赭石30g，竹茹6g；肝火扰心，宜加黄连6g，连翘心10g，莲子心6g。

若是肝肾阴虚，湿热瘀阻者，治予滋补肝肾，活血化瘀，兼以利湿。予以天麻钩藤饮加减。药物：天麻12g，钩藤12g，栀子9g，黄芩12g，桑叶30g，生地20g，白芍30g，葛根15g，牛膝12g，益母草30g，泽兰15g，郁金12g，车前子30g等。治疗此类患者要重用桑叶、白芍、益母草，量可各用30g，对部分病人有一定的疗效。

随证加减：若见肢体麻木，有生风动血之象，可加龟板30g，鳖甲30g，羚羊粉3g（冲服）；如为阴虚阳亢者，应滋阴潜阳法治疗，药用生地20g，枸杞12g，麦冬15g，北沙参15g，龟板胶12g，黄柏12g，知母12g，龙骨30g，牡蛎30g等。也可选用大补阴丸或一贯煎加减，药物：生地20g，枸杞12g，麦冬15g，北沙参15g，茯苓12g，山药15g，龟板30g，杜仲12g，黄芩12g，川牛膝12g等。根据病情也可配代赭石30g，生牡蛎30g，生龙骨30g，白芍30g。对于有持续性高血压的肝肾阴虚兼湿热瘀阻病人治疗比较困难。因此，临证时遣方用药一定要做到滋而不腻、补而不滞，除养阴外，重点是化瘀而轻利湿。化瘀药可增加肾血流量，若过分利湿，损伤阴液，降低了肾血流量，对于肾素依赖型高血压治疗反而不利。如高血压或水肿者，选用益母草20g，地龙15g，泽兰12g，牛膝12g，车前子（包煎）15g，桑寄生12g等既可活血通络，又可利水降压。

若痰湿中阻，导致清阳不升，浊阴上泛所引起的血压升高，发生眩晕等证者，予以温中祛湿，化痰降逆，方用半夏白术天麻汤合苓桂术甘汤（半夏12g，白术15g，天麻12g，陈皮10g，茯苓12g，桂枝10g，甘草6g，生姜6g，大枣3枚，蔓荆子12g）加减治疗，取其甘温以化之。痰浊较重者周老师常用自拟眩晕方（天麻12g，钩藤10g，草决明15g，何首乌12g，杜仲12g，陈皮10g，半夏10g，薏苡仁30g，杏仁15g，蔻仁12g，枳壳9g，焦三仙各9g）加减治疗亦有较好效果。方中天麻、钩藤平肝潜阳。天麻甘、平，归肝经。周老师认为天麻为治风之要药，能入厥阴之经而治诸病，善治风痰上扰之眩晕。《珍珠囊》云："治风虚眩晕头痛。"《本经》认为"久服益气力，长阴，肥健，轻身，增寿"。钩藤甘、微寒，归肝，心包经，能入络通心包。《本草纲目》云：治"大人头旋目眩，平肝风，除心烦……""钩藤手足厥阴药也。足厥阴主风，手厥阴主火，惊间眩晕，皆肝风相火之病，钩藤通心包于肝木，风静火息则诸证自除。"两药配伍，有清肝热，息内风之功。用草决明、何首乌、杜仲补肝肾之阴；陈皮、半夏、薏苡仁、杏仁、蔻仁健脾化湿祛痰；枳壳、焦三仙行气消积。诸药合用有健脾益肾，祛湿化痰，平肝息风之效。

随症加减：耳鸣加蝉蜕6g，僵蚕12g，磁石30g；血压高者，加葛根15g，黄芩12g，川牛膝12g，夏枯草15g，珍珠母30g；痰浊者，加泽泻15g，白术9g，陈皮9g；恶心呕吐者，加半夏10g，生姜6g，茯苓12g，陈皮10g，苏叶9g；瘀血者加丹参30g，赤芍15g，川芎12g。

阴阳俱虚，湿浊瘀阻型，治当阴阳双补，活血泄浊。方药：济生肾气丸加减。药物：熟地9g，茯苓15g，泽泻10g，车前子（包煎）20g，怀牛膝10g，制附子6g，杜仲10g，桑寄生20g，制大黄6g，仙茅15g，淫羊藿10g，丹参10g。水煎服。随症加减：浮肿甚者加猪苓20g，且重用车前子30g；若阴虚甚者去附子，加女贞子15g，旱莲草15g；若眩晕，伴胸闷泛恶，此乃浊邪内盛，痰湿阻窍，加陈皮、半夏各9g，石菖蒲12g以涤痰开窍，或用泽泻15g，白术6g治疗。若是阳气虚衰，痰湿浊瘀，多因饮食不节，损伤脾胃，健运失司；或肾虚水泛，痰湿内生，痰湿中阻，清阳不升，浊阴上泛，引起血压升高发生眩晕等证。治宜以健脾温肾，化痰利湿，泻浊祛瘀。方用真武汤合活血通脉汤（熟附子6g，白术12g，茯苓15g，白芍10g，生姜10g，当归12g，赤芍15g，川芎12g，丹参20g，地龙15g，益母草15g）治疗，固土镇水，脾肾同治，以扶助肾之气化，达到阴平阳秘，气血归于正化，水饮湿浊自除，勿用潜降，血压自会平降。从临床观察，此种畏寒肢冷等阳虚外寒现象也较少见。这些临床特点提示我们，肾性高血压的中医治法应与原发性高血压病或其他疾病的阳虚、阴阳两虚有所区别。

以上是治疗肾性高血压常用的治疗方法。由于肾性高血压在多种肾病中都可出现，常因感染表现出湿热症状，使肾性高血压复发恶化，因此，采用清热利湿法预防控制感染也有重要作用，尤其是对于肾性高血压患者对抗生素耐药或有副作用或过敏反应不宜长期使用者，此法还对除细菌外的病毒感染或其他毒性物质，包括抗原有清除减毒作用，还可增加尿量，起到冲洗尿路的作用，促进肾小管排钠效应。部分清热利湿药尚有免疫调节作用，有利于病情好转。

此外，对于肾性高血压的治疗不论用中药或西药治疗，均应按照病人的病情来决定，如果是用西药，应根据病理生理机制以及临床药理学的观点综合分析，以指导用药。如果是容量依赖型者首先应用：①限制钠水摄入；②西药利尿剂可增加钠、水排出以降低血压。临床中也可选用对肾无损害的中药如半边莲、冬瓜皮、车前草、白茅根、玉米须等，用之煎汤代茶服用以维持疗效。有些中药利尿药对肾有损害则不能服用，如关木通、商陆等。临床须注意这方面的问题。活血化瘀中药可加强利尿作用，也可参考西药药理学来指导用药。具钙通道阻滞效应的中药如桂枝、肉桂等，少量应用具降压和利尿作用，但湿热者不宜使用，否则会加重病情；葛根、茵陈、黄芩、乌梅、藿香等药物可起血管扩张或降压的作用，可在滋补肝肾、调肝健脾、化痰降浊、清肝潜阳、活血化瘀治法的基础上配合应用。在具体应用上还可结合辨证并参考血浆ATⅡ血浓度指标用药，以提高疗效。如有肝阳上亢表现者，则以平肝潜阳治法为主，药用珍珠母、白芍、石决明、白蒺藜、钩藤、草决明、菊花等。此型ATⅡ血浓度较高，也可用镇肝息风汤加减（玄参15g，龙骨30g，牡蛎30g，白芍30g，天冬15g，生赭石30g，龟板30g等）

或建瓴汤加减治疗。研究证明，当归补血汤还能降低肾性高血压患者血浆内皮素水平、降低血压、缓解病情。在目前尚没有确切的血浆内皮素拮抗剂应用于临床的情况下，可能是一种有效而价廉的内皮细胞保护剂。临证应根据患者的具体情况，灵活掌握运用。

（五）急性肾炎的中医辨证治疗

急性肾小球肾炎，简称急性肾炎，是指急性感染后肾脏首次发生免疫性损伤，临床表现为急性发病，以血尿、蛋白尿、水肿，高血压和（或）有少尿及氮质血症为主要表现的一种疾病。本病病因多种多样，主要是链球菌感染，包括扁桃体炎、皮病感染及丹毒等，其次为葡萄球菌、肺炎双球菌感染和病毒感染等。

临床表现：大多数病人发病前 1～3 周有上呼吸道或皮肤感染史，然后出现血尿或水肿，轻者晨起眼睑水肿，重者水肿波及全身并伴有尿量减少，体重增加，部分患者有头晕，视力模糊，食欲减退，疲乏，恶心，呕吐及腰部钝痛等症状。体检发现有：眼睑水肿或伴下肢轻度水肿，重者可出现胸、腹水，全身水肿，多伴轻或中度血压升高。化验检查蛋白尿轻重不一（1～3g/d），大多数病人都有镜下血尿，红细胞呈多形性、多样性，有时可见红细胞管型、颗粒管型及肾小管上皮细胞，尿纤维蛋白降解产物（FDP）可阳性，血尿素氮及肌酐可有一过性升高，血清总补体（CH50）及 C3 下降，多于 8 周内恢复正常，可有血清抗链球菌溶血素“O”滴度升高等。

诊断：急性肾炎根据病史、临床表现及实验室资料不难做出诊断，但应与急性出血热性蛋白尿、急进性肾炎、狼疮性肾炎、过敏性紫癜性肾炎、慢性肾炎（急性发作型）、急性过敏性间质性肾炎等疾病相鉴别。临床应注意询问发病时有无高热、尿路刺激症状，既往有无皮疹、关节疼痛、血尿及水肿史等情况。西医治疗方法主要是控制感染和对症处理。本病属中医“水肿”“阳水”范畴。

病因病机：急性肾炎主要是由于风、寒、湿、热、毒等外邪侵袭，导致肺气失宣，不能通调水道，下输膀胱，以及风遏水阻，风水相搏，水溢肌肤；或久居湿地以及冒雨涉水，脾为湿困，则健运失调，不能运化水湿，导致水液代谢失常，出现水肿发生。或水湿停留郁积，湿蕴化热，或疮毒内蕴，导致脏腑功能紊乱，气机升降出入失常，阻滞水道，水停不化，泛滥于肌肤而发水肿；血络阻滞，血行不畅，发为血瘀。

辨证思路与要点：由于急性肾炎的发病多由六淫外邪所致，病邪由表入里，由气及血，由寒化热的动态变化之中，辨证时首先要分辨疾病的寒热性质；其次要辨清虚实情况。急性肾炎发生水肿的部位多在肌表，腰以上明显，应属阳水。按其临床症状，辨证归纳分为风寒、风热、热毒、水湿、寒湿、湿热六型较为合适。风寒型：颜面浮肿，小便量少，伴恶寒发热，无汗，肢体酸楚，舌淡，或淡红，苔白，脉浮缓等；风热型以面部突然浮肿，多出现在呼吸道感染后面部浮肿，继之出现少尿，舌红苔薄黄，脉浮数；热毒型：以全身浮肿，少尿，咽喉肿痛或见有皮肤感染，舌质暗红、苔黄腻，脉濡数或滑数等为主要表现；水湿型：水肿明显，尿少，身倦困重，纳呆泛恶、苔白腻，脉濡；寒湿型：多见于中年以上患者，浮肿较重，少尿，胸闷，咳嗽，气促不得平卧，腹胀，恶寒，无汗，舌淡胖，苔白厚腻，脉沉迟等；湿热型：此型临床常见，表现为少尿期较长，浮肿明显，高血压，或并肾功能受损，或伴有胸闷，腹胀，恶心呕吐，大便干结或溏而不爽，口干苦，身热，微汗不彻或欲汗不得，舌质暗红，苔黄腻、脉弦滑或濡数等。

治疗原则与方法：由于急性肾炎初期多有水肿伴有表证，病在肺卫，治疗以祛邪为主。应采用宣肺疏风，发汗利水法来进行治疗。本法用于急性肾炎风寒束表、风热袭表证和热毒郁表证，即《黄帝内经》所说的“开鬼门”法。其作用机理：一是宣肺祛风发汗解毒：使外邪从表而解，对于急性肾炎水肿是一种因势利导疗法。这种治法对于急性肾炎来说非常有效，能缓解全身小血管痉挛，减轻组织水肿和高血容量状态，防止心衰和高血压的发生。利用皮肤排汗的功能还可以减轻肾脏的负担，清除热毒之邪，减少抗原入内。解表宣肺，又助肾之气化通调水道，促进水液代谢，顺势而为，以截断病势发展。二是能改善脏腑功能，调整机体免疫功能，减少机体对免疫活性物质的反应，有抗敏调节免疫作用，以减弱变态反应组织损害的效应，即解毒祛风透表作用。

若是风寒束表者，治以疏风散寒宣肺利水，用越婢加术汤化裁（麻黄9g（夏日用香薷），石膏30g，甘草6g，生姜3片，大枣3枚，白术12g）治疗。恶风者加黄芪15g，防风10g，荆芥10g。水肿甚配五苓散加减治疗，或用黄母二白汤治疗。

风热袭表者，疏散风热，利水消肿，用麻黄连翘赤小豆汤加减。药物：麻黄6g，连翘15g，赤小豆30g，桑白皮15g，金银花15g，木通6g，蝉蜕6g，白茅根30g，益母草20g。随症加减：兼有恶风、咳嗽，微喘等证加苏叶9g，杏仁12g，石膏30g等。兼咽痛不适、尿赤，或鼻衄，或微热汗出等症，去麻黄，加薄荷6g，蝉蜕6g，玄参15g，射干15g，金银花15g；血尿者，加丹皮12g，白茅根、小蓟各30g等。丹皮配白茅根有凉血止血作用。茅根味甘、性寒，无毒，有凉血、止血、清热、利尿等功效。临床用其治热病烦渴、鼻血、肺热、喘急、淋病、小便不利、水肿等。如《本经》云："白茅根主劳伤虚羸，补中益气，除瘀血、血闭寒热，利小便。"现代药理证明，茅根有多种治疗效应，能利尿、抗菌，用于治急性肾炎，效果很好。

热毒型者，以清热解毒治疗，方用清热败毒汤加减。药物：金银花15g，连翘15g，黄芩12g，牛蒡子12g，玄参15g，荆芥10g，紫花地丁、蒲公英各20g，蝉蜕6g，赤芍15g，丹皮12g以清热解毒，活血凉血治疗。随症加减：咽喉肿痛者加射干10g，蝉蜕6g，僵蚕12g清咽消肿；发热者加柴胡15g，黄芩15g，贯众20g；血尿加紫草、丹皮各12g，白茅根30g。

水湿型者，以健脾祛湿，活血利水法治疗，方用自拟黄母二白汤。药物：生黄芪30g，白术15g，茯苓15g，泽泻10g，猪苓15g，桂枝6g，益母草15g，车前子20g，桑白皮20g，白茅根30g。随症加减：瘀血明显者加泽兰12g，地龙15g活血祛瘀；脾虚明显，加党参12g，薏苡仁30g；痰湿者，加泽泻15g，白术10g；蛋白尿者，加芡实15g，山药15g或用茯菟丸治疗。

寒湿型者，治当温中散寒，化湿利水。方选胃苓汤加减治疗。药物：苍术10g，厚朴6g，陈皮10g，白术15g，茯苓15g，泽泻10g，猪苓15g，桂枝6g。随症加减：水肿明显者加车前子20g，桑白皮20g，白茅根30g；血尿明显，加泽兰12g，鹿衔草20g，仙鹤草30g；气虚者，加黄芪15g，党参12g。

湿热型，治以清热祛湿，化瘀利水。用甘露消毒丹加减。药物：白豆蔻6g，杏仁10g，苡仁30g，射干10g，厚朴10g，白术10g，术通6g，滑石20g，桑白皮15g，车前子30g，石韦30g，益母草30g，土茯苓15g，桃仁10g，红花10g。随症加减：若身热欲汗或汗出不彻者，减少活血化瘀药，加香薷10g，青蒿15g以宣肺化湿透热。下焦湿热者，加黄柏10g，苍术10g；若血压突然剧增，头痛、眼花、鼻衄、欲呕者，加龙胆草10g，黄芩12g，栀子10g，莱菔子15g，川牛膝12g以清肝泻火。牛膝还可引血下行。或用天麻丸（川芎 15g，天麻 6g）以息风止痛。腹水明显加大腹皮 15g，车前子 20g，茯苓 15g，泽兰 12g，益母草 15g。经治疗后大多数患者病情好转，若湿热未尽，见有蛋白尿或血尿伴有苔白腻或苔厚腻，选用自拟浊毒汤（藿香 12g，佩兰 12g，苍术、黄柏、川牛膝、土茯苓各 15g，滑石 20g，薏苡仁 30g，淡竹叶、苏叶各 6g，石韦 30g，益母草 15g）治疗。周老师临证常说，对于湿热证恢复期阶段选方用药需加注意，治疗以清淡化湿为主，不适宜补，尤其不宜温补，否则可使病情迁延或加重。

临床中他还常常提示说，急性肾炎发病过程，由于弥漫性毛细血管内皮细胞及系膜细胞增生，中性多形核白细胞和单核细胞在肾小球浸润，使毛细血管壁狭窄甚至闭塞，微循环检查发现患者的舌微循环、舌血流量、甲皱微循环障碍等异常，均说明在急性肾炎过程中即存在着血瘀现象。故治疗中应注意这些临床表现，若能在辨证治疗的基础加用川芎、丹参、赤芍、泽兰、益母草等活血化瘀药，不但可以加强利尿消肿的效果，还能明显改善急性肾炎肾脏血流量，增加其血供，减轻其病理损害，从而达到治疗肾炎的目的，可提高临床的治疗效果。

此外，对于急性肾炎这种疾病，治疗是一方面，饮食调理也是治疗的主要内容之一。俗话说疾病是“三分治疗七分养”，就是把调护放在了重要位置，对于急性肾炎更应这样。急性肾炎除药物治疗外，同时还必须重视调护，有利于病情的痊愈。首先是预防感冒。肾炎患者常因外感引起病情加重，或复发，或迁延不愈。究其原因：一是肾病之后，精气受损，化生乏源，因“卫气出下焦”，肾病患者，卫外不固，抵抗力减弱，稍有不慎，极易招之外感，即因感冒而影响肾炎的康复；二是体内正气未复，机体调节机能减退，与外界环境不相适应，稍失调护，感冒踵至。因此，要向患者宣传预防感冒的重要性，积极预防，一旦发生感冒及时治疗。临床上周老师常用玉屏风散加减进行防治。感冒表现偏寒者用柴桂玉屏散（柴胡、黄芩、桂枝、赤芍、黄芪、防风、白术、连翘、金银花、荆芥、甘草）治疗；偏热者用银翘玉屏散（金银花、连翘、黄芩、蝉蜕、射干、桔梗、板蓝根、山豆根、黄芪、白术，防风、甘草）治疗，这些方法对于急性肾炎可起到较好的防治作用。其次是饮食精神调理。急性肾炎多因感受外邪后而病，加之服用药物，脾胃功能受损，消化机能减弱，应嘱患者进食清淡、易于消化的食物，忌食辛辣、肥甘、咸食之品，以免助邪犯病。有些患者病后精神负担过重，也要积极开导，使其保持乐观情绪，树立战胜疾病的信心，坚持积极治疗，争取最为理想的治疗效果。

（六）中医对IgA肾病的治疗

IgA肾病，又称Berger病，是指肾小球系膜增生及系膜区显著弥漫，以IgA沉积为特征的一组原发性肾小球疾病。也是世界上最常见的慢性肾病。IgA肾病的确切发病机理尚未完全清楚，根据发病时患者血中IgA升高并沉积到肾小球，从而引起肾炎，表明IgA肾病和其他肾炎一样，也是一种自身免疫性疾病。导致血中IgA升高的原因，可能是病毒或细菌感染所引起。IgA肾病临床多起病缓慢，病程比较长，主要表现是以反复发作性肉眼血尿或镜下血尿为特点，其肉眼血尿多在上呼吸道感染（如咽炎或扁桃体炎等）后发生，亦有部分在皮肤感染，急性胃肠炎或尿路感染后发作，间隔时间多在24～72h。肉眼血尿可持续数小时至数天，然后转为持续性镜下血尿，部分病人血尿可消失，但常复发，发作时重现肉眼血尿，可伴有轻微全身症状，如乏力，肌肉酸痛、腰酸、腰痛和不同程度蛋白尿，部分患者可以出现高血压或者肾功能不全。IgA肾病的诊断主要依靠肾活检和免疫荧光镜等检查来确诊。其诊断特点是：光镜下常见弥漫性系膜增生或局灶节段增生性肾小球肾炎；免疫荧光镜可见系膜区IgA或以IgA为主的免疫复合物沉积，这是IgA肾病的诊断标志。

临床治疗：对于IgA肾病的治疗目前尚无有效治疗方法，采用不同治疗措施，目的是保护肾功能，减慢病情进展。亦可采取激素或免疫抑制剂及对症治疗等。

中医文献并无IgA肾病这一名称，中医根据本病的临床表现，可归属于“尿血”“水肿”“虚损”等范畴。

病因病机：本病多因先天不足，复感风湿热毒而发病。如素为阴虚之体，阴虚火盛，感受风热毒邪，内外之热相搏，移热于肾，以致热毒燔灼肾络，血渗于尿中而见血尿。或因饮食失常、七情内伤等多种因素，耗伤正气，损伤脾肾，脾肾亏虚，脾不统血，肾虚不能固摄，则精血不能循常道下泄而见血尿；湿邪内停，蕴而化热，每与复感外邪而致血尿，或反复发作，迁延不愈。肾之精气的盛衰决定着人体对致病因素的易感性和病机证候的倾向性。本病病位在肾，属本虚标实之证，本虚责之阴虚、气虚，而以阴虚为病之基础。肾阴虚始终贯穿于IgA肾病全过程，阴虚内热，络伤血溢为主要发病机理。阴精亏虚，水不涵木，出现肝肾阴虚之证，阴精耗损，日久伤气，最终导致气阴两虚。临床中肝肾阴虚及气阴两虚是IgA肾病最为常见的证候类型。病情迁延后期，机体虚弱，出现脾肾两虚表现。若病久血瘀阻络，肾功损伤，此时多预后不良。故IgA肾病中医证型的转归多呈现阴虚内热，肝肾阴虚，气阴两虚，脾肾亏虚的过程。此外，湿热毒邪是IgA肾病诱发的外在因素，同时也是IgA肾病的病理产物。因湿热黏腻重着，易碍气机，血行不畅而致瘀血。二者相互影响，使病情加重或反复难愈。

辨证思路与要点：根据IgA肾病临床表现，周老师认为辨证时应紧扣其虚、湿、热、瘀之病机进行辨证分析。按照IgA肾病的发病及病程演变的特点，本病的辨证首先要分清病情发展阶段，是处于急性期或慢性期；其次要辨清虚实情况。急性发作期患者常有风热扰肺和湿热壅盛的表现，多表现为实证热证。若是热毒扰肺则表现有尿色鲜红，或镜下血尿，伴有恶寒发热，咽喉肿痛，舌红苔薄黄，脉浮数等外感症状；若湿热壅盛，证见身热汗出、口干渴、咽痛或皮肤疮疡，大便干，小便红赤或镜下血尿，舌红苔黄腻，脉滑数。随着病情的发展或病情反复不愈，就会损伤正气，出现气血阴阳亏虚，表现为“精气夺”的虚证。IgA肾病慢性持续阶段，多以镜下血尿为主，往往虚证多见。若是气阴两虚，症见镜下血尿或伴见蛋白尿，神疲无力，腰膝酸困，咽干，五心烦热；或水肿，夜尿多，舌体偏瘦、质淡红或红而少苔或剥脱苔，脉细数无力。此型临床最为常见，居首位。其次为肝肾阴虚型，症见肉眼血尿，或持续镜下血尿日久，或伴见蛋白尿，头目眩晕，耳鸣腰痛，或五心烦热，盗汗，舌光红无苔，脉细数；脾肾气虚临床较少，证见尿血日久，劳后加重，乏力，气短懒言，食少纳呆，腰膝酸软或易感冒，舌淡苔白，脉细弱无力；瘀血阻络可单独出现，也可与其他各型同时出现，只是其临床症状表现的轻重程度不同。瘀血阻络可见镜下血尿长期不消失，口唇紫暗，腰痛固定，皮肤粗糙。舌紫暗或有瘀斑、瘀点，脉细或涩。

治疗原则与方法：应根据本病的不同时期加以区别治疗，急性期应以祛邪为主，或清解热毒，或清热利湿，兼以活血化瘀；慢性期以扶正为要，则以补益为主，或益气养阴或滋补肝肾等。临证之时，应根据患者的病情之主次而有所变化或侧重。本病之血尿病程冗长，久患入络，加之因虚致瘀，因而瘀血阻滞，血不循经，则尿血不止。由此可见，瘀血既是本病的病理产物，又可成为新的致病因素，故活血化瘀法应贯穿治疗的始终，以使瘀去络通而血止。化瘀药常用丹参、丹皮、赤芍、小蓟、紫草、琥珀粉等凉血化瘀药物；或用三七粉、莪术、蒲黄、茜草等化瘀止血之品，这些药物有止血不留瘀之特点。如果是病久血尿难消，可少量应用祛瘀通络之品。如地龙、全蝎、僵蚕、水蛭等，起到增强化瘀通络的效果，达到延缓病情进展的作用。具体治法有：

热毒扰肺：治宜清热解毒，疏风利咽。用银蒲玄麦甘桔汤合清热败毒汤加减治疗。药物：玄参、麦冬各15g，桔梗12g，甘草各6g，金银花15g，连翘12g，蒲公英20g，紫花地丁15g，薄荷6g。随症加减：咳甚加炙麻黄6g，杏仁12g，宣肺止咳；咽痛者加射干10g，黄芩、僵蚕各12g清热利咽；尿血明显加玄蓟茅根皮汤，丹皮15g，紫草12g，小蓟、白茅根各30g凉血止血。

湿热壅盛：治疗应清热利湿，凉血活血。方选小蓟饮子加减。药物：生地12g，大、小蓟各30g，滑石20g，蒲黄12g，藕节20g，生栀子12g，玄参15g，淡竹叶、甘草各6g。随症加减：若见便秘，腹胀者，加用生大黄6g，枳实10g通腑泻实；若血尿不止，水道涩痛，用蒲黄散（冬葵子12g，炒蒲黄12g）凉血通淋；若小便热涩不畅，用二妙散及六一散或加土茯苓、瞿麦各15g，车前草20g清利下焦湿热；脘闷纳呆者，加薏苡仁30g，土茯苓15g，白术12g等运脾化湿，尤其是土茯苓利湿去热，能入络，搜剔湿热之蕴毒；若是气滞水停者，治宜宣畅三焦，行气利水，用导水茯苓汤加减；兼阴虚者，加玄参15g，白茅根30g滋阴清热；若见舌质暗红者加丹参30g，泽兰12g，益母草15g活血利湿。

气阴两虚：治宜益气养阴，活血止血，用大补元煎加减治疗。常用药：太子参12g，玄参15g，生地20g，山萸肉、当归各12g，丹皮12g，白茅根30g，女贞子15g，旱莲草15g，黄芩12g等。

偏重于气虚，表现有气不摄血者，治宜健脾补肾。用参苓白术散合五子衍宗丸加减治疗。药物：太子参12g，茯苓12g，白术12g，桔梗10g，山药15g，白扁豆20g，莲子肉10g，薏苡仁30g，枸杞子、覆盆子、菟丝子各12g，五味子10g，车前子20g。此方将人参改用太子参来治疗更为合适。周老师认为太子参味甘性平，补气又无助热之弊，生津而有养阴之效，是一味平和的益气养阴药，最符合肾病气阴两虚证的病机。阴虚明显，加知母、生地各12g，玄参、沙参各15g。气虚明显加生黄芪20g，党参15g；血尿者加丹皮、紫草各12g，小蓟30g，白茅根30g；蛋白尿加用水陆二仙丹益肾滋阴，收敛固精。

肝肾阴虚：治宜滋肾养肝，凉血止血。用杞菊地黄丸合二至丸。药物：菊花10g，枸杞12g，生地24g，山药12g，山萸肉12g，茯苓、泽泻、丹皮各10g，玄参12g，女贞子、旱莲草各15g。周老师临床常常提醒说，对于肾病使用六味类方剂，将熟地改为生地为宜。因肾病多表现为虚实夹杂，尤其是慢性阶段更为突出。病情迁延不愈，往往兼杂湿热，或其他病邪的存在，因熟地性味滋腻，易恋邪、碍胃，不利于病情恢复。如果要使用，一定是肾阴虚明显，不兼有湿热，或外感病邪的情况下使用。加减：若阴虚火旺，烦热盗汗，手足心热明显，加知母12g，黄柏10g，青蒿15g，银柴胡15g，地骨皮20g等以清除虚热；咽喉干痛者，加玄参15g，天花粉20g，僵蚕12g滋阴利咽散结；若头昏头晕或血压高者，加天麻丸（川芎15g，天麻6g）息风止痛；若阴虚及阳，畏寒，腰膝酸软者，加巴戟天、淫羊藿各10g温补肾阳；腰部刺痛，舌紫暗者，加丹参30g，川牛膝12g，鹿衔草15g活血通络健腰。

脾肾气虚：治应健脾益肾，补气摄血。方用护肾固精方加减。药物：黄芪20g，淫羊藿12g，山萸肉12g，灵芝15g，丹参30g，银杏12g，益母草15g，苡仁30g，土茯苓15g，丹参30g。随症加减：血尿明显可酌加仙鹤草30g，鹿衔草30g扶正活血止血；也可用地榆15g，蒲黄12g，三七粉3g等以加强止血化瘀作用；若脾虚明显加白术12g，山药15g；肾虚者加枸杞、菟丝子各12g。

如果临床表现瘀血明显者，治宜养血活血，理气化瘀。方用通脉活血汤加减治疗。药物：当归12g，赤芍15g，川芎12g，红花9g，地龙15g，益母草30g，丹参30g，党参15g，黄芪20g，郁金12g。或用补阳还五汤加减。药用：桃仁10g，红花6g，当归12g，赤芍15g，川芎12g，生地15g，黄芪20g，当归12g，地龙15g，丹参30g。还可加蒲黄12g，茜草12g，大、小蓟各30g，白茅根30g等药和络、收涩、清利。采用多途径并举加强止血之力。若血尿久治不愈者，加三棱、莪术各10g，全虫6g，水蛭10g祛瘀生新。

临床中除按上述辨证分型治疗外，还应注意各证型之间的兼杂证情况，不要一遇虚证只顾补，而忽视祛邪。因为邪实往往是IgA肾病起病、复发或加重的主要因素，影响到疾病的好转。因此，在上述辨证治疗的基础上，要注意这方面的问题。如IgA肾病患者常见热毒、湿热、瘀血等标实之证，而且这些病邪往往相兼出现，如瘀血与湿热相互交阻。湿热和瘀血对于疾病的发生和发展具有特别重要的意义，因而治疗中在补虚的基础上，重视祛邪的治疗，从而达到减少血尿、蛋白尿，保护肾脏的目的。在临床用药时，周老师非常重视扶正兼以祛邪，以益气固表，健脾补肺为要，来防治本病因反复感冒引起的病情反复，采用连翘玉屏散益气健脾，清热解毒治疗 IgA 肾病反复不愈的患者。他还特别强调对于血尿多的患者要善于使用解毒祛湿的土茯苓、金银花、白茅根、紫花地丁、车前草等中药，以减少血尿。另外，IgA 肾病之血尿，多属气阴两虚兼血瘀，治疗以益气养阴，活血止血为宜，不可长期应用凉血止血之药，否则气虚血瘀之证反而会加剧，血尿难治。对于蛋白尿，血尿伴有脾肾气虚或气阴两虚兼血瘀湿热者，周老师就用护肾固精方配活血通脉汤加减，以益气健脾，补肾固精，养血活血，清热祛湿。如果是尿血明显者，就用益气养阴方加减治疗。药用：生黄芪 30g，太子参 12g，玄参 20g，生地 20g，山萸肉 12g，山药 15g，当归 12g，丹皮 12g，地龙 12g，白茅根 30g，旱莲草 15g，柴胡 12g，黄芩 10g，亦能取得显著效果。此外还结合血尿和蛋白尿等不同症状加减用药。血尿者加大蓟 30g，小蓟 30g，茜草 12g，地榆 15g 等清利止血药；血尿兼气虚明显，加用仙鹤草 30g，鹿衔草 20g；蛋白尿者加用芡实 15g，金樱子 15g，山萸肉 12g，莲须 10g，桑螵蛸 10g，覆盆子 12g 等补肾固涩；阳虚者加菟丝子 12g，淫羊藿 12g 温而不燥之品。临床中常见由于咽喉疾患引起肾炎的发生，加重或复发。咽喉是外邪入侵循经扰肾的重要途径，如《灵枢·经脉》篇指出："肾足少阴之脉……其直者从肾上贯肝膈，入肺中，循喉咙，挟舌本。"可见咽属肾所主，喉为肺之门户，风邪热毒搏结于咽喉，或湿热邪气留恋不解，导致咽喉疾病，故会引起肾病的加重或反复。若急性咽炎加射干 10g，马勃 9g，玄参 15g；咽喉肿痛加紫花地丁 15g，蒲公英 20g，僵蚕 12g，蝉衣 6g；慢性咽炎者配合玄麦甘桔汤；易感冒者配合玉屏风散。另外，还根据病情绵长，久病入络，血尿经久不愈的特点，宗《血证论》："离经之血……亦是瘀血……医者按证治之。"应重视活血止血法的治疗。对于顽固性血尿不止者，属瘀血内存，血不归经，应化瘀止血并重，尽量选用一些既有止血作用，又有活血作用的药物。止血而不滞瘀血，活血而不伤新血，如泽兰、三七粉、丹参、当归、蒲黄、紫草等药治疗。必要时可选用地龙、水蛭、全虫等破血祛瘀药，以提高临床疗效。

（七）肾病综合征的辨证施治

肾病综合征是指由多种病因引起，以肾小球基膜通透性增加伴肾小球滤过率降低等肾小球病变为主的一组综合征。临床可分为原发性、继发性和先天性三种。原发性肾病综合征的病理类型也比较多，有微小病变性肾病、系膜增殖性肾病、局灶阶段性肾病、膜性肾病等。引起肾病综合征的病因有：病毒、细菌感染；药物或中毒及过敏；肿瘤、胶原病变、代谢性疾病、遗传性疾病和其他病变等。临床表现：主要包括大量蛋白尿、低蛋白血症、高脂血症和水肿。临床特点为："三高一低"，即大量蛋白尿（≥3.5 g/d）、高度水肿、高脂血症及血浆蛋白低（≤30g/L）。肾病综合征患者初始晨起眼睑、面部、踝部可见水肿，随着病情发展水肿波及全身。病情严重者会有浆膜腔积液、少尿或无尿表现。如出现胸腔积液、腹水、心包积液、纵隔积液、阴囊或阴唇水肿，也可出现肺水肿。严重者双眼不能睁开，头颈部变粗，皮肤可呈蜡样苍白，加之胸、腹水的存在，故出现明显呼吸困难，不能平卧，只能端坐位。若有皮肤损伤，则组织内液溢出且不易停止。其并发症主要有：①感染。②血栓。③急性肾衰竭等。本病的诊断并不困难，主要依据有大量蛋白尿（≥3.5 g/d）、低蛋白血症（≤30g/L）、水肿及高脂血症等诊断即可成立。临床诊断只要具备前两项条件就可诊断。但须首先排除继发性和遗传性疾病，才能确诊为原发性肾病综合征。治疗：主要采用激素和免疫抑制剂治疗，以及对症治疗，包括利尿、降压、抗凝和控制感染等方法。

根据肾病综合征的临床症状，可归属中医"水肿""虚劳"范畴。

病因病机：本病由于外邪侵袭，导致肺脾肾功能失调，水液代谢紊乱而发病。但主要归咎于脾肾，脾肾亏虚是发生水肿、蛋白尿的病理基础。因脾为中土，主运化，升清与统摄，若脾失健运，水湿内停，泛溢肌肤而成水肿；升清与统摄无权，精微下注，出现蛋白尿或血尿。肾藏精又主水。肾者，胃之关，关门不利，水聚为患；肾阳虚衰，温化失司，则小便不利发生水肿；肾气不足，精关不固，蛋白精微失守而下泄尿中。而水湿内停，聚为痰浊，精微外泄反过来又会加重脾肾的亏损。日久可由脾肾气虚、阳虚而转化为肾阴虚。其原因主要是由于大剂量利尿药的应用，或服用温热药物（包括激素），或痰湿郁而化热伤阴，或感受热毒为患以及久用激素助湿化热伤阴，等等。此外，水湿内停，水病及血；或由脏腑功能失调，因虚致瘀或气滞血瘀，引起瘀血。瘀血阻滞，血脉不通，三焦气化不利，不但可加重水湿或痰浊，还能使蛋白尿增多，病情迁延不愈。

辨证思路与要点：肾病综合征的辨证，从其病因病机分析，应先要辨明标本虚实。凡是发生在外感初起者，除有阳水之征外，尚可见有外感风寒或风热、湿热疮毒等表现，或久病不愈者则出现瘀血阻滞之证，多为标实证。本虚证则主要涉及脏腑亏损及气血阴阳虚衰的情况。主要有肺脾气虚、脾肾阳虚、气阴两虚和肝肾阴虚，均以脏腑功能虚损为主。肾病综合征虽然表现为本虚标实，但临床上常常见到，发病初期或水肿起初多表现为肺脾气虚，病情进一步发展则出现脾肾阳虚现象，若临床用温阳利水法治疗或用激素治疗后，便会出现肝肾不足或阴虚内热现象，经过治疗后或在激素撤减过程中，又会出现气阴两虚或脾肾两虚的临床表现。当然，这也只是病情变化的一般发展规律现象，临床中辨证分型主要是根据当时病人的临床表现来分析判断的。如果出现了某一证候的表现，才能确定为某一证型。辨证要点：

如病人出现面浮体肿，面色㿠白，气短乏力，纳差腹胀，易于感冒，舌淡体胖嫩，脉细弱无力现象，则可辨证为肺脾气虚证；若表现为水肿明显，腰以下肿甚，或外阴水肿，畏寒肢冷，腰困酸软或足跟痛，神疲乏力，纳呆便溏，性功能低下，或月经不调，小便量少，舌胖质暗有齿痕，苔润，脉沉细或沉迟，可辨证为脾肾阳虚证；病人出现目睛干涩或视物模糊，头晕耳鸣，口燥咽干，五心烦热，腰酸腿软，舌红少苔，脉细数属于肝肾阴虚证，或用激素所引起的阴虚内热证；若表现面色少华，少气乏力，易于感冒，午后低热或手足心热，口干咽燥或反复咽痛，咽部红，舌质偏红，少苔或舌红体胖有齿痕，脉细或弱，应属气阴两虚证；若肾病综合征缓解阶段，或激素减退后出现神疲乏力，气短懒言，面色不华，饮食不振，腰膝酸软，舌淡胖有齿痕，脉沉缓，或软弱无力者为脾肾两虚证。由于肾病综合征的病情复杂，辨证除要辨清本虚证外，还须辨清兼夹之标证。标证有：外感风寒证：症见恶寒发热，肢节疼痛，鼻流清涕，咳嗽痰稀白，舌苔白，脉浮紧。风热侵袭证：以发热恶寒，咽干喉痒，咳嗽痰少，色黄不易咯出，舌尖红，苔薄黄，脉浮数。热毒壅盛证：可见身热汗出，口干渴，咽喉肿痛或皮肤疮疡，大便干，小便黄，舌红苔黄，脉数。湿热蕴结证：有胸脘痞闷，口干不欲饮，大便不爽，小便黄赤，舌质红，苔黄腻，脉滑数。水湿内停证，证见水肿明显，脘腹胀满，呕恶纳差，舌淡嫩、苔白滑，脉沉缓。瘀血阻滞证：表现有腰疼固定不移，夜间加重，面色发暗，月经有血块，蛋白尿久治不愈，舌紫暗或有瘀斑、点，脉涩等。

治疗原则与方法：肾病综合征的治疗，应根据病人临床表现，分清寒热，再分虚实。分析辨证清楚，有针对性地采用不同的治疗原则。或治本，或治标，或扶正，或祛邪，或以扶正为主，兼以祛邪；或以祛邪为主，辅以扶正；或标本同治。祛邪有疏风解表，清热解毒，清利湿热，活血祛瘀等；扶正有健脾益肺，温肾利水，滋补肝肾，气阴双补和健脾补肾的治疗方法。主要是根据患者当时的不同情况，采用不同的施治方法。同时要求患者注意生活规律，劳逸结合；积极预防和控制感冒或感染；坚持治疗，长期随防，以提高和巩固疗效，减少疾病的复发。

若是肺脾气虚证，治宜益气健脾，化湿利水。方药：参苓白术散合黄母二白汤加减。药用：生黄芪20g，党参15g，白术12g，扁豆12g，山药15g，陈皮10g，薏苡仁30g，茯苓15g，猪苓12g，桑白皮15g，白茅根30g，益母草20g等。随症加减：水肿明显者，加车前子20g，泽兰15g；易感冒者，加玉屏散；蛋白尿者，加山萸肉12g，芡实15g，金樱子15g；血尿者，加泽兰12g，鹿衔草20g，仙鹤草30g；血瘀者，加丹参30g，赤芍15g，川芎12g。

脾肾阳虚证，治以健脾补肾，温阳利水。方用实脾饮加减。常用药有炮附片6g，桂枝9g，菟丝子12g，巴戟天10g，生黄芪15g，白术12g，茯苓15g，猪苓12g，大腹皮15g，牛膝12g。若肾阳虚明显伴水肿甚者，周老师常用真武汤合黄母二白汤治疗。药物：制附子6g，赤芍12g，生黄芪30g，白术15g，茯苓15g，猪苓15g，泽泻10g，桂枝6g，益母草15g，车前子20g，桑白皮20g，白茅根30g，生姜10g。此不用白芍，用赤芍。虽仲景在真武汤中为芍药，并没有指出一定要用赤芍，但结合临床，周老师认为用赤芍更符合病情，有活血散瘀利水之效。随症加减：有痰湿者，加泽泻15g，白术6g，陈皮10g以化饮祛痰；有瘀血表现者，加活血通脉方治疗，以活血利水；蛋白尿明显，加芡实15g，金樱子15g，覆盆子12g，补骨脂15g。

肝肾阴虚者，治当滋补肝肾，兼以活血祛瘀。方药：六味地黄丸合活血通脉方加减治疗。常用药为生地20g，山药15g，山萸肉12g，泽泻10g，麦冬15g，茯苓10g，丹皮10g，赤芍15g，丹参20g，益母草20g，地龙15g等。该方药用于肾病综合征阴虚血瘀证非常恰当，因肾病综合征往往存在高凝状态。方中除滋补肝肾之阴外，又加入如丹皮、赤芍、丹参、地龙等活血化瘀药，可改善肾病综合征的高凝状态，改善微循环，减少血栓及栓塞并发症。随症加减：若久用激素出现阴虚内热或阴虚火旺之表现，可用知柏地黄丸加减。药物有知母 12g，黄柏 10g，生地 24g，山药 12g，山萸肉 12g，泽泻 10g，玄参 12g，赤芍 15g，丹皮 12g，丹参 30g，黄精 12g。研究证明，生地、知母能抵抗外源性皮质激素对下丘脑－垂体－肾上腺皮质的抑制作用，对抗长期、大量使用激素所引起的阴虚内热症状，可减少激素的不良反应，有助于顺利地撤减激素。亦可酌加女贞子 15g，旱莲草 15g，金银花 15g，天花粉 20g，青蒿 15g 以滋阴降火，清热解毒；若头疼，眩晕，血压高者，加天麻 12g，川芎 15g，黄芩 12g，夏枯草 15g；蛋白尿多者，加菟丝子 12g，石莲子 15g，枸杞子 12g，桑螵蛸 10g 或芡实 15g，金樱子 15g，山萸肉 12g；血尿者，加白茅根 30g，大小蓟各 30g；瘀血明显者，加水蛭 10g，全虫 6g，地龙 15g 等药物。

气阴两虚证：治宜益气养阴，佐以清热活血。方药：参芪地黄汤合玉屏风散加减。药用：生黄芪 15g，党参 15g，生地 20g，山药 15g，黄精 12g，山萸肉 12g，赤芍 15g，茯苓 12g，当归 12g，白术 10g，防风 6g，益母草 20g 等。阴虚症状逐渐消失，而肾元亏虚，卫外不固，血脉瘀阻的征象愈加明显。治应以健脾固肾、益气活血为主。老师常用护肾固精方加减治疗。药物：黄芪 20g，淫羊藿 12g，山萸肉 12g，灵芝 15g，旱莲草 15g，当归 12g，芡实 15g，覆盆子 12g，丹参 30g，川芎 12g，益母草 15g，苡仁 30g，土茯苓 20g；若卫外不固，反复感冒，用柴桂玉屏散加减治疗，药物有柴胡 12g，黄芩 12g，桂枝 6g，赤芍 15g，黄芪 20g，防风 6g，白术 10g，连翘 15g，金银花 20g，玄参 12g，甘草 9g；随着激素用量的减少，病人出现气虚或阳虚表现者，可逐渐增加益气乃至温阳药的比重，还应减少清热药物的用量。常用益气温阳药有黄芪 30g，党参 15g，黄精 12g，白术 12g，淫羊藿 12g，杜仲 12g，菟丝子 12g，锁阳 10g，川断 12g，补骨脂 20g 等。如在减激素的过程中，加重黄芪 60g，白芍 15g，生地 20g 的用量，尤其是黄芪，既能益气，又能养阴。不仅能减少蛋白尿，改善全身症状，还有助于撤减激素，在病情稳定时能御邪于外，减少病情反复；在病情活动时能抗邪于外，减少并发症的发生，使病人更好地恢复。

标证治疗：若外感风寒证：治予祛风散寒。方剂：荆防败毒散加减。药用荆芥9g，防风9g，羌活6g，桑白皮15g，前胡10g，桔梗12g，茯苓12g，猪苓15g，川芎12g等。风热袭表证：治宜疏风清热。方剂：银翘玉屏散加减。药用：金银花15g，连翘12g，黄芩12g，黄芪20g，白术12g，防风9g，牛蒡子12g，薄荷6g，桔梗13g，淡竹叶6g，白茅根30g，甘草6g等。若外感风热表现不甚者，在治疗主证的方剂中加入金银花20g，连翘15g，荆芥10g，薄荷6g等药即可。热毒壅盛明显：治以清热解毒，利咽消肿为法。方用清热败毒汤（金银花20g，连翘15g，黄芩12g，贯众12g，牛蒡子12g，玄参30g，荆芥10g，淡竹叶6g，紫花地丁20g，蒲公英30g，蝉蜕6g）加减治疗。咽喉肿痛加蝉蜕6g，僵蚕12g，射干12g。外感病常使病情加重或复发，应以急则治其标为原则，积极防治，对热毒侵袭证尤应如此。若以发热、咽喉肿痛为主要表现者，常用药有金银花15g，连翘12g，黄芩12g，元参15g，射干12g，桔梗12g，紫花地丁20g，牛蒡子12g，板蓝根30g，山豆根12g，蒲公英20g等治疗。以皮肤疮疡，发热便干为主症者，用金银花15g，连翘15g，紫花地丁30g，野菊花30g，蒲公英30g，大黄6g等加减治疗。湿热蕴结证：治以清热利湿。方用：六妙散加减。药用苍术12g，黄柏12g，牛膝12g，薏苡仁30g，黄芩12g，栀子10g，赤茯苓15g，土茯苓20g等。肾病综合征出现的湿热证，虽然是标证，但它的存在往往影响本病病情的发展和愈后，临床必须引起高度的重视，积极进行治疗。

若是水湿内停，治疗以利水消肿为主，方用黄母二白汤加减（生黄芪30g，白术15g，茯苓15g，猪苓15g，泽泻10g，桂枝6g，益母草15g，车前子20g，桑白皮20g，白茅根30g）治疗；亦可选二五合剂，即五苓散合五皮饮加减治疗。瘀血阻滞证，治宜活血化瘀，方用活血通脉汤加减。药物：当归12g，赤芍15g，川芎10g，红花6g，地龙15g，益母草30g，丹参30g；气虚者加黄芪15g，党参12g；血虚加生地12g，鸡血藤15g。

肾病综合征由于病久或使用激素等原因，常在激素撤减过程中出现正气不足，免疫功能低下，表现为病情反复，容易感冒，出现鼻塞、咽痛、咳嗽等肺虚易感的症状；也有表现乏力纳差、腹胀便溏等脾胃虚弱症状。这些临床现象，为中医辨证论治提供了依据。因此，周老师认为，免疫功能低下者其病位在肺脾；病因之本为气虚，病因之标为病邪损伤或感染；病机为正虚邪恋，虚实夹杂。因肺虚易感者用玉屏风散（生黄芪、防风、白术）加减，益气固表来防治。表现偏寒者用柴桂玉屏散（柴胡12g，黄芩12g，桂枝6g，赤芍15g，黄芪15g，防风9g，白术12g，连翘12g，金银花15g，荆芥10g，薄荷6g，甘草6g）治疗；偏热者用银翘玉屏散（金银花20g，连翘15g，黄芩12g，蝉蜕6g，射干12g，桔梗12g，板蓝根30g，山豆根12g，薄荷6g，黄芪15g，白术10g，防风6g，甘草9g）治疗；脾胃虚弱者用补中益气汤或参苓白术散加减治疗。常用药：党参15g，白术12g，茯苓12g，炙甘草9g，扁豆10g，淮山药15g，薏苡仁30g，莲子肉12g，当归12g，陈皮10g，桔梗12g，砂仁6g等以健脾和胃。这些方药对人体体液免疫和细胞免疫有双相调节作用，有提高淋巴细胞转化率，增加干扰素的能力，对肾病综合征免疫功能紊乱或低下有较好的治疗作用，对防治由于上呼吸道炎症而诱发的肾炎有一定疗效。治疗后原有免疫功能低下者，可获得显著改善。

肾病综合征发病过程始终存在瘀血现象，因此，治疗中注意运用活血化瘀药就显得非常重要。因为肾病综合征由于脏腑功能失调，水液代谢紊乱，大量的水液外渗组织之间，有效血容量减少及高脂血症造成血液黏稠度升高；蛋白质丢失后，肝代谢合成增强，引起凝血、抗凝和纤溶系统失衡，以及临床大量使用糖皮质激素又加重了高凝状态，可见肾病综合征患者血液流变学常呈现出高度浓稠性、高度黏滞性、高度聚集性和高度凝固性的“四高”的特点，使循环动力异常和血脂增高，促使凝血、血栓形成和炎症反应。当血液呈现四高特征时，肾小球内压力增大，肾脏血流减少，影响肾脏微循环，并进一步加重肾小球损害和促使其硬化，这种血液高黏滞状态是血瘀证的重要病理基础之一。临床观察发现患者疾病初期，病邪就会导致经络郁滞，表现出血瘀的病理变化。可见在肾病综合征病程中瘀血现象始终存在，只是在各证型表现的轻重程度不同罢了，治疗时应在辨证施治的基础上根据情况适当加入活血化瘀药物。因此，老师于病之初期常用玄参、益母草、丹参、赤芍、泽兰等活血化瘀之品，可以提高临床疗效。若是瘀血阻络明显，也可以采用活血祛瘀为主来治疗。如《读医随笔》云：“脉络之中，必有推荡不尽之瘀血，若不驱除，新生之血不能流通，元气终不能复，甚有传为劳损者。”周老师临床常用活血通脉汤加减，药物有当归12g，赤芍15g，川芎10g，玄参12g，桃仁12g，红花6g，地龙15g，益母草15g，丹参20g。随着病情的迁延，这种“久病必瘀”“久病入络”的现象，加之各种原因导致的血行障碍，以致脉络瘀阻逐渐加重，此时则在活血化瘀的基础上，再加用活血破瘀通络之品，如莪术、三棱、地龙、全蝎、水蛭等。临床治疗中应特别重视这一方法的运用。尤其对难治性肾病综合征，因其高凝状态现象表现更为突出，它的存在不但会通过一系列生物学效应，进一步加重肾小球滤过膜结构异常和电荷改变，损伤肾功能，且其程度与肾小球病变的严重程度和活动性成正比，为常见而严重的并发症之一，使各种深静脉血栓，如肺梗死、肾静脉或下肢静脉血栓形成等。轻者增加治疗难度，重者危及生命，而且水肿也顽固难消。目前西医常用双嘧达莫（潘生丁）、阿司匹林等抗血小板聚集及华法林、低分子肝素等抗凝治疗，但前者疗效欠佳，后者也仅有抗凝及部分降低尿蛋白作用，对肾功能及血脂影响不大，而且疗效也不理想。另外，低分子肝素及华法林价格较高，尤其是低分子肝素，一般患者尤其是农村患者难以承受。因此，积极从中医中药中寻求更好的治疗方法就显得非常必要。中医学认为，气滞血瘀、久病入络是难治性肾病综合征病理过程，此乃血不利，则为水也。宗赵献可“痰也，水也、血也，一物也，但去瘀则痰水自消”之意。临床中周老师针对这类患者加用地龙、水蛭或水蛭类制剂，如用脉血康胶囊口服，或疏血通注射液治疗，经患者治疗前后自身比较，水肿、24h 尿蛋白定量、纤维蛋白原及血清总蛋白、白蛋白均有改善，血肌酐、血脂亦明显下降。是通过使用破血通络之品，以使血行水去肿消，而获佳效。现代药理研究也证实，水蛭中的水蛭素抗凝作用是肝素的 20 倍，且与凝血酶原亲和力极强，具有减轻氧自由基损伤、抗脂质过氧化、改善血脂代谢及增强纤溶活性、抗凝抗血栓作用。因此认为，水蛭、地龙类制剂可以使难治性肾病综合征患者的高凝状态得以改善，并可以降低蛋白尿及血脂，改善肾功能。费用也比较低廉。现代药理研究证实，活血通络药物具有降低血小板聚集、改善血液黏稠度和高凝状态、扩张肾脏血管、提高肾脏血流量、改善肾脏微循环的作用，从而调节了局部肾组织供氧及其功能状态，进而提高了肾病综合征的临床效果。

（八）慢性肾炎的治疗经验

慢性肾小球肾炎简称慢性肾炎，系指由多种不同病因、不同病理类型组成的一组原发性肾小球疾病。临床表现特点为病程长，病变缓慢发展，症状轻重不一，常见有一个无症状尿检异常期，而后出现不同程度的水肿、蛋白尿、镜下血尿，可伴高血压或氮质血症及进行性加重的肾功能损害。

病因病理：慢性肾炎是一组多病因的慢性疾病，多数患者病因不明，

15% ~20%从急性肾炎转变而至。大部分患者无急性肾炎病史，可能是由于各种细菌、病毒或原虫等感染通过免疫机制、炎症介质因子及非免疫机制等引起本病。其病理变化大多为双侧肾脏呈弥漫性病变，少数呈局灶性。早期肾脏肿大，晚期因纤维组织增生，肾脏体积缩小或萎缩，病理类型表现各异，肾活检可以明确诊断。

临床表现：呈多样化。可分为以下五个亚型：

（1）普通型。较为常见。病程迁延，病情相对稳定，多表现为轻度至中度的水肿、高血压和肾功能损害。尿蛋白（+ ~ + + +），镜下血尿和管型尿等。病理改变以IgA肾病，非IgA系膜增生性肾炎，局灶系膜增生性较常见，也可见于局灶节段性肾小球硬化和（早期）膜增生性肾炎等。

（2）肾病型。以水肿，大量蛋白尿，血浆蛋白降低，胆固醇与类脂质增高为主要特征。病理分型以微小病变型肾病、膜性肾病、系膜增生性肾炎、局灶性肾小球硬化等为多见。

（3）高血压型。除上述普通型表现外，以持续性中等度血压增高为主要表现，特别是舒张压持续增高，常伴有眼底视网膜动脉细窄、迂曲和动、静脉交叉压迫现象，少数可有絮状渗出物和（或）出血。病理以局灶节段肾小球硬化和弥漫性增生为多见，或晚期不能定型多有肾小球硬化表现。

（4）混合型。临床较为常见，患者同时有不同程度的水肿、高血压、尿异常、肾功能减退等表现。病理改变可为局灶节段肾小球硬化和晚期弥漫性增生性肾小球肾炎等。

（5）急性发作型。在病情相对稳定或持续进展过程中，因感染或过劳等因素，经较短的潜伏期（1 ~5d），出现类似急性肾炎的临床症状，经治疗和休息后可恢复至原先稳定水平或反复发作多次后，病情逐渐恶化，发展为慢性肾衰。病理改变为弥漫性增生、肾小球硬化基础上出现新月体和（或）明显间质性肾炎。

实验室检查：

（1）尿液检查。蛋白尿是诊断慢性肾炎的主要依据，尿蛋白一般在1 ~3g/d，尿沉渣可见颗粒管型和透明管型。多数病人表现为镜下血尿，少数可有间发性肉眼血尿。

（2）肾功能检查。慢性肾炎患者可有不同程度的肾小球滤过率减低，早期表现为肌酐清除率下降，其后血肌酐升高。可伴不同程度的肾小管功能减退，如远端肾小管尿浓缩功能减退和（或）近端肾小管重吸收功能下降。

诊断与鉴别诊断：慢性肾炎的诊断，根据患者曾有急性肾炎病史，水肿，高血压，蛋白尿，血尿及肾功能减退等临床表现诊断并无困难。如过去无肾炎病史，仅有一二症状，既不明显又不典型者，诊断可能有一定困难，必须详细检查观察后方可确诊。必要时可作肾穿刺活检，以明确诊断。慢性肾炎需要和下列疾病进行鉴别：

（1）隐匿型肾炎。主要表现为无症状性血尿和（或）蛋白尿，无水肿、高血压和肾功能减退。

（2）急性肾炎。慢性肾炎急性发作需与急性肾炎鉴别。均有前驱感染并以急性发作起病，但二者的潜伏期不同，临床表现亦有所不同，血清 C3 的动态变化有助鉴别；疾病的转归不同，慢性肾炎无自愈倾向，呈慢性进展固定低比重尿，肾功能减退等。

（3）遗传性肾炎（Alport 综合征）。有阳性家族史（多为性连锁显性遗传）。常起病于青少年，有眼（球形晶状体）、耳（神经性耳聋）、肾异常表现。

（4）继发性肾炎。如狼疮性肾炎、过敏性紫癜肾炎等，依据相应的系统表现及特异性实验室检查，可以鉴别。

（5）原发性高血压肾损害。先有较长期高血压，其后再出现肾损害，临床上远端肾小管功能损伤较肾小球功能损伤早，尿改变轻微，仅少量蛋白，常有高血压的其他靶器官并发症。

西医治疗：慢性肾炎早期应该针对其病理类型给予相应的治疗，故采用综合治疗方法为宜。以防止或延缓肾功能进行性损害，改善或缓解临床症状及防止严重并发症为主要目的。

（1）一般治疗：限制钠的摄入量，尤其伴高血压患者应限钠，钠摄入量控制在 3～5g/d，调整饮食如含钾食物的摄入及限制食物中蛋白及磷的摄入，戒烟、限制饮酒；适当锻炼等。

（2）积极控制高血压：防止肾功能减退或使已经受损的肾功能有所改善，防止心血管并发症，并改善远期预后。对于慢性肾炎高血压的治疗应掌握好以下原则：①力争达到目标值，如尿蛋白 $<$ lg/d 的患者的血压应该控制在 130/80mmHg 以下；如蛋白尿≥1g/d，无心脑血管并发症者，血压应控制在 125/75mmHg 以下。②降压不能过低过快，保持降压平稳。③一种药物从

小剂量开始调整，必要时联合用药，直至血压控制满意。④优先选用具有肾保护作用、能延缓肾功能恶化的降压药物。常用的降压药物有血管紧张素转换酶抑制剂（ACEI 如络叮新等）、血管紧张素Ⅱ受体拮抗剂（ARB 缬沙坦等）、长效钙通道阻滞剂（CCB 如络活喜等）、利尿剂、β 受体阻滞剂等。由于 ACEI 与 ARB 除具有降低血压作用外，还有减少尿蛋白和延缓肾功能恶化的肾保护作用，应优先选用。肾功能不全患者应用 ACEI 或 ARB 要防止高血钾和血肌酐升高，血肌酐大于 264μmol/L（3mg/dl）时务必在严密观察病情的情况下谨慎使用，尤其应注意监测肾功能和防止高血钾。少数患者应用 ACEI 有持续性干咳的不良反应，换用 ARB 类药，干咳可改善。

（3）积极控制尿蛋白：因为蛋白尿与肾脏功能减退密切相关，减少尿蛋白可延缓肾功能的减退，因此，应该严格控制。可用糖皮质激素和细胞毒药物治疗，这类药物可减少蛋白尿。但应根据病因及病理类型来选择使用。亦可选用中成药或中药积极治疗，以延缓肾功能的减退。

（4）其他治疗：根据患者不同情况选用药物。如抗血小板聚集药、抗凝药、他汀类降脂药等。此外，中医中药在治疗慢性肾炎方面有较大的优势，应积极推广。

本病属中医“虚劳”“水肿”“眩晕”等范畴。

中医对慢性肾炎的认识：中医认为本病主要由于外感六淫病邪，或因饮食失调，七情内伤，劳欲过度，或先天不足，或久病及肾等原因，损及脏腑功能失调，而以脾肾虚损为主。随着病情逐步发展而加重，最后导致正气虚衰，水湿、痰浊、瘀血阻滞的现象。该病的基本病机以肺、脾、肾三脏功能失调，气、血、阴、阳亏损，而以脾肾不足，气精亏虚，水湿痰瘀为病机之关键。临床表现为本虚标实或虚实夹杂的证候特征。

1. 脾肾虚损是根本，肾病由生

中医学认为疾病的发生是由于体内正气不足，或病邪超过人体的抵抗能力才会发生疾病。正如《黄帝内经》所说“正气存内，邪不可干”，“邪之所凑，其气必虚”。正气是发病中的内因，起决定性作用；外邪只有在正气不足时，方可乘虚而入发病。正气不足主要指气的防御抵抗功能不足而导致肾病的发生。其基本病机是由肺、脾、肾三脏功能失调，气、血、阴、阳亏损，以及外感、水湿、瘀血、湿热等病邪诱发所致，慢性肾炎往往迁延难愈，出现正气不足，病邪留恋现象。究其原因仍在于脾肾之虚。因脾为后天之本，肾为先天之本，二者皆为正气的根本所在。正气不足不但容易招致病邪侵袭，病后也无力祛邪外出，导致疾病迁延难愈。如清代李士材《病机沙篆》云："夫人之虚，不属于气，即属于血，五脏六腑莫能行焉。而独举脾肾者，水为不一之元，土为万物之母，二脏安和，诸经各治，百疾不生。"慢性肾炎脏腑柔弱、以虚为主是其病理基础，水湿、痰浊、瘀血等病理产物均由虚而来，日久滞留于络。故虚、湿、痰、瘀、络是慢性肾病的五大病机之关键。而病久入络又使病情加重且复杂。因此，治疗时一定要立足于补虚扶正，时时顾护正气，莫伤其生生之机，而兼治湿、痰、瘀、络也。

（1）脾肾为先后天之本，生理上相互依存与协调。李中梓曰："肾为脏腑之本，十二脉之根，呼吸之主，三焦之源，而人资之以始者也。故曰肾水者先天之根本也。""后天之本在脾，脾为中宫之土，土为万物之母。"《素问·五脏生成篇》又曰："肾之合骨也，其荣发也，其主脾也。"脾之健运，化生精微，须借助于肾阳推动、温煦；肾之精气又有赖于脾化生之水谷精微的培育和充养。正如张景岳在《类经·卷十五》云："然水谷在胃，命门在肾，以精气言，则肾精之化因于脾胃，以火土而言，则土中阳气根于命门。"这充分说明先天和后天是相互滋生与相互促进的，脾与肾相互依存为用的生理功能关系非常密切，在人体生命活动中有着重要作用。

（2）脾肾虚损是肾病发生的主要原因：中医认为脾主运化水湿，肾主水液代谢，两脏相互配合，水液代谢正常。如果脾肾功能失调，在病理上就会相互影响。《黄帝内经》云："肾者胃之关也，关门不利，故聚水而从其类也。"《济生方·水肿论治》曰"水肿之病，皆由真阳怯少，劳伤脾肾，脾肾既寒，积寒化水"，治法要"先实脾土……后温肾水"，把脾肾作为病机的主要矛盾。

①脾虚为病发之本。中医把具有防御外邪功能者称为卫气，即《医者绪余·宗气营气卫气》所谓："卫气者，为言护卫周身，温分肉，肥腠理，不使外邪入侵也。"卫气源于中焦脾胃，由脾胃运化之水谷精气所化生，故正气不足实质为脾虚卫气不足，失却防御外邪之力。故脾虚为慢性肾炎发生的始动因子，是慢性肾病发生的重要内在因素。水肿的发生与脾关系也非常密切，这是由于脾的生理功能决定的。脾居中焦，属土，为阴脏，本身容易生湿，当脾运化水湿功能失常，脾不健运，就会出现水湿停留，水湿之邪又为阴邪，它既是病理产物，又是致病因素，这些病邪又会再次伤及脾，发生恶

性循环，进一步造成脾虚失运，故而加重水肿的发生。又因脾主运化，为气血生化之源，又主升清与统摄。当脾虚，这些功能失调，不但气血生成不足，还会造成精微物质流失，出现血尿，蛋白尿。

②肾虚为病延之根。“肾者水脏，主津液”，为五脏之本，故一切致病因素，凡可损及正常生理功能时，皆易发生水液代谢异常。中医认为，其诱因或为六淫外感，七情内伤；或因饮食失节，劳欲过度；然诸多诱因必本于正气虚惫，肾虚不足。如《素问·生气通天论》曰：“风雨寒热，不得虚，邪不能独伤人，此必因虚邪之风，与其身形，两虚相得，乃客其形。”肾为先天之本，先天不足，则肾元虚惫；后失调养，劳伤肾气，房室损精，久病及肾，皆致肾虚。从该病病位广泛，累及诸多脏器的病理机制来看，无不责之于肾矣。如《景岳全书·虚损》曾云：“肾水亏，则肝失所滋而血燥生；肾水亏，则水不归源而脾痰起；肾水亏，则心肾不交而神色败；肾水亏，则盗伤肺气而喘嗽频。”故曰：“虚邪之至，害必归肾；五脏之伤，穷必归肾。”病邪如风毒，湿毒侵入人体后有一定的潜伏过程，其发病与否取决于人体正气，即机体的细胞免疫功能及抵抗能力。风为百病之长，善行而数变，其性开泄，易耗伤人体正气，大多与寒、湿、热等邪相兼致病，因而风常为外邪致病之先导。《素问·水热穴论指出》：“肾汗出逢于风，内不得入于脏腑，外不得越于皮肤，客于玄府，行于皮里，传为胕肿，本于肾，名曰风水。”若细胞免疫功能正常，人体的抵抗能力强，则可清除感染的病邪，使肾炎患者趋于康复；如细胞免疫功能低下，进入机体的病邪无法得到有效清除，在机体内继续存在，便可导致慢性肾炎病情的缠绵难愈或反复发作。研究认为，机体的免疫活性细胞来源于骨髓的多功能干细胞，而根据中医学“肾主骨生髓”之说，机体的细胞免疫功能与中医学之肾密切相关。肾的功能正常则细胞免疫功能正常；若肾精亏虚不能生髓，则会导致细胞免疫功能低下，从而无力清除病邪，使病情转为迁延难愈。《张氏医通》曰：“气不耗，归精于肾而为精；精不泄，归精于肝而化诸血。”今肾为病毒热邪干扰，热毒久羁必然耗伤阴血，血不足不能转化为肾精，日久必肾精亏虚，即所谓“五脏之伤，穷必及肾”；又肾为五脏之真，一身阴阳之本，元气之根，故肾精亏虚则元气不足，气虚由微至甚，渐损及阳，阳损及阴，阴阳之间不能互生，最后将进入阴阳俱虚阶段。出现全身阴阳皆虚，此时病邪极易乘虚深入，而正气不足又无力驱邪外出，形成正虚邪恋，病情迁延。故谓肾虚乃慢

性肾病迁延难愈之根本所在。

（3）补虚固本，治当健脾益肺补肾。根据“治病必求于本”和“虚则补之”的治疗原则，慢性肾病的治本之法，当以健脾益肺补肾，但主要是脾肾。正如《类证治裁》所云：“凡虚损多起于脾肾。”脾肾两脏的功能协调对于生精化血益气补虚起着至关重要的作用，调治脾肾可谓是治疗慢性肾炎的关键环节。其中健脾之法有四。

一是补脾益肺法。适用于脾肺气虚，症见乏力肢倦，纳呆口淡，脘腹痞满，或反复感冒，舌淡、苔白，脉虚无力。方药可选补中益气汤加减治疗，或玉屏风散加减治疗。常用补气药物有黄芪20g，党参15g，白术12g，山药15g，茯苓12g，白扁豆15g，陈皮10g，甘草6g等。此法还具有提高细胞免疫功能和增强抗病邪毒气能力的作用。周老师临床中对于肾病反复感冒者，常常使用玉屏风散（黄芪20g，白术15g，防风9g）为基础方，随症加减防治感冒，若是偏风寒者，用柴桂玉屏散治疗；偏风热者用银翘玉屏散治疗。对防治由于上呼吸道感染诱发的肾炎有一定疗效，治疗后原有免疫功能低下者，可获得显著改善。玉屏风散有提高淋巴细胞转化率，增加抗病的能力。

二是益气健脾法。适用于脾气虚弱，症见：面无华色，神疲乏力，纳少，口淡，大便溏薄，胸微闷，四肢微肿，舌质淡红或略淡，苔薄，脉濡细或小而无力；此为水邪已退，脾气失健。治法：益气健脾，方用：香砂六君子丸加减。处方：党参15g，炒白术12g，茯苓15g，陈皮9g，半夏9g，砂仁6g（后下），木香6g（后下）。随症加减：兼气虚加黄芪20g；血虚者，加当归12g，白芍12g，鸡血藤15g。论治慢性肾病时，周老师也十分强调以治脾虚为本，并在健脾实脾的思想指导下，选用归脾汤用于治疗脾虚伴气血不足明显的病人，收效颇佳。如治疗一位男性患者，表现头晕乏力，面色萎黄，腹胀纳差，长期蛋白尿，轻度贫血，舌淡，苔白薄腻，脉细无力，辨证为脾胃虚弱，气血不足，用归脾汤加减治疗半年余，贫血恢复正常，蛋白尿转阴，收到很好效果。

三是健脾补肾法。适用于脾肾气虚者，症见：乏力，头晕，耳鸣，腰酸困或腰痛，苔薄，脉濡等脾肾两虚。治法：培补脾肾。主方以大补元煎加减。药物：黄芪15g，党参15g，白术、茯苓、杜仲、枸杞、当归、菟丝子各12g，丹皮10g，泽泻10g。若脾肾不足，兼湿兼瘀者，临床中周老师常用自拟护肾固精方（黄芪20g，淫羊藿12g，山萸肉12g，灵芝15g，丹参30g，银杏12g，益母草15g，苡仁30g，土茯苓15g。）以扶正祛邪。随症加减：若见腹胀，饮食少味，加砂仁6g，陈皮10g；偏肾阳虚者，加仙茅12g，鹿角胶6g（烊化）；偏肾阴虚者，加生地15g，山药15g，龟板9g；肾虚精泄，蛋白尿多者，加芡实15g，金樱子15g，覆盆子、益智仁各12g；也可用基础方配合茯菟丸（菟丝子15g，茯苓10g，石莲子6g）或金锁固精丸（沙苑蒺藜12g，芡实15g，龙骨30g，牡蛎30g，莲肉12g）治疗。

四是温补脾阳法。适用于脾阳虚弱导致的慢性肾炎。证见水肿，纳差乏力，四肢不温，腹胀便溏，小便清长，舌质淡胖，苔白，脉缓或脉沉细无力。治以健脾祛湿为主，方用参苓白术散加减。常用药：党参15g，茯苓12g，白术12g，桔梗9g，山药15g，甘草6g，白扁豆12g，莲子肉12g，砂仁6g，苡仁30g，益母草15g，泽兰12g；如水肿明显者，可选用实脾饮加白茅根30g，益母草20g，猪苓12g治疗；兼痰浊者，加泽泻15g，白术6g，以化痰浊。

补肾之法亦有四：一是温阳补肾法。适用于肾阳虚衰者，症见畏寒肢冷，神疲食少，面色不华，腰膝冷痛，下肢水肿，舌淡胖，苔白滑，脉沉细或脉沉细无力。缘肾阳为一身阳气之根，温肾阳亦能补脾阳。方用右归丸加减。处方：附子6g，肉桂6g，熟地24g，山药12g，山萸肉12g，菟丝子12g，鹿角霜9g，枸杞12g等。亦可用金匮肾气丸加淫羊藿12g，巴戟天12g，肉苁蓉15g，菟丝子12g等；蛋白尿明显者，加芡实15g，覆盆子12g，肉苁蓉15g；水肿明显者，用真武汤合用黄母二白汤治疗。处方：熟附子10g，赤芍12g，生黄芪30g，白术15g，茯苓15g，猪苓15g，泽泻10g，桂枝6g，益母草20g，赤芍15g，车前子20g，桑白皮20g，白茅根30g，生姜10g。

二是滋补肾阴法。临床用于腰酸痛、头晕目眩、口燥咽干、失眠多梦、五心烦热、舌红、少苔、脉细数等，证属肝肾阴虚者，即《类证治裁》所谓："凡肝阴不足，必得肾水以滋之。"方药选六味地黄丸合二至丸加减治疗。常用药有生地15g，熟地10g，当归12g，何首乌12g，桑寄生12g，女贞子12g，旱莲草12g等。如果是阴虚内热明显者选滋阴降火汤加减治疗。兼血尿者，加白茅根30g，泽兰12g，小蓟30g；蛋白尿者加菟丝子12g，覆盆子12g，肉苁蓉15g；或用水陆二仙丹（芡实15g，金樱子15g）治疗；血压高，头晕者，加天麻9g，川芎15g，夏枯草15g，僵蚕12g，川牛膝12g。

三是益气养阴法。适用于气阴两虚者，患者表现身困乏力，头晕，口干咽燥，五心烦热，舌淡红，少津，脉细无力。选用参芪地黄汤加减治疗。临床上周老师也常用护肾固精方加减治疗证属气阴两虚患者，表现为蛋白尿或血尿，面浮肢肿，腰脊酸痛，神疲乏力或易感冒，或纳呆便溏，或口干咽痛，舌淡胖，苔白或白滑，脉沉细或沉迟无力等。常用处方：黄芪 20g，淫羊藿 12g，山萸肉 12g，灵芝 15g，丹参 30g，银杏 12g，益母草 15g，苡仁 30g，土茯苓 15g 等。随症加减，兼气虚者重用黄芪 40g，加党参 15g，白术 12g；肾虚明显加仙茅 12g，菟丝子 15g，鹿角胶 6g；肾阴虚者加旱莲草 15g，女贞子 15g，生地 15g；气阴两虚甚者加太子参 12g，冬虫夏草 6g，枸杞 12g；蛋白尿多者，加芡实 15g，金樱子 15g，莲须 12g；血尿者加紫草 12g，三七粉 3g，仙鹤草 20g；外感风寒者加麻黄 6g，防风 9g；风热者加连翘 15g，黄芩 12g，鱼腥草 30g；水肿者加猪苓 12g，车前子 20g，白茅根 30g，泽兰 12g；湿热者去淫羊藿，加黄柏 12g，苍术 12g，土茯苓 20g；血瘀者加赤芍 15g，益母草 20g，地龙 12g，水蛭 6g。

四是阴阳双补法。用于阴阳两虚者，症见：头晕头痛，心悸，失眠，午后烦热，腰痛乏力，苔薄，舌质边尖红，脉细弦带数。此为阳气未复，阳损及阴，肾病及肝，水不涵木，肝风欲动。治法：滋阴、益肾、潜阳。方用：地黄饮子加减。药物：生地 15g，麦冬 15g，石斛、杜仲、枸杞子、巴戟天各 12g。随症加减：蛋白尿多者，加芡实、金樱子、山萸肉、益智仁，也可配合茯菟丸加龟板 30g，牡蛎 30g（先煎）。头痛甚者，可用白菊花 10g，石决明 15g，钩藤（后下）15g，羚羊角粉 5g（吞服）。头目昏晕者，加决明子 15g，天麻 10g，川芎 15g；盗汗心悸，可用磁石 30g（先煎），龙齿 30g（先煎），酸枣仁 15g，夜交藤 30g；遗精较多者，可用知柏地黄丸加水陆二仙丹，或金锁固精丸治疗。

补肾中药可调整核酸代谢，提高 T 细胞比值，促进淋巴细胞转化，从而起到抑制病邪毒浊和改善肾功能的作用。

2. 水湿之邪所患病，易生难去

慢性肾炎患者病情反复多变，迁延日久，缠绵难愈，无不是由水湿病邪的特性所决定的。水湿的生成主要有：一是脏腑功能失调，如肺脾肾运化水湿失职导致。《素问·经脉别论》曰：“饮入于胃，游溢精气，上输于脾，脾气散精，上归于肺，通调水道，下输膀胱，水精四布，五经并行。”肾病患者久病，脏腑亏损，肺脾肾虚弱，运化水液功能失职，最易致湿聚水泛。

如《景岳全书·肿胀》指出："凡水肿等证，乃肺脾肾三脏相干之病。"故肺脾肾运化水湿功能失调是导致水湿的主要成因。二是瘀血不去，水乃成。《诸病源候论》指出"肿之生也，皆由风邪寒热毒气容于经络，使血涩不通，瘀积而成肿也"。《金匮要略·水气病脉证治》云："血不利，则为水。"唐容川的《血证论》云："血与水素本不相离，病血者未尝不病水，病水者未尝不病血，瘀血化水，亦发水肿，血积即久，亦能化为痰水。"可见瘀血阻滞是各种水肿的共同病理基础之一。三是感受六淫之湿邪所致。如肺气之虚，使卫外不固，汗液易出，浸渍于形，则易于使暑湿、雨雾、地之湿气伤人为湿。《素问·至真要大论》曰："湿气大来，土之胜也，寒水受邪，肾病生焉，所谓感邪而生病也。"《玉机微义》中指出："故诸水肿者，湿热之相兼也。如六月湿热太甚，而庶物隆盛，水肿之象明可见矣。"从上可以看出，湿有内、外之分；有风湿、水湿、寒湿、湿热、湿浊之别；湿邪致病有湿微、湿重、湿着之不同；可出现湿郁皮毛、湿阻上焦、湿滞中焦、湿着下焦之部位各异。王肯堂在《杂病证治准绳·伤湿》中指出，湿邪"淫溢上下内外，无处不到。大率在上则呕吐，头重胸满；在外则身重肿；在下则足胫胕肿；在中腹胀满痞塞"。明确指出了水湿发病机理及临床表现。且水湿为阴邪，性重浊、黏滞、趋下，最易伤人阳气，易生而难祛。水湿内停，蕴而化热，造成湿热，湿热之邪，如油揉面，难分难解。因此，治疗水湿之法，应根据患者临床表现，即水湿停留的部位不同分而治之。如风湿者，温散以微汗；寒湿者，辛热以燥之；湿热者，芳淡以清化；湿微者，淡渗之；湿重者，温脾阳；湿着者，壮肾阳；湿郁皮者，微汗以发之；这是治疗水湿病的基本治疗法则。慢性肾病患者由于病情长期反复不愈，造成身体虚弱，最易受外感，外感之邪，往往可以诱使本病复发或加重，特别是由于肺气郁闭或壅滞者，可造成水肿的加剧。症状表现有恶寒发热，头痛身楚，无汗，咳嗽，甚则喘急，喉中如水鸡声，尿少或水肿突然加重，苔薄，脉浮滑。按湿郁皮者，汗以发之的治疗原则，以祛外邪为先为急。治宜发散风邪，宣肺行水；方用射干麻黄汤合五苓散加减。用药如射干 10g，麻黄 6g，杏仁 15g，苏子 10g，桂枝 6g，桑白皮 15g，带皮茯苓 15g，泽泻 12g，猪苓 12g，生姜皮 6g 等。若水气壅滞，遍及三焦，而出现严重水肿，咳嗽气促，不能平卧，胸腹胀满，面晄形寒，苔薄，脉沉细或滑；治宜通阳行水；方用己椒葶黄汤合五苓散加减。用药如木防己 12g，川椒目 10g，葶苈子 15g，大黄 6g，带皮槟榔10g，陈葫芦瓢12g，桂枝9g，带皮茯苓15g，泽泻12g，猪苓15g等。若脾虚不运、水湿泛滥，表现为胸闷不饥，肢体困重，或见浮肿，口中淡或黏腻，大便溏泻，苔白厚腻，脉濡缓。治当培补中土，利水消肿，用自拟方黄母二白汤加减。药物有生黄芪30g，白术15g，茯苓15g，泽泻10g，猪苓15g，桂枝6g，车前子20g，白茅根30g，桑白皮15g，益母草15g，可收到很好疗效。此即采用利小便方法达到祛湿，也就是祛湿不利小便，非其治也。若脾阳虚伴水肿明显的病人选用实脾饮加减治疗，亦有较好效果。若热郁少阳，水湿内停者，可用柴苓汤治疗。药用柴胡12g，黄芩12g，党参15g，半夏10g，白术12g，带皮茯苓15g，猪苓15g，泽泻12g，桂枝9g，益母草20g等。慢性肾病患者脾运功能一般较差，若饮食不节或多食油腻生冷，易造成食滞及寒湿中阻，出现肢肿腹胀，胸脘满闷，纳呆，口腻，泛恶，尿少，苔白腻，脉濡细或滑。此乃湿滞中焦也，治当燥脾以温运之，方用胃苓汤燥湿散寒、畅中行水。处方：苍术10g，厚朴6g，陈皮10g，半夏9g，带皮茯苓15g，猪苓15g，泽泻12g，桂枝9g。若出现水热互结兼有阴伤的水肿病症，可选用猪苓汤加减治疗。如张仲景《伤寒论》云："若脉浮，发热，渴欲饮水，小便不利者，猪苓汤主之。"方中以猪苓为君，取其入膀胱、肾经，淡渗利水。臣以泽泻、茯苓之甘淡，以助猪苓利水渗湿之力。佐以滑石之甘寒，利水而清热；阿胶之甘咸，润燥而滋阴。五药合方，利水渗湿与清热养阴并进，利水而不伤阴，滋阴而不敛邪，使水湿去，邪热清，阴津复，诸证自解。水湿病邪所引起的病证具有多重致病特点。作为有害人体的水湿既是病理产物，又是一种致病物质，水湿可以自外而入，亦可以由内而生，乃至水湿蕴蓄不化，形成湿热。如薛己云："太阴内伤，湿饮停聚，客邪再至，内外相引，故病湿热。"因内外之湿相合，久而化热，湿热蕴积，更难祛除。湿热已成必阻三焦气机，湿热郁滞有蒙上流下的特征，故能弥漫三焦，波及其他脏腑。薛生白在《论湿热有三焦可辨》中记载到："热得湿而愈炽，湿得热而愈横，湿热两分，其病轻而缓，湿热两合，其病重而速。湿多热少，则蒙上流下，当三焦分治；湿热俱多，则下闭上壅，而三焦俱困矣。"可见湿热证的产生是以水湿为基础的，且肾病中激素的运用更增加了湿热证的发生。湿热壅滞上焦，上焦不利，肺失宣肃；壅阻中焦，中焦不利，脾胃失健；留滞下焦，下焦不利，湿热下注膀胱则尿少而黄；湿热壅滞于肾，肾失封藏，精微下流，出现蛋白尿、血尿。肾失气化，水湿潴留，肢体浮肿。故临床常以水肿，恶心呕吐，尿黄混浊，胸脘痞满，舌苔黄腻，尿检血尿、蛋白尿明显，为肾病湿热证候的辨证要点。临床上应根据湿热停留的部位，再辨湿热之轻重，上中下三焦之缓急，随症给予治疗。湿阻上焦者，宣肺以散之；湿滞中焦者，燥脾以温运之；湿着下焦者，温肾引竭之。但是，临床中老师为了将繁杂的治疗方法简便可行，常选用三仁汤加减进行治疗，以达到宣上、畅中、渗下。处方：薏苡仁 30g，杏仁 15g，白蔻仁 12g，半夏 10g，厚朴 9g，滑石 30g，白通草 6g，竹叶 6g。方中杏仁辛可开上焦肺气，白蔻仁芳化中焦湿滞，苡仁渗利下焦湿热，三药为君；半夏、厚朴以除湿消痞，行气散满为辅；再以滑石、通草、竹叶清热利湿，为佐使药。诸药合用，宣上、畅中、渗下，使三焦通利，湿化热清。总以宣畅淡渗，分消走泄为宗旨，使湿去热孤，终达湿热之邪去而诸症罢。上述种种治法，各有不同，但都应以祛湿而不伤正为前提，即建立在扶正祛邪的基础上，达到邪祛正安。阴虚夹湿之证在肾病患者中亦非少见，尤以长夏季节气候潮湿之时，最易感湿，形成阴虚夹湿之证，此时单用滋阴有碍湿之忧，渗利清化湿邪又有耗阴之虞，必二者兼顾，方为妥当。亦可采用清热利湿法治疗：适用于慢性肾病因上呼吸道感染反复发作或因用皮质激素造成湿热或湿热毒邪蕴结，或慢性肾炎急性发作病患。从临床上看若伴肾功能损害过程中，湿热是贯穿始终的病邪。慢性肾病病情复杂，湿热久留易致气机壅塞，痰瘀交结。如湿热内蕴、气阴不足（肾炎伴浮肿有（或）无高血压者）可用护肾固精方合四妙散治疗。药物：白茅根、丹参、益母草、黄柏、苍术、川牛膝、白术、泽泻、枳实、薏苡仁、土茯苓、黄芪、山萸肉以清利湿热，益气养阴来治疗。此处用山萸肉补益肝肾，与黄芪相配，益气养阴，而无恋湿助热之弊。如《医学衷中参西录》谓山萸肉其味酸性温："大能收敛元气，振作精神，固涩滑脱，因得木气最浓，收涩之中兼具条畅之性，故又通利九窍，流通血脉，且敛正气而不敛邪气，与他酸敛之药不同，用之补益肝肾，又能流通气血，且无敛湿热之弊，诚为有一无二之品。"可见，对于湿热兼阴虚使用山萸肉滋补肝肾之阴最为合适。其他方药如甘露消毒丹、六神丸、清心莲子饮等根据病情均可选用。总之，此法对慢性肾病复发恶化，预防控制感染有重要作用。有的慢性肾炎患者，对抗生素耐药或有副作用，或过敏反应不宜长期使用者，此法还对除细菌外的病毒感染或其他毒性物质，包括抗原有清除减毒作用。研究表明，此法还可增加尿量，起到冲洗尿路的作用，促进肾小管排钠效应。部分清热利湿药尚有免疫调节作用。周老师应用此法治疗慢性肾病湿热之邪浸淫者，在基本方祛风抗敏方（荆芥 10g，防风 6g，麻黄 6g，蝉蜕 6g，僵蚕 12g，金银花 15g，豨莶草 12g）的基础上加土茯苓 15g，薏苡仁 30g，蒲公英 30g，虎杖 20g 亦有较好疗效。

3. 痰浊多为内生成，责之脾肾

痰浊是水液代谢障碍所形成的病理产物之一，但它又是致病因素。人体的气血津液以流通为贵，若脾胃虚弱，不能运化水液，精微不布，则易凝聚而为痰浊；也可因风、寒、湿、热之感，或七情、饮食所伤，导致脏腑功能失调，精津输布不利，水液代谢失常，而生痰浊。究其根源，应责之于肺、脾、肾。《医学从众录》云：“痰之本水也，原于肾；痰之动湿也，主于脾……痰之成气也，贮于肺。”此三者中，又以脾肾最为关键。

（1）脾为生痰之源。因脾居中焦，为水液转运输布之枢纽，肺之主宣发肃降、肾之主蒸腾气化的作用皆赖于脾之输布精微以滋养。今因肾病日久损伤脾胃，或饮食不节，过食膏粱厚味损伤脾胃，脾失健运，运化失常，水谷不化，则水津停而成饮，凝聚成痰，精化为浊，痰浊内聚，致成斯症。可见脾在痰浊的生成中起着重要作用。正如《证治汇补·痰症》言：“脾虚不分清浊，停留津液而痰生。”

（2）肾为痰浊病根。肾为先天之本，主藏精，内寄元阴、元阳。主水液而司开阖；脾肺之阳气源于肾阳，脾肺之阴源于肾阴。因此，肾阳不足或肾的开阖失调都可引起脾、肺二脏的功能失调而产生痰病或痰证，或加重痰病的病情，特别是痰病久延不愈，与肾阳虚弱及肾的阴阳失调尤为密切，故认为肾为痰浊之病根。在具体的病理变化上则表现为：肾的开阖不利，水湿停聚，聚而为痰；又如肾之阳气不足，出现命门火衰，不能温运脾阳，即所谓火不生土，致使水谷精微化生失常，聚而为痰。又因久病必穷及于肾。肾为先天乃元阴所系，一切阴精的贮存分布均与肾有密切关系，脂质系阴精之一，受肾的制约，慢性肾病精气渐衰，肾阴不足，阴虚火旺，虚火灼津，炼液为痰，痰阻血脉，血运不畅而生瘀，最终致痰瘀互结留滞。即现代医学所说的高脂血症。周老师认为高脂血症是“微观痰浊”，而引起这一病理产物的根本原因在于肾虚，因肾虚及脾，脾虚生湿，致使机体代谢障碍，聚为痰浊而发病。可见肾生之痰，多为虚痰。因此久病多痰，不能径作脾湿生痰之断。如张介宾说：“盖痰即水也，其本在肾，其标在脾。在肾者，以水不归源，水泛为痰也。在脾者，以饮食不化，土不制水也。最可畏者惟虚痰。这是因为实痰其来也骤，其去也速，病本不深，而虚痰其来也渐，其去也迟，故病深难治。”因此，对于肾病引起的痰证，应采用“见痰休治痰”这一“治病求本”的思想理念。又如肾虚水泛为痰，则重点应温肾，肾气化则水不上泛，痰亦自消。因为肾病引起的痰证往往是由脏腑功能失调所致，这是虚痰，治疗虚痰切忌攻伐，原因是痰为水谷津液所化，可以随去随生，用攻伐只能戕害元气，张景岳认为“治痰之要在于使之不生也”。即对于顽痰久病，要温补肾阳（气）以化痰散结。李用粹在《证治汇补·痰症》言：“肾虚有痰者，宜补肾以引其归藏，痰即有形之火，火即无形之痰。然究而论之，痰之未病，即身中真阴也，或渗于经络，或散于四肢，或滞于皮肤，或溢于咽喉，种种不同。治者欲清痰之标，必先顾其本，能调元气之盛衰，而痰火相安于无事矣。痰之源，出于肾，故劳损之人，肾中火衰，不能收摄邪水。水冷痰上泛者，宜益火之源，或肾热阴虚，不能配制阳火，咸痰上溢者，宜壮水之主。”故临床上治疗肾病夹痰，如脾虚生痰，则重点应该理脾，脾健则湿化，痰无由生，往往以健脾益气为主，以清肺滋肾为辅，继而采用风痰散之、郁痰开之、热痰清之、湿痰燥之、食痰消之。痰轻者，脾胃健则自消矣；痰重者，使痰去亦不伤正气。亦有肾阴虚水沸为痰者，见痰色稠浊，治疗当以补益肾阴；如果是肾阳虚水泛为痰者，可见痰色清稀，治疗又当以温补肾阳为重点，肾气化则水不上泛，痰亦自消。具体治疗有：

（1）健脾化痰法。主要用于脾虚引起的痰湿病症，重点应该理脾，脾健则湿化。根据病人的情况选用不同的方剂治疗。

如果是脾虚不运，水湿停蓄，痰饮所致的头眩，心悸，咳嗽苔白腻，脉弦滑等证，选用苓桂术甘汤合泽泻汤加减治疗。药物：茯苓 15g，桂枝 10g，白术 12g，甘草 6g，泽泻 15g，天麻 6g 等。亦可用泽泻牡蛎散加减治疗。

慢性肾炎证见痰气上逆，食入即吐，伴见纳呆食少，恶心呕吐，口淡口黏或有尿味，大便或溏或秘，舌质淡，苔厚腻，脉滑。治宜健脾和胃，降逆止呕，方用温胆汤加减。药用：姜半夏 10g，陈皮 10g，茯苓 10g，竹茹 10g，苏叶 6g，砂仁 3g，佩兰 10g，薏苡仁 10g，苍术 10g。大便秘结者，加制大黄 6g，瓜蒌仁 15g 以通腑泄浊；尿少、水肿者，加车前子 20g，泽泻 15g，白术 6g 以利水消肿；若出现口干、口苦，苔腻而黄或垢腻者，痰湿化热，治用黄连温胆汤加减。药用：黄连 6g，半夏 10g，陈皮 10g，茯苓 15g，枳实 10g，竹茹 6g，黄芩 10g，白花蛇舌草 30g。

（2）益肾化痰法。主要用于肾虚痰生者，证见腰膝酸软无力，头目眩晕，或形寒肢冷，水肿，舌淡，苔白，脉细等。

若是肾阳虚水泛为痰者，治疗又当以温补肾阳为主，方用肾气汤加减治疗，达到肾气化则水不上泛，痰亦自消。处方：干地黄 24g，山药 12g，山萸肉 12g，泽泻 9g，茯苓 9g，丹皮 9g，肉桂 3g，炮附子 3g。此治疗方法即前人所谓“益火之源，以消阴翳”之法。因肾虚水泛为痰，则重点应温肾，肾气化则水不上泛，痰自然就会消除。

（3）化痰降浊、活血祛瘀法。主要应用于慢性肾炎痰浊阻络，气化失司证。临床表现为倦怠乏力，面色萎黄，纳呆腹胀，腰膝酸困或冷痛，长期蛋白尿或浮肿不消，口淡不渴，舌质淡暗，苔腻，脉滑等。常用牡蛎泽泻散合浊毒汤加减。药用：牡蛎 30g，泽泻 15g，白术 10g，半夏 10g，陈皮 10g，佩兰 9g，黄连 3～6g，竹茹 6g，土茯苓 15g，薏苡仁 30g。随症加减：如腰酸明显者，加怀牛膝 12g，桑寄生 12g，杜仲 10g 以补肾强腰；由于痰湿容易导致瘀血，出现痰瘀互结，可加泽兰 12g，丹参 30g，赤芍 15g，川芎 12g 以活血化瘀；痰瘀互结日久者，必用活血破瘀之品，如水蛭 6g，地龙 15g，僵蚕 12g 等。因痰为血类，痰浊与瘀血同治也，即赵献可“痰也，水也、血也，一物也，但去瘀血则痰水自消”之意。临床上也往往见有痰瘀交阻，故化痰与行瘀并用治疗可提高临床效果。

（4）益肾活血，化痰散结法。临床可见头晕，腰膝酸软，血脂高，体型肥胖等表现，多为慢性肾炎日久患者。肾脏病理见到肾小球玻璃样变、纤维样变、基质增生及肾小球硬化等，治宜益肾化痰、祛瘀散结。临床中应用研制的益肾降脂片（由冬虫夏草、绞股蓝总苷、葛根、黄芪组成）治疗，以小剂缓攻之，也有很好的效果。

4. 瘀血成因有多种，贯穿始终

1）中医对瘀血与肾病关系的认识

引起肾病血瘀的原因有多种情况，但归纳起来主要是由内外原因所造成的。如感受暑、燥、火之邪，其性皆为热，热邪侵袭人体，或过服温热药物及饮食，热邪易迫血妄行，血不归经，离经之血不能及时消除而为瘀血；同时，热邪亦能伤津耗液，津液亏虚，血脉失其濡润而涩滞，血行缓慢，血液黏稠停滞而为瘀。感受外寒或过食生冷及寒凉之药克伐阳气，凝滞血脉，血行不畅，则为寒瘀。正如《素问·离合真邪论》所说："夫邪之入于脉也，寒则血凝泣。"《素问·举痛论》亦云："寒气客，则脉不通。"因寒为阴邪，其性收敛、凝滞，易伤阳气，血脉失其温运，血凝而瘀血。由于慢性肾病反复不愈，损伤正气，脏腑功能失调，尤其是脾肾功能失调，而导致气血阴阳不足。气虚则推动血行无力，运行迟缓而致气虚血瘀，正如《灵枢·刺节真邪论》云："宗气不下，脉中之血凝而留止。"王清任补充说："元气既虚，必不能达于血管，血管无气，必停留而瘀。"久病则脾胃虚弱，生血不足，或久病及肾，精不化血，血生不足而致血虚血瘀；待气虚及阳，阳气温运血脉失职，而致阳虚血瘀。病久情志不畅，气机郁结，血行不畅同样可形成瘀血。饮食不当，过食膏粱厚味亦可致瘀血发生。如《素问五脏生成篇》指出："多食咸，则脉凝泣而变色。"《素问·五味篇》亦云："血与咸相得则凝。"这些论述与高盐、高脂饮食和血瘀证密切相关的现代医学研究完全吻合。在整个肾病的发生、发展过程中，气虚、血虚、阴虚、阳虚、气阴两虚、热灼、寒凝、气滞、痰湿均可造成气机运行不畅，血行不利而致瘀血；而痰随气机升降，无处不到，又可与血胶凝而致痰瘀互阻。水湿停留，壅滞三焦之道，经脉受阻则气血瘀滞，说明水也能病血或水湿蓄留，蕴而成毒，湿毒日久，郁而成热，湿热胶结不解，络阻而瘀；又有"久病入络""久病必瘀"之说。如叶天士云："初则气结在经，久则血伤入络。"又如《叶选医衡》指出"凡内外之邪，有血相搏，积而不行者，即为瘀血"。以上论述均可说明外邪内伤诸多因素都能使机体产生血瘀的病理变化。而且慢性肾炎又是难治性迁延性疾病，血瘀作为病理产物和致病因素，因其始终贯穿于肾病发生、发展的整个过程，因而从瘀论治就显得至关重要。

2）慢性肾炎瘀血的临床表现

慢性肾炎患者多见有面色晦暗或黑斑，口唇发暗，皮下瘀斑或瘀点，腰痛固定不移或刺痛，蛋白尿或血尿经久不愈，舌质紫暗或有瘀点、瘀斑，舌底络脉迂曲，脉细涩等，这些都是瘀血的表现。此外，在肾脏疾病过程中出现 FDP 升高，血液流变学和血液黏度异常，微循环障碍、血栓形成等表现。肾脏病理改变如血管襻增殖、血管壁纤维蛋白样物沉积；血管襻发生僵直、皱缩、玻璃样变；细胞增殖，足突肿胀变形；晚期肾基质增生及肾小球硬化、肾间质－小管纤维化或变性萎缩等，这些现象都是瘀血之征，为临床使用中医活血化瘀治法提供了理论依据和客观指标。

3）瘀血的治疗方法

由于慢性肾炎发病机制复杂，与六淫病邪、脏腑功能失调及气血阴阳不足密切相关，非单纯一法一方所能取效。肾病过程中，瘀血是发病机制中的重要病理基础，因此，一味笼统地讲活血化瘀是欠全面的。中医治病的特点是“审证求因”，“治病求本”。因此，治疗时应首先辨证分析，找出引起瘀血的原因，区别不同证型，分别采用热瘀者，清热活血，谨防寒凉败胃；寒瘀者，温散活血，谨防伤阴耗气；气虚血瘀者，益气活血，再加疏理之品，以防瘀滞；血虚而瘀者，补血活血，加疏散药以促血生；阴虚血瘀者，养阴活血，谨防滋腻碍胃；阳虚血瘀者，温阳活血，加养阴药以阴阳互生；气滞血瘀者，理气活血，须顾护气阴；痰瘀互阻者，化痰活血，应小剂以攻之。可见对于肾病引起的瘀血，应根据引起血瘀的原因，采用不同的治疗方法，达到瘀血消散，病情好转。老师临床中总结出以下几种治疗瘀血的方法：

（1）清热解毒，凉血化瘀法。也称之为凉血化瘀法。适用于因热邪导致瘀血诱发的慢性肾炎急性发作。证见浮肿，咽喉肿痛或乳蛾增大，舌暗红苔黄，脉浮数，治当清热解毒，凉血化瘀。方用益肾汤加减治疗。药物有：当归、赤芍、川芎、红花各 10～15g，丹参 20g，桃仁 10g，益母草、金银花、板蓝根、紫花地丁或蒲公英各 20g。

按语：热为阳邪，易耗伤津液，灼血动血迫血外溢，离经之血而为瘀。或湿热之邪化热生毒，导致血脉瘀滞亦可导致瘀血。临床上以清热解毒为主，并配凉血化瘀来治疗。血瘀明显伴血尿者加三七粉 3g（冲服），玄参 15g，丹皮 12g，白茅根 30g，虎伏 20g 等。三七功效既能止血又能化瘀，具有止血不留瘀之特长。《医学中衷参西录》谓之“善化瘀血，又擅止血妄行，为吐衄之要药”，用时多为冲服。玄参养阴清热解毒，配丹皮清热凉血止血，既解血分之热，又能散血分之瘀；白茅根、虎伏凉血止血散瘀，使血止又不留瘀。肾小球肾炎的发病机理，主要为特异性免疫作用与非特异性防御反应两方面。一方面是肾小球毛细血管基底膜因变态反应性损害造成通透性增高，出现蛋白尿或血尿。另一方面是肾小球血管痉挛，炎症细胞浸润，毛细血管内凝血与血栓形成，以致造成毛细血管腔阻塞，肾血流受阻，肾小球过滤机能减退或丧失。而活血化瘀药与清热解毒药既可以对机体或局部组织有调整作用，抑制或减弱变态反应性损害，使肾小球毛细血管通透性降低，因而减少蛋白尿和血尿，又能解除平滑肌痉挛，扩张肾血管，提高肾血流量，从而达到调整肾血循环，改善肾组织的血氧供应，促进新陈代谢，增强了全身和肾脏的疾病恢复能力。通过治疗使基质物质的消失和纤维组织软化，因而改善了肾小球纤维化，玻璃样变，肾小管缺血萎缩和间质纤维化损害，促使废用的肾单位有一定逆转，达到延缓肾病的发展作用。但清热解毒药物容易损伤脾胃，临床要注意药物的用量和时间，达到中病即止，以防败了“胃气”。

（2）健脾利水，活血化瘀法。本法适用于水湿浸渍兼有血瘀的慢性肾病。证见全身水肿，腰以上明显，乏力，四肢重着麻木，胸闷纳呆、泛恶，小便不利，苔白厚腻，脉沉缓而涩。气可以化水，水停则气阻，气阻则血行不利，导致血瘀。即“水不利，则为血”。方选黄母二白方合活血通脉汤加减。药物为：生黄芪 30g，白术 15g，茯苓 15g，泽泻 10g，猪苓 15g，桂枝 6g，车前子 20g，白茅根 30g，桑白皮 15g，益母草 15g，丹参 30g，赤芍 15g，川芎 12g，泽兰 12g。

按语：脾主运化，赖于脾气的正常作用才能完成。若脾为湿困，健运失司，升清降浊功能失调，致水湿不得下行，溢于肌肤而成水肿；壅滞三焦之道，经脉受阻则气血瘀滞，主要表现为水及代谢废物潴留，水、气、血运行不利，导致血瘀。可见水湿内停成为主要病理表现。随着这种病理现象的反复，可促使慢性肾炎的发展，逐渐出现肾功能减退。故治疗宜采用健脾祛湿，活血利水为要。

（3）清热利湿，活血化瘀法。证见全身浮肿，发热咽肿，皮肤疖肿疮疡，口苦口干、口黏或口臭，胸闷腹胀，腰酸重、胀痛或叩击痛，小便赤、热、涩不利，便秘或大便不爽，舌黯红，苔黄腻，脉濡数或滑数。方用甘露消毒丹合四妙勇安汤加减。常用药有白豆蔻 12g，藿香 10g，茵陈 20g，滑石 30g，黄芩 12g，射干 10g，茯苓 15g，金银花 15g，当归 12g，桃仁 10g，红花 6g，益母草 15g。

按语：湿热和血瘀是本病之标证，但二者往往互相影响：一方面因为湿热滞留于肾，肾脏气化不利，日久则瘀阻肾络，血行不畅，形成瘀血；另一方面，瘀血阻于肾络，水渗脉中则会受阻而减少，造成水蓄脉外，渐成水湿之患，湿蕴日久化热，造成恶性循环，这就是临床上见到的本病病程缠绵和后期肾功能恶化的主要原因。临床若见患者舌暗红，苔黄厚而腻，脉涩，再给予清热祛湿药佩兰、薏苡仁、土茯苓、栀子配伍活血化瘀之红花、川芎、益母草、泽兰、地龙、全虫、僵蚕以清热利湿，活血通络，临床疗效甚佳。

（4）祛风除湿，化瘀通络法。适用于因肾风或久病入络的慢性肾炎。病人表现为水肿，顽固性蛋白尿，血尿，小便中常有大量泡沫或肢体麻木，皮肤瘙痒，头晕目眩等。治以祛风除湿，活血通络，方药：黄芪20g，防风6g，白术12g，茯苓15g，川芎12g，丹参30g，红花6g，桃仁10g，益母草15g，地龙15g，僵蚕12g，全蝎6g，徐长卿20g。地龙、僵蚕、全蝎、徐长卿等药物有祛风抗过敏作用。

按语：古人认识到，肾风与风水皆病生在肾，都以水肿为主要表现，风邪在表名为风水，风邪入里而成肾风。风邪挟毒邪首犯肌表，日久亦必伤肾。久病入络，血脉失和，血液运行障碍，使肝无所藏，阴血不足无以制阳而见肝风欲动。而慢性肾炎顽固性蛋白尿，小便中常有大量泡沫，亦是风邪鼓荡的征象。内风遇外风引动，每因外邪而致病情反复或加重。病至肾衰阶段，水湿浊毒壅塞三焦，气机瘀滞更加明显，此时用一般的化瘀药难以兼得除湿、活血、搜风、息风之效，故以搜风通络之虫类药方能直达病所，搜剔内邪。在这一类型治疗中常将川芎、丹参、红花、桃仁、益母草等活血化瘀药与地龙、僵蚕、全蝎、蜈蚣等虫类搜风息风药共用，以达活血息风，瘀血务尽。地龙、僵蚕、全蝎、徐长卿等药物既有祛风效果，又有抗过敏作用。

（5）疏肝解郁，理气活血法。本法适用于肝气郁滞，血行不利引起的病症。证见情绪低落，纳差，腹胀，水肿，蛋白尿，尿血，舌红苔薄黄，脉弦或弦涩。可用柴胡疏肝散加活血通脉汤治疗。常用药物有柴胡12g，郁金10g，橘皮10g，枳壳10g，香附9g，赤芍15g，当归12g，川芎12g，莱菔子15g，丹参30g，益母草20g，莪术10g等。需要注意的是，此型采用活血化瘀法治疗，一定要行气活血与理气疏滞的药物相配伍，临床才能获得较好的效果。

按语：肝主疏泄，性喜条达，因肾病久治不愈，心情不畅，导致肝郁气滞。气为血之帅，气行则血行，气滞血亦滞。由于肝郁气机阻滞不畅则血行不利，阻滞经络，形成血瘀，血瘀又可以加重气滞，故历来医家十分重视理气与活血的有机结合，使其气血调和。所以，在临证时要重视气滞导致的瘀血现象。治疗上要以“疏其气血，令其条达”为原则，常选用活血兼理气的药物，如柴胡、莱菔子、郁金、赤芍、川芎、当归等。柴胡具有疏肝解郁作用。莱菔子下气宽中除胀；郁金疏肝解郁而又能活血；赤芍、当归既能活血养血，防行气药辛燥太过；川芎既能行气开郁，又能活血化瘀，温通血脉，为血中之气分药。血瘀严重还可加入三棱、莪术、丹参之品。

（6）化浊解毒，活血祛湿法。本法适用于湿浊雍积引起的慢性肾炎伴有肾功能减退。证见面色晦黄，身肿腹胀，疲乏无力，食欲不振，胸闷泛恶，呕吐或腹泻，口苦口臭，尿少混浊，舌淡黯，苔黄厚腻，脉细数而涩。方取黄连温胆汤合活血通脉汤加减。常用药：姜汁炒黄连6g，姜半夏9g，枳壳10g，竹茹6g，苏叶9g，陈皮10g，砂仁6g，茯苓15g，生姜6g，赤芍15g，桃仁12g，红花6g，丹参30g，地龙15g，大黄6g。并可用大黄或大黄制剂煎液灌肠。

按语：脾肾虚衰，湿浊羁留，浊邪壅塞三焦，气机升降失常，清阳不升，浊阴不降，湿浊郁而化热生毒，热毒充斥内外，瘀毒互结，经络阻滞，脏腑病证丛生。故用黄连温胆汤祛湿化浊解毒；活血通脉汤活血通脉；再配大黄祛瘀、通腑、泄浊。诸药合用，达到湿化浊清，瘀去毒解。

（7）健脾益气，活血化瘀法。适用于脾肺气虚兼有瘀血的慢性肾炎。证见面目浮肿，身重气短，乏力纳差，腹胀便溏，舌淡苔白，脉细弱无力。方选补阳还五汤加减治疗。该方出自王清任的《医林改错》，全方由生黄芪40g，当归尾12g，赤芍15g，川芎12g，桃仁12g，红花6g，地龙15g组成，原为中风之气虚血瘀证而设。周老师将其常用于多种肾脏疾病表现为气虚血瘀者的治疗，取得了较好疗效。需要说明的是，方中需要重用黄芪、当归以大补脾肾之气，使气旺以助血行，其用量可达30～60g。气虚甚者加党参15g，白术12g；瘀血明显兼水肿加丹参30g，益母草20g，泽兰12g。此方有利尿、降压、扩张血管，改善肾血流，调节免疫平衡，减轻免疫复合物对肾小球基底膜损伤的作用。

按语：脾为生气之源，肺为主气之枢，脾肺气虚，则水津输布失常，水湿由此而生。脾失健运，肺因之而虚损，肺气虚弱，宗气生成不足，则运血无力，致“气虚而血瘀”。治当益气活血为法。临床中也常用护肾固精方合活血通脉方随症加减治疗，以补益脾肾，活血利水，祛瘀生新，既能增强机体免疫力，又能改善系膜细胞增生，修复肾小球系基底病变，临床疗效令人满意。

（8）温补脾肾，活血化瘀法。本法宜用于脾肾阳虚兼有瘀血慢性肾炎。证见浮肿，腰以下尤甚，按之凹陷不起，形寒肢冷，心悸气短，腰部冷痛酸重，小便不利，大便溏薄，舌质淡胖嫩，苔白滑，脉沉弱而涩。方用桂附八味丸合桂枝茯苓丸加减。常用药：附片3g，桂枝6g，生地24g，山药12g，山萸肉12g，茯苓10g，泽泻10g，丹参30g，黄芪15g，党参12g，桃仁10g，红花6g，赤芍15g。周老师也常选用化瘀兼温经的药物组成方，如当归、川芎、五灵脂、蒲黄、丹参、乌药等。川芎辛香行散，温通血脉，养血行血；五灵脂性温，与蒲黄组成“失笑散”，行血化瘀；当归辛温，能补血活血，善治血虚血瘀诸症，且有温经散寒之功效。

按语：从临床观察分析，顽固性蛋白尿、血尿是以脾肾气虚（或阳虚）为本，瘀血为标，因此健脾补肾是治疗的关键。脾为后天之本，肾为先天之本，慢性肾炎病久耗气伤阳，致阳气虚衰不能温养脾阳，或脾阳久虚不能充养肾阳，终则脾肾阳虚。阳气不足，寒自内生，温煦鼓动无力，导致气血失其阳气的温煦，血液运行不畅，形成瘀血。正如《诸病源候论》云：“虚痨之人，阴阳伤损，血气凝涩，不能宣通经络，故积聚于内也。”临证时，多采用温经散寒化瘀的药物，既能温散经脉中之寒邪，又能使血得温则行。如《素问·调经论》：“血气者，喜温而恶寒，寒则涩不能流，阳虚内寒，气失温煦，经脉凝滞，血络瘀阻。”因此用桂附八味丸合桂枝茯苓丸加减治疗以温经散寒，活血通脉。

（9）滋养肝肾，活血通络法。本法适用于肝肾阴虚兼瘀的慢性肾炎。证见下肢微肿，头晕目眩，面色暗黑，耳鸣，咽干口燥，腰膝酸软，五心烦热，或心悸不寐，舌暗红少津，脉弦细数。方用左归丸合四物汤加减。常用药：熟地20g，山药15g，山萸肉12g，枸杞12g，菟丝子12g，川牛膝12g，当归12g，赤芍15g，益母草20g，川芎12g。若是阴虚内热致瘀者，可选用女贞子、墨旱莲合而为“二至丸”，用于阴虚内热，凉血止血，活血化瘀；亦可用生地、丹皮、丹参、蒲黄等类中药，清热凉血，活血化瘀，既解血分之热，又能散血分之瘀。

按语：肝主藏血，肾主藏精，同居下焦，肝阴与肾阴相互资生，故称“乙癸同源”，盛则同盛，衰则同衰，肾阴不足常致肝阴亏损，肝阴不足亦使肾阴虚衰。而肝主藏血，又主疏泄，《血证论》谓：“肝属木，木气冲和条达，不致遏郁，则血脉得畅。”肝肾阴虚，阴不济阳，阳亢津伤，失其条达，则血络涩滞，瘀血发生。治当滋补肝肾，养阴活血。养阴活血能明显抑制免疫反应。研究发现，养阴活血药与泼尼松作用相同，并可使肾移植患者排异反应次数减少。提出养阴药如生地、元参、天麦冬，以及活血方丹参、赤芍、红花均有显著抑制溶血空斑形成的作用。对于形成抗体 B 细胞功能，有不同程度的抑制作用。

（10）益气养阴，活血祛瘀法。本法用于气阴两虚兼瘀血的慢性肾炎。证见面目及下肢微肿，头晕目眩，面色晦滞无华，身倦乏力，少气自汗，腰膝酸软，五心烦热，蛋白尿或血尿，舌暗红有瘀斑，脉细数无力。方用参芪地黄汤合活血通脉汤加减。常用药：太子参 12g，黄芪 20g，玄参 15g，生地 20g，山药 12g，山萸肉 12g，红花 6g，当归 12g，川芎 12g，赤芍 15g，地龙 15g，丹参 30g。

按语：素体气虚或体弱久病，元气不足，脏腑机能衰退，阳损及阴，则气阴双亏。气为血之帅，气虚鼓动血行之力不足，则运血无力，致血运障碍而出现瘀血。方中用地黄汤滋补肾阴，配参芪益气养阴，再加活血通脉汤活血化瘀，达到气阴足，血液行，瘀血去。

以活血化瘀为主治疗慢性肾炎，目的在于改善肾血管微循环障碍，使肾脏供血好转，去瘀而生新也。但在选用药物时一定要合理，因为活血化瘀药有活血、破血、逐瘀之分，其发挥的效用也有强弱之别，然而慢性肾炎又往往虚多实少，故在选药时应根据病情选用活血化瘀作用较缓和之药物，如丹参、当归、桃红、红花、牛膝、赤芍、益母草等。但须根据病情的需要，进行化裁运用，欲求确切疗效。还应根据中医辨证，或与补气，或与滋阴，或与清热或与利湿等法有机结合运用，以达到相辅相成，提高治疗效果的目的。

5. 小结

综上所述可以看出，慢性肾炎的发生发展是由多种原因引起的，既有脏腑功能失调和阴阳气血不足虚的一面，又有水湿、痰浊、瘀血等病理产物实的一面，而这些病理产物又会造成脏腑虚损和阴阳气血不足，影响其功能的正常发挥，使病情更加加重。临床上往往出现虚虚实实，实实虚虚，或虚实夹杂等病症。由此可见，慢性肾炎的发病机制的复杂性，多变性。临床需要结合辨证与辨病相结合，辨明标本主次。如病情缠绵日久，顽固性水肿难以消退，或蛋白尿、血尿长期不转阴，找出是因正虚所致，还是湿热、痰浊、瘀血作祟，然后确定治疗原则，或以扶正为主，或以祛邪为主（如祛湿、化痰、活血）或祛邪为辅，或扶正与祛邪同时兼治。总之，对于慢性肾炎的治疗，因其病情复杂，只有诸法合用，多环节、多层次、多途径综合调理，临床才能取得显著疗效。

（九）紫癜性肾炎的中医治疗

紫癜性肾炎为常见继发性肾小球疾病，基本病理变化为弥漫性小血管炎。引起本病的原因可归纳为：①感染。如细菌、病毒和寄生虫感染引起的变态反应。②药物过敏。如抗生素、磺胺药、异烟肼、巴比妥、奎宁及碘化物等过敏。③食物过敏。如乳、鱼、虾及蛤等过敏。④其他如植物花粉过敏、昆虫叮咬、寒冷刺激等。发病机理：主要是由免疫复合物介导的系统性小血管炎，可见紫癜性肾炎也属免疫复合物性肾炎。其发病主要通过体液免疫，但也涉及细胞免疫，一些细胞因子和炎症介质、凝血机制均参与本病发病。病理改变以肾小球系膜增生性病变为主，常伴节段性肾小球毛细血管袢坏死、新月体形成等血管炎表现。免疫病理以 IgA 在系膜区、系膜旁区呈弥漫性或节段性分布为主，除 IgA 沉积外，多数病例可伴有其他免疫球蛋白和补体成分的沉积，IgG 和 IgM 分布与 IgA 分布相类似。部分毛细血管壁可有 IgA 沉积，经常合并 C3 沉积，而 C1q 和 C4 则较少或缺如。本病临床表现具有紫癜和肾炎两方面的特征，以皮肤紫癜最具有特征。除皮肤紫癜外，常伴有胃肠道症状、关节症状及肾脏损害，可见血尿、蛋白尿，部分患者有肾功能下降。

1. 诊断与鉴别诊断

本病根据临床表现有过敏性紫癜，关节疼痛，或腹痛及肾炎的特征就可以诊断，但须与下列疾病鉴别：

（1）系统性红斑狼疮：好发于中、青年女性，为弥漫性结缔组织疾病，常可累及肾脏，以非侵蚀性关节炎、肾小球大量免疫复合物沉积、血清 ANA、抗 ds－DNA 及抗 Sm 抗体阳性为特征表现，皮肤活检为狼疮带阳性。可与本病相鉴别。

（2）系统性血管炎：是一种多系统、多器官受累的血管炎性疾病，其血清抗中性粒细胞胞浆抗体（ANCA）常为阳性，临床常表现为急进性肾炎，病理表现为Ⅲ型（寡免疫复合物性）新月体肾炎。

（3）原发性 IgA 肾病：少数紫癜性肾炎患者早期仅有肾脏损害而无皮疹及肾外器官受累，类似原发性 IgA 肾病，但紫癜性肾炎肾小球毛细血管节段袢坏死、新月体形成等血管炎表现更为突出。

（4）特发性血小板减少性紫癜：是一类由自身抗体介导的血小板破坏增多性疾病，以血小板减少，皮肤、黏膜出血倾向，骨髓巨核细胞代偿性增生及抗血小板抗体阳性为特点，骨髓病检亦有相应改变。

2. **西医治疗**

（1）一般治疗：在早期疾病活动阶段，应注意休息。若出现水肿，或大量血尿或蛋白尿，应予低盐、限水和避免摄入高蛋白饮食。积极寻找可能的过敏原，避免再次接触加重病情。还应注意预防感冒等。

（2）药物治疗：根据患者病情的不同阶段及程度可选用：①血管紧张素转换酶抑制剂（ACEI）和（或）血管紧张素受体拮抗剂（ARB）类药物，有降蛋白尿的作用。②雷公藤多苷 1mg/（kg·d），分 3 次口服，每日剂量不超过 60mg，疗程为 3 个月。但应注意其胃肠道反应、肝功能损伤、骨髓抑制及可能的性腺损伤的副作用。③若蛋白尿较多，表现为肾病综合征者，可用激素联合免疫抑制剂治疗：如激素联合环磷酰胺，联合环孢素 A 或他克莫司治疗。若临床症状较重、病理呈弥漫性病变或伴有新月体形成者，可选用甲泼尼龙冲击治疗，15～30mg/（kg·d）或 1000mg/（1.73 m^2·d），每日最大量不超过 1g，每天或隔天冲击，3 次为一疗程。环磷酰胺（CTX）剂量为第一天 0.4 g/d，第二天 0.6 g/d；或（0.75 ～ 1.0 g）/（m^2·d），静脉滴注，每月 1 次，连续用 6 个月后，改为每 3 个月静脉滴注 1 次，总量一般不超过 8g。肾功能不全时，环磷酰胺剂量应减半。若病情严重、进展较快，现多采用三至四联疗法。常用方案为：甲泼尼龙冲击治疗 1～2 个疗程后，口服泼尼松＋环磷酰胺（或其他免疫抑制剂）＋肝素＋双嘧达莫治疗。亦有甲泼尼龙联合尿激酶冲击治疗＋口服泼尼松＋环磷酰胺＋华法林＋双嘧达莫治疗。但必须在医生的指导下用药。

紫癜性肾炎属于中医“紫癜”“尿血”及“水肿”的范畴。

3. **病因病机**

引起过敏性紫癜性肾炎有内、外因之分。内因是先天禀赋不足，阴虚质燥，营血之中已有伏火、热毒，复感外邪而发病。外因为外感风邪热毒或过食辛辣燥热之品，或药邪入侵等。如此内外之因相合，两热相搏，热入血分，灼伤脉络，扰动血脉迫血妄行，血溢肌表则发为紫癜；损伤肾络，则见血尿。热毒壅盛，烁炼其血，则血黏而浓，滞于脉中；或热伤脉络，妄行于血脉外，从而形成瘀血之征。病久致虚，表现为气阴两虚、肾阴亏虚、脾肾气虚。即使热毒渐逝，也可因阴虚血少或气虚血少、摄血无权，导致血滞脉中或溢于脉外，从而产生瘀血之征。故本病瘀血贯穿于紫癜性肾炎始终。

4. 辨证思路与要点

本病发病初期以热、瘀、实为主；临床以实证（风热、热毒）多见；病之中后期又以脏腑亏虚，以虚为多见，表现为气阴两虚、肾阴亏虚、脾肾气虚。但临床上病情往往虚实互见，错综复杂。在病变初期或整个病变过程中始终兼见瘀血为患。或见热迫血妄行；或为气虚不摄，使血尿不止，缠绵难愈。主要是由热瘀互结，凝滞难去，故病情反复发作，迁延不愈。临床辨证要点为：

（1）风热夹瘀：本证多见于过敏性紫癜性肾炎发病初期，皮肤紫癜，尿血，舌偏红，苔黄，脉滑数为辨证要点。

（2）气阴两虚：本证多见于过敏性紫癜性肾炎期，多表现有蛋白尿，或血尿为要点。

（3）阴虚内热：本证多见于过敏性紫癜性肾炎中、后期，以口干咽燥，手足心发热，舌红少苔，脉细数。

（4）肝肾阴虚：本证多见于过敏性紫癜性肾炎后期，头痛，目眩，耳鸣，舌红，脉弦细。

（5）脾肾气虚：本证多见于过敏性紫癜性肾炎后期，以乏力，腹胀满，腰酸痛，尿少，苔白，脉细弱为辨证要点。

5. 治疗方法与特点

（1）风热夹瘀。

临床表现：发热，皮肤紫癜，腹痛，关节疼痛，大便出血，尿血，舌质偏红，苔变黄，脉滑数。

治疗方法：祛风清热，凉血消斑。

方药：金银花 15g，连翘 12g，柴胡 12g，防风 9g，水牛角 40g（先煎），蝉衣 6g，茅根 30g，紫草 15g，豨莶草 12g，生地 15g，玄参 15g，浮萍 20g，丹皮 15g。

加减变化：伴发热、咽红肿加金银花 15g，射干 12g，板蓝根 30g；若伴咳嗽加杏仁 6g，黄芩 10g，鱼腥草 20g；若皮肤瘙痒者，加地肤子 15g，白蒺藜 12g，徐长卿 20g；腹痛加木香 6g（后下），元胡 12g，白芍 12g；关节疼痛者，加忍冬藤 30g，威灵仙 15g，防己 12g，鸡血藤 20g；便血加地榆炭

20g，侧柏炭15g；呕吐加藿香9g，姜半夏10g；尿血加大、小蓟各30g，紫草15g，旱莲草15g，白茅根30g；蛋白尿加莲须15g，芡实15g，山萸肉12g。

（2）气阴两虚。

临床表现：乏力，出汗多，纳差，手足心发热，舌红，苔黄，脉细或细弱。

治疗方法：益气养阴，活血化瘀。

方药：益气养阴汤加减。

药物：太子参15g，生黄芪20g，生地20g，玄参15g，山药15g，山萸肉12g，茯苓10g，丹皮12g，白茅根30g，大、小蓟各30g，紫草12g。

随症加减：关节疼痛者，加秦艽15g，威灵仙15g，防己12g，淮牛膝12g；大便干加当归15g，肉苁蓉12g；气虚重用黄芪30g，白术12g；阴虚甚者加旱莲草15g，女贞子15g，知母12g，丹皮15g；蛋白尿加金樱子15g，芡实15g，菟丝子12g，以健脾益气固涩；血尿加旱莲草15g，阿胶珠10g以养阴止血。

（3）阴虚内热。

临床表现：紫癜不明显，口干咽燥，手足心发热，镜下血尿，舌红少苔，脉细数或细弱。

治疗方法：滋阴补肾，清热凉血。

方药：知柏地黄汤加减。

药物：知母12g，黄柏10g，生地24g，山药15g，山萸肉12g，茯苓10g，泽泻10g，丹皮10g，玄参15g。

随症加减：紫癜严重加紫草12g，蝉蜕6g；血尿者重用丹皮20g，加大蓟30g，小蓟30g，玄参20g，白茅根30g，三七粉3g冲服；尿蛋白多，金樱子15g，芡实15g，石莲子20g；咽痛加牛蒡子12g，射干10g，蝉蜕6g，僵蚕12g；阴虚火旺明显加秦艽15g，地骨皮20g以清虚热。

（4）肝肾阴虚。

临床表现：头晕，头痛，失眠健忘，耳鸣，腰膝酸软，血尿，舌红，苔黄，脉弦细。

治疗方法：滋补肝肾。

方药：杞菊地黄汤加减。

药物：菊花6g，枸杞子12g，生地24g，山药12g，山萸肉12g，茯苓10g，泽泻10g，丹皮12g。

加减变化：失眠加生龙牡各30g，伏神15g；血尿加赤芍15g，大、小蓟各30g，玄参15g，白茅根30g；血压高者用天麻丸加夏枯草15g，黄芩12g，地龙15g，豨莶草15g。

（5）脾肾两虚。

临床表现：乏力，纳差，脘腹胀满，腰酸痛，尿少，血尿，蛋白尿，舌苔白，舌体胖大有齿痕，脉沉细或细弱。

治疗方法：健脾补肾。

方药：生黄芪20g，党参15g，白术12g，淮山药15g，茯苓12g，生地15g，枸杞子、菟丝子、覆盆子、当归各12g，白茅根30g，木香6g，大枣3枚。

随症加减：尿少水肿加车前子15g，猪苓12g，路路通15g。本品味苦降泄能通经利水消肿。因“其性大能通十二经穴，故《救生苦海》治水肿、胀用之，以其能搜逐伏水也”。血尿明显加仙鹤草30g，鹿衔草30g。

对于紫癜性肾炎的治疗：除上述辨证治疗外，临床常用雷公藤多苷制剂及丹参制剂来治疗。雷公藤多苷为自卫矛科植物雷公藤根部提取物，有免疫抑制作用，在临床上治疗各类肾小球疾病取得了明显疗效，并且毒副作用小，对紫癜性肾炎的治疗为雷公藤多苷1mg/（kg·d），疗程3~6个月。丹参有扩张血管，抗血小板聚集，改善微循环作用，且有清除氧自由基及促进组织修复作用。常用剂量为丹参片2片/次，每日3次口服，亦可应用丹参注射液治疗。

近年来，中医药在治疗过敏性紫癜性肾炎方面取得了一定的成绩，如用西药效果不佳，改用中药或在西药基础上配合中药，对缓解临床症状、缩短病程、改善预后，均有满意的效果。但临床治疗还应注意以下事项：

（1）由于紫癜性肾炎发病机理目前还不很清楚，西医主要是对症治疗。尽管如此，对于紫癜性肾炎的患者，一要早期诊断、早期治疗。紫癜性肾炎患者在饮食方面也应注意，在急性发作期不要食用辛热食品及海鲜，找出过敏的原因，注意预防，以免引起病情反复或加重。

（2）治疗本病切记不能单纯依靠止血药止血，尤其在病变早期，最好不要用止血药，要用也要以活血化瘀，凉血止血为法，在治疗中还应加入清热解毒之品。

(3) 紫癜性肾炎整个病变过程中，始终兼见瘀血为患，故治疗中活血化瘀药一定要坚持运用。

本病预后较好，紫癜性肾炎患者，儿童较成人预后好。10 年后儿童 15% 有持续性肾炎，10% 左右发生肾衰竭；而 10 年后成人则 35% 有持续性肾炎，约 15% 发生慢性肾衰竭。若起病时呈肾病综合征样表现，高血压，进行性肾功能减退和肾活检新月体形成较多者，预后较差。

(十) 狼疮性肾炎的中医治疗

狼疮性肾炎是临床最常见的继发性肾小球疾病。是由系统性红斑狼疮（SLE）累及肾脏所引起的一种免疫复合物性肾炎，也是 SLE 主要的并发症和主要的死亡原因。

本病发病原因未明，一般认为与遗传、环境、性激素、感染、饮食等因素有关，其中遗传因素起着主导作用。环境因素主要包括日光曝晒，化学物品也与发病率有明显关系。此外，性别、年龄差异，女性患者明显高于男性，男女之比为 1∶13，发病以 20～40 岁的育龄女性为多，在更年期前阶段更是高达 9∶1，妊娠可诱发加重狼疮活动，这些提示体内性激素水平对本病有一定的影响。本病的发生可能还与病毒等感染因素相关。患者的病理组织中可检出病毒包涵体，血清中也能检出抗病毒抗体，光过敏可诱发和加重本病。这些外界因素（如病毒感染等），作用于有遗传基因缺陷的易感人体，使自身细胞的抗原（主要是细胞核成分的抗原），特别是内生性 DNA 抗原发生变异，引起人体细胞活化，免疫耐受性差的患者可以通过细胞质与外来抗原相似的自身抗原递呈序细胞使之活化，经过一系列反应，最终造成组织的大量损伤而发为本病。此外，狼疮性肾炎的发病也可能与其他多种因素有关，如免疫调节障碍，多克隆 B 细胞活化产生众多自身抗体；形成自身免疫反应，黏附因子与细胞浸润，内分泌激素，遗传因素，环境因素等。可见，本病实为多元性疾病。

临床表现：主要表现为多系统损害症状，为慢性、系统性、自身免疫性疾病，以病情缓解和急性发作交替出现为特点。主要有：①全身表现：间断发热，颧部红斑，由于形状似蝴蝶，又称蝶形红斑；无痛性口腔溃疡；多个关节肿痛；或发生癫痫或精神异常；手足遇冷变得苍白，温暖后转为紫红，继之恢复常色，又称雷诺氏现象。②肾脏表现：表现为多样性，如单纯性血尿或蛋白尿；或出现血尿、蛋白尿伴浮肿、腰酸或高血压，即肾炎样表现；大量蛋白尿、低蛋白血症、浮肿，即肾病综合征样表现；血尿、蛋白尿伴肾功能急剧减退，呈急进性肾炎表现或慢性肾衰竭表现等。③实验室化验异常：血常规：白细胞减少（$< 4.0 \times 10^9/L$），或贫血，或血小板减少（$< 100 \times 10^9/L$）；血沉快；补体 C3 低；抗核抗体及自身抗体阳性。肾活检不仅有助于确诊狼疮性肾炎，更能明确肾脏受损的严重程度，有利于判断病情和正确地治疗。

诊断与鉴别诊断：本病的诊断要根据病人的临床表现，再结合实验室检查一般就能诊断，如果有条件肾活检，有助于本病的确诊。本病须与其他结缔组织疾病鉴别：如类风湿关节炎，干燥综合征，急、慢性肾炎等进行鉴别。

临床治疗：对本病治疗要注意以下问题：①及时缓解威胁生命的严重并发症，保护重要脏器的功能，防止复发和不良转归为目的。②根据病理类型，结合肾外 SLE 受累脏器及其病变活动程度选择不同的治疗方法为原则。③分型、分期、联合及长期治疗。分为诱导缓解和维持巩固两个阶段，采用中西医不同方法，尽可能地减少由免疫抑制剂带来的副作用。治疗过程中，也可重复肾活检，及时调整治疗方案，以提高疗效。目前西医的治疗主要是糖皮质激素和免疫抑制剂，如细胞毒药物及多种新方法（血浆置换、干细胞移植、生物制剂、大剂量 IgG 冲击疗法）治疗，也取得了一定疗效，但副作用较多或价格较昂贵。近年开始用生物制剂治疗但疗效尚有待观察。

本病属中医“阴阳毒”“水肿”“虚劳”等范畴。

病因病机：该病的发病原因多由先天禀赋不足，真阴亏虚，外邪热毒乘虚内侵，导致脏腑功能紊乱，气血阴阳失调，经脉阻滞，组织器官肌肤失养而发病。如《黄帝内经》指出：“冬不藏精，春必病温。”“夫精者，身之本也。故藏于精者，春不病温。”中医认为，肾与抗病能力密切相关。肾为先天之本，正气之根。肾藏之精，化生元气后，激发和推动人体生理活动，为生命的原动力。以肾精为物质基础的肾阴、肾阳，是各脏腑阴阳之本，对人体机能活动及协调平衡方面非常重要。由于素体肾阴不足，伏毒内蕴，复受外邪侵袭，特别是风、暑、火、燥阳邪的侵袭，或由饮食劳倦，七情过极，服用温热药物，导致热毒血燥，伤及肝肾之阴，使肝肾阴亏。临床表现出以肝肾亏虚、阴血耗损为本，热毒伤络，瘀血痹阻为标。由此看出，肾虚为发病之根本，热毒血瘀是疾病加重之诱因，瘀血阻络贯穿于疾病始终。表现出以虚、瘀、热、毒为主要病机，总属本虚标实、虚实错杂之证。其中本虚与肾虚阴虚关系最为密切，标实以热毒最为关键。阴血耗损，郁热内起，化风生毒，毒热互结，络损血瘀，脏腑失调，又致低热绵绵不退；或风毒热邪内扰，而致高热邸张，反复难愈。

辨证要点：依据本病的病因病机，临床辨证分为以下几型：

热毒炽盛型：多见于疾病早期，也可为首发表现，症见发热，红斑鲜红，关节肿痛，两膝为甚，腰胁疼痛，尿赤便结，心烦口干，或吐血，出血，舌尖红，质紫暗，苔黄腻，脉弦数或滑数。

肝肾阴虚型：表现为低热，皮疹色红，面部潮红，胁肋隐痛，口干心烦，头晕目眩，耳鸣脱发，舌红少苔，脉细数。

阴虚火旺型：此型多见于使用激素后出现烦热咽干，面部潮红，手足心热，腰膝软无力，盗汗，舌光红或光剥无苔，脉细数。

气阴两虚则见身困乏力等气虚的症状，又有五心烦热，口干舌燥等阴虚表现。

脾肾气虚型：证见面目虚浮，倦怠乏力，腰膝酸软，肢肿，食纳不振，舌淡苔白，脉弱无力。

脾肾阳虚：主要表现为水湿停滞，阳衰水泛。症见面浮肢肿，面色白，腰膝软无力，耳鸣，胸腹胀满，纳呆，肢端冷，小便不利，大便溏薄，舌淡胖质暗有齿印，脉沉细。

治疗原则与方法：本病主要因热毒之邪久留不去，损伤阴血，累及脏腑，出现本虚标实之象。因而治疗必须注意扶正与祛邪兼顾，在热毒炽盛时期，按照治疗原则应急则治其标，治疗以祛邪为主，但亦需顾及正气，可酌加益气护阴之品，如选用太子参、玄参等药物。病情稳定之后，则出现肝肾阴虚或阴虚内热及气阴两虚之证候，宜调整阴阳，补益气阴。但亦不应忽视祛邪，因为本病之伏毒、瘀热为重要病理因素，故无论何种证型均可选用祛邪、化瘀之药物治疗。由于本病在发病初期或疾病过程中常有热毒伤阴之征，肾阴亏损者居多。因此，无论在邪盛或邪退正虚之时，皆以护阴为要。即使有阳虚症状，亦是阴阳同虚，宜选用淫羊藿、菟丝子等温阳之品，切记勿用辛燥之药。

如果出现热毒炽盛表现，治宜清热解毒，凉血化瘀。方选清瘟败毒饮或犀角地黄汤加减。常用药为水牛角 50g（先煎），生地 30g，玄参 15g，麦冬 15g，知母 12g，生石膏 30g（先煎），丹参 30g，赤芍 15g，丹皮 12g，金银花 15g，连翘 15g，白花蛇舌草 30g，白茅根 30g，淡竹叶 6g 等。加减治疗：热毒较重者加紫花地丁 20g，贯众 12g；口腔溃疡加黄连 6g，连翘心 12g，赤茯苓 15g；浮肿明显者加车前子 20g，桑白皮 15g，猪、茯苓各 12g，白茅根 30g；血尿久而不止，加侧柏叶 15g，紫草 15g，小蓟 30g；尿蛋白明显加山萸肉 12g，蝉蜕 6g，僵蚕 12g；湿热者，加黄柏 12g，苍术 12g，土茯苓 15g，败酱草 20g；瘀血明显加虎杖 30g，当归 12g，川芎 12g，泽兰 12g，益母草 20g 等，这些药物能有效扩张血管，改善肾脏有效循环血量。

若是肝肾阴虚，则多见于中青年女性，其发病与月经来潮，怀孕分娩，日光曝晒，情志波动关系密切。治当以滋补肝肾，凉血解毒。方用杞菊地黄丸合二至丸加减。药用：菊花 9g，生地 20g，龟板 30g，知母 12g，山萸肉 12g，玄参 15g，丹皮 12g，白芍 12g，茯苓 10g，墨旱莲 15g，女贞子 15g，白花蛇舌草 30g，丹参 30g。若出现阴虚内热，表现为腰膝酸软无力，颧红盗汗。治以养阴清热，方用参麦地黄汤加减。常用药有青蒿 15g，秦艽 12g，生地 20g，女贞子 15g，墨旱莲 15g，太子参 12g，沙参 15g，玄参 15g，枸杞 12g，麦冬 15g 等。阴虚火旺者，治以养阴清热，滋肾降火。方用滋阴降火汤合增液汤化裁。药用：知母 10g，黄柏 10g，生地 25g，白薇 15g，北沙参 10g，玄参 12g，麦冬 12g，山萸肉 12g，山药 12g。亦可用二至丸合大补阴丸加减治疗。随症加减：脱发多者，可加黄精 10g，熟地 12g，何首乌 15g 等；口腔溃疡加黄连 6g，连翘心 12g；尿蛋白不减可加芡实、金樱子各 15g，茯苓 15g，菟丝子 12g，石莲子 10g 等；痰瘀互结者，加以莪术 12g，半夏 10g，浙贝 12g。莪术化瘀，半夏、浙贝化痰，达到活血祛瘀，化痰散结。研究证实，莪术有免疫抑制作用，用于肿瘤和有瘀血的自身免疫性疾病，且发现对狼疮性肾炎顽固蛋白尿有效。半夏、浙贝、莪术等药均有类细胞毒药样作用，对抑制狼疮性免疫复合物的产生有较好的疗效。

脾肾气虚型，主要因脾虚健运失司，精微不化；肾主藏精，肾之精宜藏不宜泄，肾气虚则精微不能固摄，则出现蛋白尿或血尿。治疗着重健脾补肾以固本。周老师常用护肾固精方治疗，药物有：黄芪 30g，淫羊藿 12g，生地 12g，山萸肉 12g，灵芝 12g，赤芍 12g，玄参 15g，丹参 30g，银杏 12g，益母草15g，苡仁30g，土茯苓20g，达到健脾补肾固精，活血祛湿解毒。加减治疗：如蛋白尿久治不见好转，则去丹参30g，益母草20g，加水蛭10g，僵蚕12g，地龙15g；血浆蛋白低可加龟板胶20g，紫河车15g等血肉有情之品；也可重用黄芪40g，配当归、白芍各12g以加强扶正作用；兼外感配玉屏风散加金银花、连翘各15g益气固表，兼散热毒。

若脾肾阳虚，水湿停滞，此为本虚标实之证。予以益气温阳，活血利水。先用济生肾气丸加减。药用：车前子15g，牛膝10g，巴戟天10g，淫羊藿15g，黄芪30g，茯苓12g，山药10g，枸杞10g，以温阳利水，待水肿消退后，继用补肾益气固摄善后。药用：生黄芪30g，淫羊藿、白术、肉苁蓉、猪苓、泽泻各12g，山药15g，芡实15g，益母草20g调治。兼痰浊者，加泽泻15g，白术10g以祛湿化浊；蛋白尿者，加茯苓15g，菟丝子12g，石莲子10g以补肾固精。

周老师临床强调，上述几型并非一成不变，随着用药治疗，病情与体内的气血阴阳会出现相应的变化，证型也可相互转化，虚实夹杂。如患者治疗已用大剂量激素时，往往出现阴虚火旺之候，治疗宜配合中药滋阴降火之品，知母、黄柏、生地、旱莲草、女贞子等；激素撤减过程中，常有阳气虚损之象，应配合如黄芪、淫羊藿、菟丝子、覆盆子等益气温阳之品；若用环磷酰胺冲击治疗时，患者易出现白细胞减少，此时宜加益气生血的中药，如黄芪、党参、山药、当归、鸡血藤等。若出现恶心呕吐等消化道症状，加陈皮、竹茹、半夏、生姜、旋覆花降逆止呕；肝功损害者，加虎杖、白芍等护肝养肝之品。可见中药可以降低激素、细胞毒药物的副作用，改善患者的症状和生存质量，从而保证患者能更好地接受耐受治疗。病久入络，又往往会出现舌质紫，面部紫斑，皮疹黯红，口唇色暗，月经不调等血瘀征象，选用活血通脉汤治疗；若因复感外邪，又会迅速出现眼睑浮肿，四肢全身皆肿，小便不利，伴有发热、恶寒、咽痛、咳喘等风热或风寒之象，选用清热疏表或祛寒解表药治疗；若热毒炽盛或阴虚内热，蕴久化毒，深入营血，还可见高热、壮热、烦躁、口渴喜饮或谵语、出血等证候，选解热清营药治疗。临证时应当注意这些变化，灵活掌握，积极随证治之，方能取效。

此外，本病多因阴虚所致，治疗中不但要告诫患者忌食辛辣刺激性食物，医生临床用药也要注意，以免辛温药物过度，化燥伤阴，不利于病情恢复。周老师治疗肾病非常重视脾胃，而对狼疮性肾炎治疗更是不忘固护脾胃。脾胃为后天之本，李东垣亦有“内伤脾胃，百病由生”的观点。本病患者素体亏虚，并需长期甚至终身服药。如有些病人服用激素，易伤脾胃，若饮食不节也可造成本病的反复。并要处处注意对脾胃的养护，如在治疗时用药尽量精简，勿加重脾胃负担使病情反复。同时应健脾养胃，遣方用药时可适当加入化积行滞药物，如神曲、麦芽、鸡内金等，以利于病情恢复。

（十一）糖尿病肾病的中医诊治

糖尿病肾病是糖尿病最常见的微血管并发症（以下简称糖肾，DN）。也是糖尿病最常见的严重慢性并发症之一，由糖尿病引起的微血管病变而导致的肾小球硬化，是本症的特点。其患者病程10年以上者约50%并发DN，在糖尿病中的发病率达47.66%，特别是一旦进入临床蛋白尿期，肾功能即呈进行性下降，以肾小球硬化为主要病理变化，最终在较短时间内进入终末期肾衰竭。目前糖肾已是导致终末期肾衰竭的主要原因，是导致死亡的常见原因，占糖尿病患者死亡率的60%。近年来随着我国人民生活水平的不断提高，糖尿病及糖肾发病率也在显著上升，据1999年中华医学会肾脏病分会初步统计，我国血液透析病人中该病已列第二位（约为13.5%），仅次于肾小球肾炎。糖肾势必成为我国导致终末期肾衰竭的重要疾病。到目前为止，本病尚无特效的治疗方法。如能及早诊断和治疗，可预防肾功能不全的发生发展，延长患者寿命。

临床表现：主要为糖尿病表现和肾损害表现。

（1）糖尿病表现：典型病例有多尿、多饮、多食、消瘦等症状。重者可有糖尿病并发症，如动脉硬化、冠心病、视网膜病变，多发性周围神经病变等。

（2）肾损害表现：有蛋白尿、水肿、高血压、贫血及氮质血症等。根据肾损害程度分为五期。Ⅰ期：肾脏体积增大，肾小球滤过率增加；Ⅱ期：有肾损害无临床表现，但尿白蛋白正常，运动后尿白蛋白增加；Ⅲ期：早期糖尿病肾病，肾小球滤过率开始下降，尿白蛋白增高；Ⅳ期：临床糖尿病肾病，尿白蛋白>300mg/d；Ⅴ期：终末期肾衰，表现为肾病综合征、高血压、视网膜病变及肾功能损害。

诊断：依据患者有糖尿病病史、临床症状及尿液、血糖、肾功能等检查一般都能诊断。肾活检有助于早期诊断。

西医治疗：本病的治疗应是综合治疗，强调预防和早期治疗。主要是控制原发病及对证治疗，但对于糖肾疗效尚不理想。因此积极对其发病机理和治疗方法进行深入研究探索，显得十分迫切和必要。而中医药治疗本病源远流长，积累了丰富的经验，对预防糖肾的发生，阻断病情进展，延缓慢性肾功能衰竭的进程有着独特的疗效，尤其在早、中期效果更为明显，故探讨中医诊治方法，具有重要的临床意义。

糖尿病中医称为“消渴病”，糖尿病肾病则属于“下消”“肾消”的范畴。

病因病机：本病是由于先天禀赋不足，特别是在阴虚体质的内在因素的基础上，加之饮食不节、情志失调而致食气内郁，痰浊内生，久而化热，伤津耗液，或因劳欲过度而致阴精耗损等原因，导致五脏虚弱，阴津亏损，燥热偏胜，发为消渴。消渴日久，调治失当，燥热之邪伤津耗气，可致气阴两虚，气虚无力推动血行，血不行则为瘀；阴虚津液枯渴，燥热煎灼，血液瘀滞；或病久损耗肾气，肾气虚衰，气化不利，开阖失司，水液泛溢，而为水肿。正如《圣济总录》云：“消渴病久，肾气受伤，肾主水，肾气虚衰，气化失常，开阖不利，水液聚于体内而出现水肿。”水湿停留，痰浊内生，阻滞血脉，又可形成痰瘀互结，导致脾肾俱损，渐成消渴肾病。故糖尿病肾病早期病变多为气阴两伤，肝肾亏虚，其后出现瘀血阻络；脾肾俱虚，致水湿潴留，泛溢肌肤，则出现水肿；脾虚不摄，肾虚不固，精微下泄，出现蛋白尿；气虚阳损，又可使血行不利，而加重血瘀肾络，阻气碍津，化热伤阴，加重糖尿病肾病。若临床表现为阳虚的症状，便是糖尿病肾病发展过程中一个质的变化，而水肿的出现则是糖尿病肾病病情加重的重要标志。在这个阶段多为脾、肾、三焦阳气不足，决渎失职是其基本病机，最终导致阴阳两虚等病证。

辨证思路与要点：老师依据糖尿病肾病的临床表现，辨证当属本虚标实。本虚以气血阴阳俱虚，涉及脏腑主要为脾肾，尤以肾损害为主，发展为多脏器病变，而以肾虚血瘀是糖尿病肾病形成的病理基础。但在临床中，表现为本虚标实互见居多。辨证分为如下证候类型：

气阴（血）亏虚，瘀血阻络：此型在临床最为多见，以乏力、腰酸、头晕、耳鸣、消瘦、口干，尿少而黄，血压增高，或轻度浮肿，舌淡红，苔白，脉细弱而弦为主要症状。可见血压增高。此型相当于早期糖肾，或持续性微量蛋白尿期，实验室检查尿蛋白阳性，或可有轻度的高脂血症或低蛋白血症。

肝肾阴虚，血瘀痰阻：证见头晕目眩、耳鸣、五心烦热、血脂高，血压升高，舌质红黯，脉弦数或滑数等。相当于糖肾早、中期。实验室检查尿蛋白阳性，高脂血症。

脾肾气（阳）虚，水湿瘀阻：相当于临床期，除蛋白尿，还可出现水肿，气短、乏力、消瘦、畏寒肢冷，舌淡白，脉沉细。病情严重者，可出现典型的糖尿病肾病三联征表现：蛋白尿、水肿、高血压，这种现象尤多见于青年型糖尿病发展为糖尿病肾病的患者。

阴阳两虚，痰瘀互结：头晕、耳鸣、目眩、气短、乏力、消瘦、面色黯黑、畏寒肢冷、舌质紫黯或瘀斑、舌苔黄而干黑或焦黑无津或黑滑。脉沉细或细弦紧为主要临床表现。偏于阳虚者，水肿较甚，烂肿如泥，压之凹而不起；偏于阴虚者，头晕目眩，五心烦热，血压明显升高。贫血、肾功能下降、尿素氮与肌酐升高、高血脂与低蛋白血症均较气血两虚、痰瘀互结阶段加剧。

阳衰瘀阻，湿浊上逆：见于糖肾终末期，即肾衰期，证见恶心呕吐，心悸气短，胸闷喘憋，不能平卧，少尿或无尿。

治疗原则与方法：在临床实践中，本病往往出现本虚标实同见，故应根据病情的进展分清主次，审时度势，做到补泻并用。次外还应重视肾虚血瘀的病机，因其是糖尿病肾病形成的病理基础，周老师主张治疗要以补肾活血为基本原则，将补肾与活血有机结合起来，补肾促进活血，活血加强补肾，二者相互协同，改善肾虚血瘀的病理状态。具体运用时也要同中求异，治疗以减少尿蛋白、改善肾功能、延缓病情的进展等为主要目的。因糖肾存在着贯穿病程始终的四大病理要素：虚、瘀、水（湿）、毒，而且四者交织，正邪纷争，给治疗带来极大的困难，故治疗时必须处理好如下关系：一是治疗糖尿病肾病与积极控制原发之糖尿病结合；补虚与活血化瘀、利水祛湿结合。二是力求长期缓慢取效，切忌为追求治疗效果大剂利尿或大剂破瘀，即使病情确实需要大剂攻邪以解其急，亦应中病即止，并佐以相应的扶正补益药，以防止正气溃败。施治时应根据疾病不同阶段的虚、瘀、湿、毒四者的病理关系制定治疗方法，但在具体应用时还需根据病人的年龄、体质及气候等情况因人因时制宜。这就是原则性与灵活性的统一，也是中医辨证论治的核心。中医治疗糖尿病肾病有其独特的疗效，尤其在疾病的早、中期，其关键就在于处理好补虚活血利水之间的关系。由于本病病程长，会累及肾、心、脑、眼等，这些器官的功能会逐渐受到损害，治疗时也要考虑这方面问题，必须兼顾到。此外，在中医辨证施治的同时，还要配合饮食疗法，控制好血糖、血压和血脂，预防感染等，从而全面控制病情，提高患者的生存率。具体治疗方法如下：

气阴亏虚，瘀血阻络。治疗以益气养阴、活血通络法，方选参芪地黄汤或生脉饮加减治疗。常用药物有黄芪 30g，党参 30g，黄精 10g，生地 10g，山药 15g，当归 15g，赤芍 15g，丹参 20g，茯苓 15g，益母草 30g，车前子 20g。方中以二地、山药滋阴补肾；参、芪配当归益气补血；黄芪甘温，补中益气，升阳止渴；山药甘平，益脾阴、固肾精。二药配用，气阴兼顾，健脾益气生津，补肾涩精止遗，使脾气健旺，下元固壮，有降低血糖之功效。周老师认为，糖肾早期气阴双亏为其主要病机。黄芪配山药健脾补肾，气阴双补，也为治疗之主药；白术、茯苓、车前子既可健脾利水，又可控制原发之糖尿病；赤芍、丹参、白茅根、益母草活血化瘀，诸药配合，有益气养阴补血、化瘀健脾利水之功。虚、瘀、水三者之间常不是平行的，应辨其偏盛偏衰而加减变化处方。以瘀血突出者，可在上方中加入桃仁 12g，红花 9g，泽兰 12g 等活血化瘀之品而酌减其他药物；水肿较甚者，可加用猪苓 15g，泽泻 12g，路路通 15g 等祛湿利水之品。气血亏虚亦应辨其偏于气虚或偏于血虚来调整处方。口干咽燥者，加牛蒡子 12g，玄参 15g，僵蚕 12g 等养阴利咽。牛蒡子用在此处具有清热利咽、降血糖和消除尿蛋白三方面的作用。与玄参相配清热利咽，兼降低血糖；与僵蚕相伍利咽散结，治疗蛋白尿。

肝肾阴虚，痰瘀伤络。治以补益肝肾，滋阴潜阳，方用杞菊地黄丸加减。若以阴虚为主的病人常出现较明显的烦躁失眠、头晕目眩等虚阳上亢的现象，可在上方基础上加龙骨、牡蛎、珍珠母各 30g 等重镇潜阳之品；兼气滞加柴胡 12g，枳壳 10g，赤芍 15g；有口干渴等肺胃燥热者，加生石膏 30g，知母 10g；阴虚内热者，加女贞子 15g，旱莲草 15g；蛋白尿者，加芡实 15g，金樱子 15g；血压高，头晕者，加天麻 10g，川芎 20g，夏谷草 15g；有尿频、尿急、尿热、尿痛等下焦湿热表现，加土茯苓 30g，苍术、黄柏各 10g。

若脾肾气（阳）虚，血瘀水泛。治法：治宜健脾补肾，活血利水。用益肾化瘀汤治疗。药物：黄芪 20g，党参 15g，白术 12g，山药 15g，当归 12g，丹参30g，益母草20g，茯苓12g，陈皮10g，车前子20g，薏苡仁30g，土茯苓20g。每日1剂，水煎服。随症加减：有面色苍白不华，口唇淡白等血虚现象，加生黄芪50g，当归15g，鸡血藤20g益气补血；若阳虚水泛，治宜温肾健脾，活血利水，可用实脾饮、真武汤或用济生肾气丸配活血通脉汤加减治疗。蛋白尿者，可加茯苓15g，菟丝子12g，石莲子15g如茯菟丸以补肾涩精。

若是阴阳两虚、水瘀互结型，主要由于糖肾为消渴阴虚燥热日久，伤津耗气，阴损及阳，阴阳两虚。肾虚封藏失职，精微下泄，而见蛋白尿；肾虚则气化失常，开阖不利，水湿内停而聚于体内出现水肿。采用阴阳双补，活血利水。常用肾气丸加减。常用药：附片、肉桂各3g，地黄24g，山萸肉12g，淮山药12g，当归15g，川芎10g，地龙15g，丹参20g，白术12g，茯苓15g。方中以附片、肉桂温养阳气；地黄、山萸肉、当归滋阴养血；地龙、丹参、川芎活血破瘀；白术、茯苓、淮山药既可利水消肿，又可控制原发的糖尿病。在具体应用时，还应根据蛋白尿、水肿、高血压、瘀血情况有针对性地治疗；若以蛋白尿为主，用益气健脾、补肾固涩法，方药选用补中益气汤合水陆二仙丹加减；水肿明显，以温阳健脾、化湿利水法，方药以济生肾气丸合泽泻汤加减；以高血压为主，治疗上应用滋补肝肾、清利湿热之法，方用六味地黄汤合四妙散及天麻丸加减治疗；瘀血明显者加丹参30g，赤芍15g，地龙15g。地龙对糖肾患者有保护作用。研究发现，地龙能显著降低糖肾尿微量白蛋白水平，减轻肾小球硬化及肾小管损伤的程度，减少肾脏Ⅳ型胶原蛋白的表达，对肾脏有一定的保护作用，其机制与减少细胞外基质Ⅳ型胶原的沉积有关。病人出现大便秘结，可用大黄6g，枳实10g，厚朴6g等间断性服用，既可利水化瘀，排除毒素以减轻肾脏负担，又可推陈致新以清除肠道秽浊之物；痰湿中阻，恶心呕吐、苔厚腻者，用小半夏配泽泻汤加陈皮10g，竹茹6g等。

若是阳衰血瘀，湿浊泛逆。相当于糖肾终末期，即肾衰期，已是阴损及阳，气血阴阳俱虚，水湿浊毒泛滥，升降失常，气机逆乱而致“关格”。治以温阳利水、化浊祛瘀、逐毒降浊，方用肾衰方合小半夏汤加减。药物：黄芪20g，冬虫夏草6g，大黄10g，附子6g，丹参30g，川芎12g，生姜6g，陈皮9g。根据病情还可以加土茯苓、虎杖、白蔻仁、薏苡仁、砂仁、佩兰、紫苏、竹茹等祛湿泄浊之品。

临床中除口服中药外，还可以使用中药制剂，来提高临床疗效。如临床常用的黄芪注射液等，其提取物可降低早期尿转铁蛋白（TRF）和尿N－乙酰β－D氨基葡萄糖苷酶（NAG）的检出，提示其可以作为防治早期糖肾的有效药物。

葛根素注射液治疗早期糖肾，对尿蛋白排泄率有明显减少，血液流变学指标也明显改善。用红花注射液治疗糖肾，有减少蛋白排泄的作用。水蛭注射液治疗可改善病人胆固醇、血脂，还可以抗凝，活血利水。川芎嗪注射液对糖尿病肾病患者血糖、尿蛋白都有影响，可明显减少尿蛋白排出，改善肾功能水平，其机制可能与抑制肾脏内炎症反应有关。

临床治疗糖肾除了辨证论治以外，周老师还特别强调说，本病病在肾，以气阴两虚为主，因其病情迁延不愈，久病致瘀，故瘀血既是糖尿病肾病的诱发及加重因素，又是其病理产物，而且贯穿糖尿病肾病早、中、晚各期的全过程，治疗应加以重视，积极治疗。然而，瘀血又由多种原因引起，故治疗时应根据不同的病因，选择不同的活血化瘀药物，如热邪者，加牡丹皮、赤芍、紫草等；表现为寒多者，加川芎、桃仁、红花、当归、丹参、山楂等；气郁加郁金、延胡索、三棱、莪术等；气虚加三七、王不留行等；瘀血日久不化选加水蛭、地龙等破血祛瘀药。

糖肾除了重视活血化瘀治疗，也要重视脾肾的治疗。本病长期迁延不愈，久病及肾，肾虚累脾，健脾补肾法符合其病机。因脾为中土，土旺才能滋生万物，补脾气以固下脱之阴精，养脾阴可化气血津液。故临床也要注重用益气养阴之品，如党参、太子参、黄芪、山药等。补脾能使升降气机调和，百病不生。选用党参、黄芪、白术、甘草等药物健脾补中，再伍夏、姜、芩、连之属辛开苦降，共奏补脾和胃、滋养化源之功能。肾为先天之本，为水火之脏，内寄原阴原阳，是构成生命的原动力。肾虚则失封藏，精气外泄，出现蛋白尿等。益气固肾，则精不外泄。临床常用枸杞子、山萸肉、地黄、菟丝子、淫羊藿等以补肾固精。补肾当分阴阳，善补肾者必于阴中求阳、阳中求阴。若补阳者，用淫羊藿、仙茅等助阳之品；补阴者，用山萸肉、地黄、菟丝子等滋阴药物。糖尿病出现糖肾严重并发症，早期病情较轻，尚可逆转，病至中期常常仅能稳定延缓其发展，后期则效果往往不显著。因此，本病要做到早发现，早治疗，采用辨证与辨病相结合，谨守病机，辨证论治，因人而异，但不可一成不变。告诉患者一定要坚持治疗，做到未病先防和已病防变。周老师还强调，本病一定要正规治疗，控制好血糖，同时还要注意血压及低盐、优质低蛋白饮食等，对减少尿蛋白、改善肾功能、控制疾病的发展有积极作用。

（十二）急性肾盂肾炎的中医药治疗

急性肾盂肾炎是指细菌侵犯一侧或两侧肾盂肾盏及肾实质所引起的急性感染性疾病。主要由大肠杆菌引起，病程不超过6个月。临床表现有发热、腰痛及尿频、尿急、尿痛等膀胱刺激症状。是最常见的泌尿系统疾病，为所有细菌性感染疾病中常见病、多发病之一，严重危害人民的身体健康。据统计，约20%的妇女在一生中曾患过尿感，约6%的妇女每年会患一次症状性尿感，男∶女为1∶9，已婚比未婚大约为12.8∶1。对于这种常见病在临床处理上往往不够规范，尤其在基层医院，必须引起足够的重视。

病因病理：肾盂肾炎是由各种病原微生物感染直接引起的肾小管、肾间质和肾实质的炎症。主要为非特殊性细菌，其中以大肠埃希氏杆菌为最多（占60%～80%），其次为变形杆菌、葡萄球菌、粪链球菌，少数为绿脓杆菌，偶为真菌、原虫、衣原体或病毒感染。引起感染的途径主要有上行性感染，血源性感染，淋巴管感染和临近组织器官感染。本病的发生除细菌侵袭外，机体的抵抗力降低，泌尿系通路障碍等，也是诱发本病的重要因素。

临床表现：一般起病较急，突然寒战，随即发热，体温可达38～40℃以上。伴头痛，全身不适，疲乏无力，食欲减退，可有恶心、呕吐，或有腹痛。多数病人出现尿频、尿急、尿痛、排尿不畅等尿路刺激症状（为膀胱同时有炎症的表现）。尿液混浊，偶有血尿。若原有糖尿病、镇痛剂肾病或尿路梗阻者并发急性肾盂肾炎，可发生急性肾乳头坏死，病人除有败血症样严重全身症状及血尿、脓尿之外，有时由于坏死乳头脱落引起输尿管病变出现绞痛，部分病人还会出现少尿或尿闭及急性肾衰竭表现。有些患者会出现一侧或两侧肾区疼痛，常有明显脊肋区叩击痛及压痛。

实验室检查：

尿常规：尿沉渣有大量白细胞，红细胞多少不一，少量尿蛋白，偶见白细胞管型和颗粒管型。

血常规：白细胞明显增高，其中以中性粒细胞为主。

尿细菌培养：可发现致病菌，常见的为大肠埃希氏杆菌，其次为变形杆菌、葡萄球菌、粪链球菌，少数为绿脓杆菌等。在未经抗菌药治疗的情况下，排除污染等因素后，若尿细菌培养细菌数每毫升尿液大于10万个为阳性，少于1万个为阴性，在1万~10万之间者为可疑。可结合临床作出判断。

肾功能检查：大多数患者肾功能正常，若伴有其他并发症者偶尔出现急性肾功能异常现象。

影像学检查：当治疗效果不理想时，可考虑行静脉肾盂造影、B超或CT等检查，以发现可能存在的尿路解剖结构或功能异常。

诊断：根据病史、临床表现及血、尿常规及尿细菌培养可作出明确诊断。但须与下列疾病相鉴别：

（1）急性细菌性膀胱炎。

急性肾盂肾炎与急性细菌性膀胱炎具有共同的泌尿系症状，即尿频、尿急、尿痛。实验室检查都可见尿中有白细胞，且尿细菌检查均为阳性。需注意进行鉴别诊断。首先急性肾盂肾炎发病率低于急性膀胱炎，但急性肾盂肾炎往往有较为明显的全身症状，以体温升高、血白细胞总数和中性粒细胞升高为显著特征，并常伴发热、畏寒、肌肉酸痛、头痛、恶心呕吐、食欲不振、腰痛等；而急性膀胱炎除有严重的尿路刺激征（即尿频、尿急、尿痛等）和排尿时有尿道烧灼感外，并无明显全身症状及腰痛，其血常规无明显异常。急性肾盂肾炎体检时可有肋脊角或腰部压痛及叩击痛，多为一侧，尿细菌培养细菌数每毫升尿液大于10万个；而急性膀胱炎多有膀胱区压痛，尿培养细菌数多少于1万个/ml。

（2）慢性肾盂肾炎急性发作。

慢性肾盂肾炎急性发作时，其临床虽然表现出发热，腰痛，肾区叩痛，尿频、尿急、尿痛等膀胱刺激等与急性肾盂肾炎症状相似，但通过详细询问病史，大多数曾有肾盂肾炎病史，可以作出正确的判断。

治疗原则：①控制或预防全身脓毒血症的发生；②消灭侵入的致病菌；③预防再发。抗菌药物的选择：应选用在尿液及血液中均有较高浓度的抗菌药物。有条件的医院应在使用抗生素治疗前先做尿培养，然后再进行抗生素治疗。可在留有尿培养标本后，选用喹诺酮类、第二代或第三代头孢菌素类等药物先期进行治疗。然后再根据菌尿培养情况，选择细菌敏感的药物进行治疗。对于轻、中度患者可通过口服给药。对发热超过38.5℃以上、腰痛明显、血白细胞升高等或出现严重的全身中毒症状、疑有菌血症者，应予以静脉滴注或肌肉注射给药，在退热72h后，再改用口服抗菌药物治疗，治疗用药须用至症状消失。尿常规检查3次正常，或尿培养阴转3次后还须用药2周。总疗程不少于4周。

本病预后较好，若采取敏感有效的抗生素治疗是可以痊愈的。需要注意有足够的治疗疗程，并在痊愈后注意预防，避免复发或迁延成慢性。

本病应属祖国医学“淋证”“腰痛”范畴。

病因病机：本病的发生多与热邪有关。如《丹溪心法·淋》认为：“淋有五，皆属于热。”明确指出热毒之邪是本病的首要致病因素。因热邪为病，常有炎上之特性，而本病之病位在下焦，故热毒之邪导致本病的条件必须是热在下焦，由此常与湿邪相伴随。盖湿性重浊，趋下，易袭阴位，若多食辛热肥甘之品，或嗜酒过度，酿成湿热，下注膀胱；或秽浊菌毒侵入下焦，以致膀胱气化不利，淋沥不宣，发为淋证。正如《诸病源候论》云：“热淋者，三焦有热，其状小便赤涩。”或心火下移小肠，热伤脉络，迫血妄行，小便涩痛有血，行成血淋。故认为淋证的病邪不仅是湿热病邪所致，更应强调有“湿热之菌毒”的存在。什么是“毒”？毒是泛指对机体有不利影响的物质。中医学中有邪盛谓之“毒”的观点。湿热菌毒入侵下焦，损伤脏腑，败坏形体。若湿热菌毒蕴结下焦以致膀胱气化不利，故见尿频，尿急，尿液混浊或短赤涩痛等症状；湿热病邪郁结肝胆，少阳枢机不利，不仅出现尿路刺激征，还会出现寒热往来，腰痛等症，主要是由湿热之邪，阻滞经络，气机不畅所致。病变后期，则多因病久损肾，伤及气阴，从而造成病势缠绵，遇劳病甚，时发时止等情况。

辨证思路与要点：本病从临床来分析，多表现为起病急，伴有发热，小便黄赤，尿时疼痛，应按热淋辨证。如《金匮要略》指出：“淋之为病，小便如粟状，小腹弦急痛引脐中。”《景岳全书·淋浊》描写得更为具体：“淋之为病，小便痛色滴沥，欲去不去，欲止不止者是也。”以上两段原文明确指出了本病的临床表现特征。若膀胱湿热：以小便频数短涩，灼热刺痛，尿色黄赤，小腹拘急疼痛等多以膀胱、尿道刺激症状为主，舌红苔黄，脉数或滑数；若出现少阳郁热，证见寒热往来、口苦欲呕、腰痛、小腹引痛不适、小便热涩疼痛，色黄混浊，舌红，苔黄或黄腻，脉弦或弦数。若热结阳明，以持续高热、口渴、腹胀便秘、腰痛、小便热涩混浊为主。舌红，苔黄糙，脉滑数或弦滑。若尿路感染急性期经治后病情未完全控制，或迁延不愈，临床有低热或手足心热、疲乏无力、容易感冒，劳累或受凉即引起发作，淋沥不已等湿热未尽，气阴两虚表现。

治疗原则与方法：本病急性阶段多为热证、实证，或虚实夹杂。故治疗以祛邪为主。因其发病除湿热病邪外，还有“菌毒”作祟，尤其是热淋患者表现更为突出，故治疗过程除祛湿通淋外，还要着重清热解毒以灭菌毒治疗。急性肾盂肾炎经治后病情未完全控制，或迁延不愈，损伤正气，表现为湿热未尽，气阴两虚者，治疗就要扶正祛邪。

临床表现为膀胱湿热者，主要因湿热菌毒下注，膀胱气化失司，湿热壅遏，水道不利，故见小便频数短涩，灼热刺痛；湿热熏蒸，故见尿色黄赤；腰为肾之府，若湿热之邪上扰于肾，则腰痛，黄腻苔，脉滑数或濡数等为湿热病之征象。治宜清热利湿通淋，方用八正散加减。常用药：萹蓄15g，瞿麦15g，滑石30g，大黄6g，栀子12g，通草6g，车前子20g，甘草6g。随症加减：若膀胱湿热菌毒极甚，加苍术10g，黄柏10g，川牛膝12g，土茯苓15g，蒲公英30g，连翘12g以清热解毒。方中黄柏、苍术为二妙散，清热利湿；川牛膝又引药下行，直达病所；土茯苓，有搜剔湿热之效；蒲公英清热解毒以治湿热菌毒；连翘苦寒泄热，辛散湿邪，能引导湿热下行。张锡纯谓其：“能利小便，故又善治淋证，溺管生炎。”若热伤血络而见血尿明显者，可用小蓟饮子（生地24g，小蓟30g，滑石30g，通草6g，炒蒲黄12g，淡竹叶6g，藕节12g，当归6g，山栀10g，甘草6g）治疗；若少腹坠胀较甚者，加乌药10g，王不留行15g疏肝理气通郁；若尿道痛如刀割，小腹拘急，此热结水腑，火邪内炽，加入夏枯草15g，黄连6g，连翘心6g以清火导热，散结利尿；若心经热盛而见心烦，口腔溃疡者，可用导赤散（生地、白木通、淡竹叶、甘草梢）加栀子10g，泽泻12g，赤茯苓15g清心利湿，导热下行。导赤散源于钱乙《小儿药证直诀》，钱氏要用等量的生地与木通相配，方中木通味苦性寒，虽能清热利尿，但味苦可化燥伤阴，利尿亦易伤津。治疗时必须顾及阴液。因此，钱氏在方中配伍生地养阴清热，与木通相伍以防化燥伤阴之弊。如《删补名医方论》更进一步对“导赤散”作了说明：“导赤者，导心经热从小肠出，黄赤，茎中作痛，热淋不利等症，皆心热移于小肠之证，生地滋肾凉心，木通通利小肠，佐以甘草梢，取其泻下焦之热，茎中之痛可除，心经之热可导也。”这为导赤散治疗本病提供了理论依据。同时该方配栀子清心除三焦之火；泽泻利水渗湿，清利下焦湿热；赤茯苓导湿热之火从小便而出。赤茯苓甘淡性平，《本草纲目》云其："泻心小肠膀胱湿热，利窍行水。"认为赤茯苓既通又补，并能健脾和中，诚为治疗本病之佳品。周老师从多年临床观察，此病常有情绪欠佳，失眠，多虑等症，从心经入手，用导赤散为主组方，并结合临床辨证加减用药，提高了疗效。

少阳郁热型，是由于湿热之邪，上迫少阳，而见寒热往来，肝郁化火，气火郁于下焦，或兼湿热之邪壅遏膀胱，气化失司，枢机不利，气机不畅，故小便艰涩热痛；湿阻肾络而有腰痛；肝郁犯胃，则口苦欲呕；苔黄，脉弦数等表现，均为肝经郁热熏蒸所致。治当清肝利胆祛湿。方用：小柴胡汤加减，药用：柴胡 12g，黄芩 12g，党参 9g，半夏 6g，甘草 6g，金银花 15g，连翘 15g，蒲公英 20g，土茯苓 20g。

随症加减：若热邪炽盛，则以清泻解毒为主，重用柴胡 20g，黄芩 18g，加连翘、紫花地丁、黄柏各 15g，蒲公英、天花粉各 20g。连翘苦寒泄热，利湿通淋，治溺管生炎；紫花地丁、黄柏清热利湿，以解菌毒；天花粉清热解毒、消肿排脓之功效实堪，对于急性肾盂肾炎见有脓尿者，效果不容忽视。若湿浊偏盛，注重配以渗利之药，如泽泻 12g，滑石 30g，薏苡仁 30g，土茯苓 15g 等；若腹胀便秘，倍用黄芩。如《金匮发微》云："小柴胡汤重用黄芩令人便泄，类验。"亦可加枳实、大黄通便泻热；若尿道痛如刀割，小腹胀急，此热结水腑，火邪内炽，常加入夏枯草 15g，黄连 6g，木通 6g 以清火导热，散结利尿；兼舌质干裂，苔燥而少津者，酌加生地 15g，玄参 12g 清热养阴；血尿者加白茅根、小蓟各 30g；若纳呆、恶心呕吐明显者，加苏叶 9g，竹茹 6g，旋覆花 9g，陈皮 10g。至于其他兼证，随症加减可矣。若表现为肝胆经湿热明显，可用龙胆泻肝汤（龙胆草 9g，栀子 6g，黄芩 6g，柴胡 10g，当归 6g，泽泻 10g，车前子 10g，通草 6g，甘草 6g 等）加减治疗以清泻肝胆湿热。

阳明实热型，治以泻热解毒通腑，可选用大柴胡汤治疗；亦可用大柴胡汤合黄连解毒汤等方加减治疗。常用药物：柴胡 12g，黄芩 12g，党参 9g，大黄 10g，枳实 10g，甘草 6g，紫花地丁 20g，金银花 15g，连翘 15g，滑石 20g，土茯苓 20g。

随症加减：寒战发热者，加鱼腥草 30g，半枝莲 30g，蒲公英 30g；血尿多者，加白茅根 30g，小蓟 30g，丹皮 15g；白细胞多者，加紫花地丁 30g，蒲公英30g，白头翁20g；高热伤阴者，加天花粉20g，石膏30g；小便涩痛，苔腻者，加六一散以清利湿热。

气阴两虚，湿热留恋：此型多见于尿路感染急性期经治后病情未完全控制，迁延不愈，容易感冒，劳累或受凉即引起发作，多是湿热之邪稽留体内，损伤气阴，气伤失于温摄，阴伤虚热兼灼，病程迁延，反复发作，从而形成气阴两虚，湿热留恋之征。治宜清利湿热，佐以益气养阴。方药：益气养阴方加减治疗。药物：生黄芪30g，玄参20g，生地20g，山萸肉12g，山药15g，当归12g，丹皮12g，地龙12g，白茅根30g，柴胡12g，黄芩10g。随症加减：兼气虚明显者加党参、白术；反复感冒者配玉屏风散等；对于急性发作，症见尿频、尿急、尿痛，腰部疼痛，发热，苔黄腻，脉滑数，则用基本方加蒲公英30g，白花蛇舌草、忍冬藤各20g，黄柏12g；有血尿者加白茅根30g，小蓟15g，仙鹤草15～30g；尿时疼痛且剧烈者加桃仁10g，红花5g；少腹胀甚者加香附10g，苏木15g。缓解期，气阴两虚兼湿热者，症见腰痛隐隐，神疲乏力，尿少灼热，心烦失眠，舌淡，苔薄白，脉细数者，用清心莲子饮治疗；若肝阴不足兼心烦失眠者，加女贞子、旱莲草各15g，夜交藤30g；血尿明显，加三七粉3g（冲服），白茅根30g；若蛋白尿者，为肾气亏虚，气不固涩，用茯菟丸治疗或加芡实15g，金樱子15g补肾固精以消蛋白尿。

本病感染急性期宜谨守因机，方药一旦中病，当守不移，务必廓清邪气，争取在短期内控制症状，防止病情迁延。经治疗后病情得到控制，亦须治疗1～3个月而巩固疗效。

（十三）慢性肾盂肾炎的临床治疗经验

慢性肾盂肾炎是细菌感染肾脏引起的慢性炎症，病变主要侵犯肾间质和肾盂、肾盏组织。多由急性期未积极治疗或诱发因素，如泌尿道梗阻等未去除转变而来，病程超过6个月者为慢性。由于炎症的持续进行或反复发生导致肾间质、肾盂、肾盏的损害，形成瘢痕，以至肾脏发生萎缩和出现肾功能障碍。

发病原因：主要是由细菌感染肾脏引起。部分病人有易感因素存在，如尿路梗阻、畸形、肾下垂及膀胱—输尿管反流等。

临床表现：患者可能仅有乏力，不规则低热，食欲不振，腰酸、腰痛及脊肋角叩痛。常无明显的尿路刺激征，如尿痛、尿频和尿急症状，或表现为夜尿增多及尿中有少量白细胞和蛋白等。当机体抵抗力减弱时，有的病人可出现急性发作，若不积极治疗，则病程可持续数年至数十年。病人若有长期或反复发作的尿路感染病史，在晚期可出现慢性肾衰。

理化检查：尿常规：可出现白细胞增多，脓尿，镜下可见白细胞管型，有时可发现蛋白尿，这表明病变已累及肾小球，意味着病情较严重。尿细菌培养：菌落计数 $>10^5$/ml 可以肯定为感染，同时可明确致病菌的种类及药敏。肾功能检查：一般无肾功能障碍，当病情加重时先表现为肾小管功能受损，如尿渗透压降低，尿 β_2 微球蛋白升高，晚期则出现血肌酐和血尿素氮升高等肾功能损害。静脉肾盂造影显示肾盂、肾盏变形、缩窄；双肾形态学检查（B 超、CT 等）提示肾影不规则，肾外形凹凸不平，两肾大小不一，甚至缩小等。膀胱镜检查：可见膀胱内有充血、水肿等膀胱炎征象，患侧输尿管开口有炎症变化，有时可显示输尿管瓣膜功能不全或膀胱—输尿管反流。双侧插入输尿管导管收集尿液并培养可确定感染部位。

1. 诊断与鉴别诊断

诊断：根据既往急性肾盂肾炎病史，临床表现，尿液检查和尿细菌培养等，多数可以确诊。诊断有困难者应多次作尿液检查，尿培养和静脉肾盂造影，必要时作肾组织活检，以明确诊断。

鉴别诊断：本病应与下列疾病鉴别。

（1）肾、泌尿系结核：该病与慢性肾盂肾炎有相似症状，但起病缓慢，膀胱刺激征及肉眼血尿明显，多有肾外结核病史或病灶存在，结核杆菌培养阳性，普通抗菌治疗无效等。

（2）尿道综合征：女病人有明显的尿频、尿急、尿痛，而无全身感染症状及肾区叩痛，尿常规正常或有少量白细胞，反复作尿培养无细菌生长，膀胱刺激征发作或多或少与精神因素有关，亦可能与过敏，性交受伤以及妇科疾病有关。

（3）慢性肾小球肾炎：无明显尿频、尿急、尿痛等膀胱刺激征及全身感染症状，以高血压、水肿等表现为主，尿细菌培养阴性，白细胞增多不明显，尿蛋白一般大于 2g/24h，以肾小球功能损害为主。

2. 临床治疗

（1）治疗原则：①选用细菌敏感而毒性较小，且在肾实质和尿内都具有较高浓度的抗生素。②采用较长疗程（4 周或 6 周），以期达到彻底清除细菌的目的。③如不能清除细菌而尿路感染反复急性发作，采用低剂量长疗程的抑菌治疗，至少用药 1 年以上。④出现慢性肾衰时，既要注意保护肾功能，避免药物蓄积中毒，又要达到很好地抑制细菌生长的作用。

（2）药物的选择：病情轻者可用复方新诺明、喹诺酮类或加 β－内酰胺酶抑制剂的半合成广谱青霉素口服；重者需联合用药和静脉用药，如哌拉西林加三唑巴坦或亚胺培南加西拉司丁钠。亦可根据尿细菌培养情况选择细菌敏感的药物治疗。

（3）疗效判断：①临床治愈：症状消失，停药 72h 后，每隔 2～3d 作尿常规及细菌培养，连续 3 次阴性。②痊愈：临床治愈后，尿常规及细菌培养每月复查 1～2 次，连续半年均阴性。

（4）注意事项：临床应尽量避免肾脏功能损害的药物，如：链霉素、庆大霉素、离子型造影剂等。

慢性肾盂肾炎是现代医学病名，应属祖国医学“淋证”“劳淋”范畴。

1）病因病机

慢性肾盂肾炎大多是由急性病变治疗不愈转化而来。因肾与膀胱表里相连，病邪可由表及里，由膀胱入肾。隋代巢元方的《诸病源候论·诸淋候》中提出：“诸淋者，由肾虚膀胱热故也。肾虚则小便数，膀胱热则水下涩。数而且涩，则淋沥不宣，故谓之为淋。其状小便出少起数，小腹弦急，痛引于脐。”又如《金匮钩玄·淋》云：“淋者，小便淋漓，欲去不去，不去又来。”明确指出了淋证的病机是以肾虚为本，膀胱湿热为标。病位在膀胱与肾。主要由于淋证日久，过服寒凉，伤中败胃或劳倦过度，损伤脾土，湿蕴化热，湿热蓄积膀胱，阻滞气机，气化失常，水道失宣，故见小便淋漓不畅，上犯于肾则腰痛；或禀赋不足，房劳过度，年老体虚，妊娠产后，损伤肾气，致使脾肾亏虚，脾虚运化不及，肾虚开阖失司，水道不利，固摄无权则出现蛋白尿、血尿。脾肾俱虚，湿浊留恋，则小便淋漓不已，遇劳即发。病延日久，肾气耗伤；或脾肾气阴不足，使正气倍伤，而见疲乏无力、腰膝酸软。湿热菌毒稽留不去，乘虚而入，三焦枢机不利，膀胱气化失司，则小便淋沥不已；或湿热久蕴，或渗利太过，可伤及肾阴，阴虚火旺，灼伤血络，血随尿出而见血尿，发为瘀血。可见本病虽因肾虚，膀胱湿热所为，但与其他脏腑亦有关系。如《中藏经》中指出：“诸淋与小便不利者，皆由五脏不通，六腑不和，三焦痞涩，营卫耗失，致起斯矣。”病初多以邪实为主，久病则因实转虚。如邪气未尽，正气已伤则表现为本虚标实，虚实夹杂，循环往复，故缠绵难愈。

2）辨证思路

本病由淋证日久转化而来，以湿热与肾虚为主因，病位在肾与膀胱。对于这个时期的病人情况比较复杂，除了感染，包括混合感染或耐药菌株感染，全身或尿路局部的并发症，还表现出肾功能减退、营养状态差及免疫机能低下等。初起多为邪实，久病则由实转虚，在慢性缓解期以虚为主，表现为气阴两虚，肾阴不足，脾肾亏虚为病之本；湿热、瘀血等余邪留滞下焦为病之标的病机特点，或虚实夹杂等。

3）治疗方法与特点

慢性肾盂肾炎临床表现非常复杂，治疗时要全面考虑各种因素，必须辨病与辨证相结合，从整体出发，因人治宜，进行施治。如张介宾在《景岳全书·淋浊论治》中对淋证的治则提出：“治淋之法，大都与治浊相同；凡热者宜清，涩者宜利，下降者宜升提，虚者宜补，阳气不固者宜温补命门。”周老师临床治疗主张以扶正为主，以补脾益肾为主要治疗方法，兼以祛邪。经验告诉我们，扶正对于增进食欲、改善患者精神营养状况、提高免疫机能、促进肾功能恢复都有较好的作用，并有利于控制感染。对于长期用抗菌药物或清热解毒治疗无效者，采用扶正固本为主治疗可改善肾脏局部营养，提高免疫功能，加强抗菌抑菌，促进组织代谢与恢复。扶正虽然重要，运用时还应注意扶正不能碍邪，祛邪不得伤正。因本病主要是因湿热菌毒所致，其病邪在疾病过程中始终存在，即使劳淋多表现为正虚为主，治疗也要注意祛邪，从而达到正复邪去，阴平阳秘。扶正祛邪是祖国医学的特长，在治疗中应充分发挥运用。

（1）气阴两虚，余邪未尽。此型多见于尿路感染急性期经疗后病情未完全控制，迁延不愈，或复发，临床表现为低热，乏力或手足心热、劳累或感冒即引起发作，小便淋沥不已，或尿少灼热，腰痛隐隐，心烦失眠，舌淡，苔薄白，脉细数等。

辨证：感受湿热菌毒之邪气或多食辛热肥甘之品，或嗜酒太过之后，湿酿蕴热，下注膀胱；或恼怒伤肝，气郁化火，郁热注入下焦，膀胱气化不利，热与水结，酿致湿热内聚。湿为阴邪，易伤阳气；热为阳邪，易烁阴津，湿热之邪稽留体内，损伤气阴，气伤失于温摄，阴伤虚热兼灼，病程迁延，反复发作，从而形成气阴两虚，湿热留恋之证。

治法：清利湿热，佐以益气养阴。

方用：参芪地黄汤合三妙丸加味。

处方：党参 15g，黄芪 20g，生地 20g，山药 12g，山萸肉 12g，茯苓 10g，丹皮 10g，黄柏 12g，苍术 12g，川牛膝 12g，车前草 20g。也可选用清心莲子饮治疗。药物：黄芩 12g，麦冬 15g，地骨皮 15g，车前子 20g，炙甘草 6g，石莲子 10g，茯苓 12g，党参 10g，黄芪 15g。

随症加减：反复感冒者，基础方配柴胡玉屏散益气固表。湿热明显，加土茯苓 20g，薏苡仁 30g。二药相伍，性味平和，淡渗利湿作用明显，无论虚实均可配方应用，对于急、慢性肾盂肾炎的患者，收效甚好。阴虚内热，热灼血络，血尿明显，加旱莲草 15g，女贞子 15g，小蓟 20g，白茅根 30g 以滋阴降火，凉血止血；若蛋白尿者，为肾气不固，加菟丝子、覆盆子各 12g，或芡实、金樱子各 15g 益肾固涩治疗。

（2）肾阴不足，湿热留恋。

证见：腰膝酸软，头晕耳鸣，口干咽燥，手足心热，小便涩滞，淋沥不已，欲出不尽，便秘腹痛，或有低热，舌质红，苔薄少，脉弦细而数。

辨证：久病不已，或反复发作，病邪伤正，或年老体弱，均可致肾阴亏虚，出现腰膝酸软；湿热留滞，则尿频涩痛；阴虚不能制阳，虚阳浮越，虚火内生，而见头晕耳鸣，咽干唇燥之候；阴虚液亏，无水行舟，则大便干燥；舌脉均为阴虚有热之象。

治法：滋阴补肾，清热降火。

方用：知柏地黄丸加减。

处方：知母 12g，黄柏 10g，丹皮 10g，茯苓 10g，泽泻 10g，山药 12g，生地 15g，山萸肉 12g，土茯苓 15g。

随症加减：若小便热痛，膀胱湿热偏重者，可加用紫花地丁、败酱草、蒲公英、土茯苓各 30g 以解湿热之菌毒；亦可加六一散。若血淋，尿道涩痛，加蒲黄、冬葵子各 15g；若腰酸，耳鸣，低热盗汗者加女贞子、墨旱莲各 15g；尿少灼热，心烦失眠，加赤茯苓、旱莲草各 20g，夜交藤 30g；若以肾阴不足，湿热内蕴，偏重于水湿者，可选用猪苓汤加味（猪苓 12g，茯苓 12g，泽泻 10g，滑石 10g，金银花 15g，蒲公英 30g，柴胡 12g，黄芩 12g，阿胶 10g，川牛膝 12g，土茯苓 15g）治疗，此类患者表现既有阴虚的一面，又兼有湿热蕴结下焦，水湿内停之邪实的一面，治疗上利湿不能伤阴，滋阴又不能助湿，较为矛盾，应把握好两者的关系。猪苓汤为《伤寒论》之名方，原治太阳失治误治内传少阴、少阳之热结症。方中阿胶功能滋阴、补血止血；滑石、泽泻、猪苓、茯苓利湿清热。周老师在临床运用中常在基础方中另加金银花、蒲公英等清热解毒，配土茯苓败毒祛邪，而不伤正气；再用益肾活血之川牛膝，诸药合用，具有利湿不伤阴，滋阴不助湿，达到清热而不伤正，补益而不化燥伤阴之效用。全方扶正祛邪，标本兼顾，切中病机，故能取得较好疗效。

（3）脾肾两虚，余热未尽。患者表现有时尿热不畅，尿频，夜尿多，轻度浮肿，神疲乏力，腰酸腿困、少腹坠胀，遇劳加重等，舌淡苔白，脉沉细无力。

辨证：其病因多由湿热留恋下焦，且病程迁延，致使久病伤及脾肾，脾肾两虚，则运化不能，气化无力，故神疲乏力，夜尿多；脾虚则水湿不化，可见轻度面浮足肿；肾虚则腰腿酸痛；下焦湿热未尽，则尿热，尿频数不尽。舌淡苔白、脉沉细或细无力为脾肾两虚之象。

治法：健脾补肾，兼祛余邪。

方用：补中益气汤加减，或参苓白术散加减。

处方：党参 15g，白术 12g，茯苓 12g，黄芪 15g，归身 12g，陈皮 9g，升麻 6g，柴胡 12g，甘草 6g，土茯苓 15g，薏苡仁 30g，黄柏 10g，苍术 10g。

随症加减：血尿者加仙鹤草、鹿衔草各 15～30g；若肝郁明显者，可用柴胡、郁金、薄荷等疏肝解郁之品；腰痛加杜仲、川牛膝各 12g，临床上疗效较好。现代药理研究表明，本方有改善机体蛋白代谢，增强细胞免疫，维持免疫稳态的功能，与抗生素同用具有良好的协同治疗效果，在提高远期疗效，减轻肾小管损害，延缓或阻滞肾功能损害的进程方面有一定的作用。

（4）肝郁气滞型。纳差腹胀、嗳气、小腹急胀不适，舌淡红，苔白，脉弦细。

辨证：此型由于尿感日久不愈，肝气不舒，气郁化火，火郁于下焦；或是他脏之热，下注膀胱。膀胱系州都之官，乃水聚之处，气化则能出。热邪注入下焦，膀胱气化不利，热与水结，酿致湿热内聚伤及脾胃。

治法：舒肝健脾。

方用：逍遥散加减治疗。

处方：柴胡、白芍、当归、白术、茯苓各12g，薄荷6g，丹皮12g。

随症加减：肝郁明显，加郁金、菖蒲疏肝解郁；湿热重加六一散、土茯苓、赤茯苓各15g，蒲公英20g清热除湿；兼瘀者，加益母草20g，川牛膝12g活血化瘀。牛膝还可引药下行。

此外，对于慢性肾盂肾炎急性发作期，症见尿频、尿急、尿痛，腰痛，发热，苔黄腻，脉滑数等，主要是湿热邪毒稽留不去，邪乘正虚犯及少阳三焦，枢机不利，膀胱气化失司，则小便淋沥不已；则按急者治其标，用小柴胡汤加蒲公英、白花蛇舌草、忍冬藤、土茯苓各30g，黄柏10g清热利湿为主治疗。随症加减：腹胀便秘者，加用大黄6g，枳实10g；若尿道疼痛明显，小腹拘急，加入夏枯草15g，黄连6g，木通6g以清火导热，散结利湿；尿时疼痛且剧烈者亦可加桃仁10g，红花6g；少腹胀甚者加乌药10g，苏木15g；有血尿者加白茅根、小蓟各30g。还可根据病情随症加减治疗。

4）慢性肾盂肾炎治疗还应注意以下几个问题

临床中周老师常提醒说，泌尿系感染慢性期的病人情况比较复杂，包括混合感染或耐药菌株感染，全身或尿路局部的并发症，肾功能减退，营养状态差及免疫机能低下等情况，治疗时都应考虑，加以注意。

（1）辨证与辨病相结合可提高诊疗水平。尿路感染的病原有多种，有细菌感染，也可有病毒、支原体所为；感染部位有上、下尿路之分；发病情况有急性和慢性不同，也有单纯性与复杂性的区别。因此，用现代医学手段，查清病因，明确诊断，为中医辨证提供依据，为辨证用药提供参考，对提高疗效有很好的帮助。也为寻求有效的新方新药提供了更多的信息。

（2）分阶段治疗。通过多年对本病的治疗经验，将中医治疗归纳为急性发作阶段与非急性发作阶段。急性发作阶段病人往往有发热及尿路刺激征表现，属于下焦湿热或少阳枢机不利，湿热内阻。治以解毒通淋、清热利湿，方用八正散或柴胡四妙散加减。非急性发作阶段的治疗在于扶助正气，清除菌尿，坚持守方治疗，临床中常用自拟益肾通淋汤（黄芪20g，党参15g，柴胡15g，玄参15g，山药15g，赤茯苓15g，土茯苓20g，川牛膝、黄芩、黄柏各12g，车前草30g，蒲公英30g）加减治疗，有很好效果。随症加减：反复感冒者，加防风12g，白术12g；血尿加白茅根、小蓟各30g；白细胞多者，加紫花地丁、连翘、败酱草各30g；湿热明显加红藤20g，苍术12g，苦参15g，土茯苓加至30g；小腹痛加红藤、败酱草、金银花、白花蛇舌草各20g，蒲公英30g；尿涩痛加冬葵子、蒲黄、王不留行各15g；血瘀者，加益母草15g，赤芍15g，丹参30g。

（3）专病专药治疗。采用专方专药治疗，也有较好的效果。如临床常用八正合剂，八正胶囊，泌淋清，二妙丸，尿感宁颗粒，银花泌炎灵，热淋清，肾舒颗粒等。在单药方面老师首推土茯苓，对于慢性尿路感染表现湿热症状者，用土茯苓治疗非常符合其病情。如《本草正义》谓土茯苓“利湿祛热，能入络，搜剔湿热之蕴毒”，为治湿毒之要药。该药归经脾肾，能通经透络，解毒除湿，它既能渗利湿浊之邪，又能正化湿浊而使之归清，达到湿渗浊清毒解之效果。《本草秘录》认为：“土茯苓败毒祛邪，不伤元气。”认为用于劳淋更为合适。其次为赤茯苓，赤茯苓甘淡性平，《本草纲目》云其：“泻心小肠膀胱湿热，利窍行水。”认为赤茯苓能和中健脾，清热祛湿，集通与补于一体，诚为治疗本病之佳品。连翘与黄柏，清热解毒，又善祛湿热。如连翘苦寒泄热，辛散湿毒，能引导湿热下行，张锡纯谓其：“能利小便，故又善治淋证，溺管生炎。”黄柏，善于泻肾火而清下焦湿热，如《本草衍义补遗》云：黄柏“得知母滋阴降火，得苍术除湿清热；得细辛泄膀胱火，口舌生疮”。

本病急性期病因治疗是关键，感染一旦控制，症状即随之缓解。因此，探索有效的清热解毒，利湿通淋的专方专药是提高疗效的一条途径，除以上介绍的专方专药外，中医消炎则可参照疮疡的治疗方法，炎症早期使用五味消毒饮清热解毒可达到抗感染作用，如选用治疗湿热菌毒更为有效。通常用于治疗本病的清热解毒中草药有：金银花（或忍冬藤）、连翘、蒲公英、紫花地丁、败酱草、红藤、鱼腥草、白花蛇舌草、黄芩、黄柏、苦参、土茯苓、蚤休等。这些药物大多有抗菌作用，不但对革兰阴性杆菌有效，对革兰阳性球菌亦有效果。

（4）探索新的治疗方法途径，提高临床治疗效果。对于正气不足，兼有湿热瘀滞者，主要药物用生黄芪、太子参、当归、苦参、土茯苓、薏苡仁、鹿衔草、白花蛇舌草、丹参、益母草、赤芍、川牛膝等药物治疗；对以低热、腰痛、反复脓尿、全身虚弱等以正气亏虚为主要表现的慢性肾内感染患者，采用扶正祛邪之法，用扶正托里解毒方法，用生黄芪、当归、白芷、薏苡仁、土茯苓、川芎、天花粉、玄参、金银花，紫花地丁、蒲公英等药治疗，根据病情酌情配以清利通淋之品，坚持治疗一段时间，可收到较好效果。对反复发作慢性肾盂肾炎，并以腰痛及下尿路刺激症状为主要表现者，还常采取清利通淋与扶正固本交替使用，或白天服中药清利通淋中药以冲洗消毒尿路，夜间睡前服扶正与祛邪并用中药，轮流使用，连续治疗1～3个月常能控制病情发作。也可使用仙方活命饮，方中有大量活血祛瘀药，可在清热解毒（抗感染）的同时促进炎症吸收，达到提高临床疗效的目的。或用柴桂玉屏散加清热利湿药治疗，药用：柴胡、黄芩、党参、赤芍、黄芪、防风、白术、连翘、金银花、紫花地丁、蒲公英、苦参、土茯苓，亦能收到好的效果。此外，本病以女性居多，女子以肝为用，下焦湿热不化，可因肾阴亏虚，肝失濡养，肝阳上越等现象。所以治疗时在补肾滋阴、清热化湿的同时，还需疏肝、平肝（乙癸同源）来治疗。若是中青年女性多为少阳枢机不利、湿热毒邪蕴结下焦或肾阴不足、下焦湿热或肝郁血虚、下焦湿热，治疗以益气滋阴、清利湿热或疏肝解郁、清热利湿为主；可用易黄汤加减治疗；还可用知柏地黄汤加柴胡、当归、白芍，疏肝养血以消除疲乏无力感，因肝为罢极之本故也。月经不调加川芎、香附疏肝通脉；排尿不净加牛膝、菟丝子、肉桂温阳益肾；尿频，白带多或尿不尽或遗尿，用茯菟丸加薏苡仁、山药、芡实以清热利湿，健脾固肾，治遗尿；尿中白细胞多加土茯苓、红藤、败酱草、白头翁以加强清热解毒作用；排尿困难加冬葵子、蒲黄、王不留行活血化瘀，通利小便；夜尿多者加益智仁、覆盆子、芡实、金樱子以益气固肾。

（5）复杂性尿路感染的治疗。若是复杂性尿路感染，要根据患者情况采取相应的治疗措施与方法治疗。复杂性尿路感染是指在以下基础上发生的尿路感染：①尿路有器质性或功能性异常，引起尿路梗阻，尿流不畅；②尿路有异物，如结石、留置导尿管等；③合并有其他病变如糖尿病等。复杂性尿路感染多数为肾盂肾炎长期反复感染或治疗不愈，可进展为慢性肾衰。对复杂性尿路感染的治疗相对困难。针对其高发病率、高复发率、高再感率、高耐药性，以及长期用抗生素引起的菌群失调的并发症及细菌清除率低，起效慢、疗程长等特点，临床治疗应当发挥中西医特长，有机结合，取长补短，优势互补，做到能中不西，先中后西。中医可着重从消除易感因素方面进行辨证治疗，若是伴前列腺肥大患者应加强补肾利湿、软坚散结治疗，可用四妙散加活血通瘀中药治疗；男性前列腺肥大或合并尿感者，也可根据具体病情选用三才封髓丹，滋肾通关丸或《金匮要略》肾气丸等加减。临床用前列通瘀胶囊和前列平胶囊中成药治疗，亦有较好效果；神经源性膀胱者加强行气活血等方面的治疗以提高疗效。如因尿路畸形所致者，则加三七粉（冲服）、地龙、炮山甲、王不留行，以活血消肿，利尿通淋；因肿瘤所致者，除对症治疗外，可加白花蛇舌草、半边莲、败酱草、薏苡仁以清热解毒，散结抗癌。如果患者存在明确的手术指征，也应该通过手术治疗，及时解除梗阻等易感因素，避免延误病情，否则不易控制感染。其中有些疾病的治疗中医药可起到较好作用。如输尿管结石，可通过中药通淋排石或中西医结合排石总攻疗法促进结石排出。加强排石通淋，可在原治疗基础上加金钱草、鸡内金、王不留行、海金沙等中药以排石通淋；尤其要加入化石、滚石、碎石作用的鸡内金。鸡内金可消癥化石。张锡纯称“其味酸而性微温，中有瓷石铜铁皆能消化，其善化瘀消积”，又本药可健脾消食，防止他药寒凉伤脾；金钱草、海金沙等可排石，也可再加上利尿通淋药石韦、滑石、冬葵子、车前子等药促进利尿排石。对于上尿路结石选用鳖甲、穿山甲、昆布、海藻、牡蛎等软坚散结之品，以便结石碎解，促使结石顺利通过输尿管三个狭窄部位。输尿管上段结石，还可加三棱、莪术行气化瘀促进排石；结石位于下尿路时加大金钱草、海金沙、石韦、滑石、冬葵子、大黄、牛膝、车前子等，以利尿通淋为主，起到冲刷结石作用。输尿管下段结石也可加乌药。临床还可以根据尿 pH 值情况选药，尿 pH 值属于酸性时适当加芒硝、海浮石、乌贼骨、瓦楞子、贝母之碱性药物；尿 pH 值是碱性时加乌梅、山萸肉、山楂、杭芍、木瓜之酸性药物。如是方法可改变尿液酸碱度，中和稀释尿液，降低结石黏着力。周老师曾治疗几例反复结石并感染的病人，长期间歇给予鸡内金、金钱草、海金沙、黄柏、土茯苓等清利通淋排石药，并用滑石、青皮、陈皮碱化尿液，适当地调整饮食结构，多食偏碱食物，告诉患者多饮水，观察近 10 年，病情控制良好，仅偶有排石现象。

慢性肾盂肾炎由于肾内瘢痕形成、增生、纤维化、血管变狭窄等病理现象，是“热郁血滞”所致，可采用解毒化瘀结合扶正补虚以疏通血脉，治疗上可适当加强活血化瘀药物的使用，可促进血液循环，使药物成分容易到达病所，有助于提高疗效，对改善肾盂肾盏纤维化、软化肾内瘢痕具有一定的作用，值得临床上进一步研究。对于淋证迁延日久，反复发作患者，周老师用柴胡玉屏散加减治疗，亦有好的效果。因为淋证反复发作，更加损伤了机体的正气，使虚者益虚，外邪更易侵入，从而导致疾病缠绵难愈，反复发作。采用益气固表法治疗，正安邪去，故病好转。

（6）关于菌尿治疗的问题。在菌尿治疗方面，有以下经验。

①菌尿的治疗。清热解毒药有抗菌消炎的作用，因此，清热解毒祛湿是治疗湿热菌毒的主要方法。从临床长期观察，即使是在慢性虚证阶段也不能忽视导致虚证的病因治疗，但清热解毒并非对菌尿的唯一治法，经验告诉我们，长期用清利湿热方法效果不好，转用温阳益气药治疗，尿培养转阴。说明清除菌尿不仅可以通过药物直接对细菌的抗菌作用，还可通过调节机体自身免疫力来达到抑制菌尿的作用。许多非清热解毒药（包括扶正固本药）都可能有抗菌作用，还可结合辨证论治探寻有效的抗菌方药。

②疗程与菌尿转阴的关系。从临床观察来看，中医治疗改善患者症状较快，而菌尿转阴较慢。有报道中医辨证论治治疗肾盂肾炎，临床症状在半月内缓解者占72.7%，而菌尿在1～3个月内转阴者为75%。因此，主张中医治疗在取得临床症状缓解后，还要坚持守方治疗一段时间，这样有利于巩固疗效。

③对耐药菌株的治疗。据临床观察，不少用过多种抗生素无效的病人，主要是由于大肠杆菌、金黄色葡萄球菌、绿脓杆菌等经抗生素治疗后，病菌不保持原有状态而形成各种异常形态，称L型变态菌。由于细菌变异对抗生素敏感性降低，对作用于细胞壁的抗生素产生耐药，临床虽然表现症状好转或消失，尿培养找不到细菌，一旦停药，细菌恢复原状仍可致病，使症状重现，病情复发。L型细菌的产生与长期大量应用抗生素，尤其与某些作用于细胞壁的抗生素如青霉素类等有关。因此，对于反复发作的患者要考虑此因素，一旦确诊后应停用原用的抗生素。但对于这类患者，用中药有效，说明中药对耐抗生素的菌株仍有疗效。这就解释了中药方剂具有优越的抗菌效果而不易形成耐药性的原因，可能与方剂中各种单味药物的抗菌成分可以同时作用于细菌代谢的各个不同环节有关。此外，中药可以转变细菌对抗生素的敏感性，用中药后，原来不敏感的可以变为敏感。因此，对顽固耐药的菌株感染的患者，应根据患者的情况，先采取益气养阴或补益脾肾等方法，扶助正气，兼以祛邪调理（前面已讲过扶正同样可治疗菌尿）。当然，清除菌尿不仅可以通过药物直接对细菌的抗菌作用，还可通过调节机体自身免疫能力，抑制细菌生长。许多非清热解毒药（包括扶正固本药）也都可能有抗菌

作用，但临床还需要结合患者的具体情况辨证论治，探寻有效的抗菌方药，然后再用中、西药轮流使用治疗，提高临床疗效。

④特殊细菌感染的治疗。本病反复不愈的原因虽然很多，但最常见的原因是病变过程中，如急性期或慢性急性发作时治疗药物选择不当，所选抗生素不能有效杀灭致病菌或抗生素在泌尿系浓度不足，致使耐药菌株产生，常见的致病菌有大肠杆菌，其次为变形杆菌、副大肠杆菌以及链球菌等，因此要选用对致病菌敏感的药物（如喹诺酮类或加 β－内酰胺酶抑制剂的半合成广谱青霉素、大环内酯类联合使用，但主要应根据尿培养情况，选择对病菌敏感的药物治疗）。抗菌中草药的筛选也要有这种思路，根据体外抑菌试验筛选有抗菌作用的中草药，如柴胡、黄芩、黄连、车前子、金银花、蒲公英、紫花地丁、车前草、忍冬藤、知母、黄柏等对大肠杆菌、变形杆菌及其他 9 种球菌和杆菌有抑菌作用；地榆对绿脓杆菌有抑菌作用；马齿苋、败酱草、半枝莲、土茯苓、黄柏、大黄等对控制大肠杆菌有效。研究发现，枯矾对大肠杆菌、变型杆菌、金黄色葡萄球菌均有明显抑菌作用；对真菌感染，如慢性肾盂肾炎因长期用抗生素引起尿路真菌生长的经验，应立即停用抗生素，并给予生地、甘草、一枝黄花、野蔷薇根、车前子等。亦可用具有抗炎，抗菌和免疫调节作用的白花蛇舌草。若反复使用抗生素常出现耐药性，造成体内菌群失调，临床上常见患者伴神疲乏力，纳少腹胀等症，此时着重健脾益气补肾，提高机体免疫力，扶助正气祛邪外出，对症状的改善和菌尿的阴转十分有利。常用药有生地、山萸肉、泽泻、山药、党参、黄芪、菟丝子、肉苁蓉、白术、鹿衔草、土茯苓等。

（7）对于妊娠期、绝经期女患者及老年尿路感染的治疗。

①妊娠期女患者由于其解剖与生理特点，妊娠时由于黄体酮分泌增加，使输尿管及肾盂蠕动减弱和扩张、尿流减慢，输尿管受增大的子宫压迫，导致尿路功能性梗阻，易产生尿路感染复发。对于这些患者，临床尽量选用中药治疗，不要使用抗生素，若必须用抗生素治疗，宜选用对胎儿无影响的。用到最小有效量，时间不宜太长。可用黄芩、金银花、车前草、白茅根等药物治疗；也可用金银花、车前草、白茅根泡水饮，还要嘱患者适当多饮水，经常变换体位，以减少子宫对输尿管的压迫，改善尿流畅及速度。

②女性病人因绝经后，雌激素水平下降，生殖器官及女性尿路发生一系列变化，引起免疫机能低下，生殖泌尿道黏膜萎缩，尿排空能力下降，残余

尿或尿潴留等因素均可引起尿路感染或复发，而感染不易控制。应在辨证治疗的基础上，从养肝肾、补精血入手，常用当归、熟地、女贞子、枸杞、桑寄生、菟丝子、覆盆子、淫羊藿、仙茅等中药调理治疗，提高雌激素水平，临床也有好的疗效。亦可在治疗时，给予补充雌激素，口服小剂量的含己烯雌酚制剂，如利维爱等，以增强临床治疗的效果。

③老年尿路感染的治疗。老年女性反复尿路感染是临床上常见的泌尿系统疾病。国内普查统计其发病率占人口的0.91％，60岁以上女性尿感的发病率高达10％～12％多为无症状性细菌尿；65～75岁以上的妇女菌尿的发生率是15.20％，而80岁以上的妇女发生率为20％～50％。老年尿路感染常合并其他全身性慢性疾病，其阴阳气血的虚损各有不同，湿热痰瘀也不少见，故老年女性患尿路感染症状常不明显，多为肾气不足、湿瘀阻络。治疗要根据具体病情，着重扶正为主，兼以祛邪。在用药时应注意鼓舞肾气，遣方用药力求平和。

此外，本病的预防非常重要，应注意以下问题：①注意外阴及尿道口的清洁卫生。要勤换内裤，特别是在妇女月经期、妊娠期或机体抵抗力下降时。如不注意外阴的清洁卫生，细菌可以通过尿道进入膀胱，并由膀胱、输尿管逆流的动力入肾盂，然后再侵及实质，形成泌尿系统的感染。②要多饮水。每日入量不得少于2500ml，以增加尿量，有利于冲洗泌尿道，促进细菌、毒素和炎症分泌物的排出。在饮食方面宜多食蔬菜、水果等高维生素饮食，半流质或容易消化的食物。③锻炼身体，增强体质，提高机体对疾病的抵抗能力。注意休息，避免劳累和便秘。④女性患者急性期治愈后，一年以内应注意避孕；禁止盆浴，以免浴水逆流入膀胱，引起感染。

（十四）痛风性肾病的临床中医治疗

痛风性肾病又称慢性尿酸性肾病（简称痛风肾），是由于血尿酸产生过多或排泄减少形成高尿酸血症所致的肾损害。痛风肾在西方国家常见，但随着我国人民生活水平的提高，人们的饮食结构发生了改变，蛋白质及富含嘌呤食物摄入明显增多，高尿酸血症及痛风性肾病的发病率日趋增高，其中以中老年男性及绝经期妇女发病率较高。近年来也表现出年轻化现象，须引起高度重视并加以防范，以提高人们的健康水平。其发病原因与机理：本病在国内以北方多见，无明显的季节性，以肥胖、喜肉食及酗酒者发病率高。主要是由于体内嘌呤代谢紊乱，血尿酸产生过多或排泄减少形成高尿酸血症，尿酸盐在肾脏沉积结晶而引起肾损害，导致肾的间质性炎症和尿酸结石。临床主要表现为痛风性关节炎和肾损害。但早期临床症状不明显，可有乏力、头昏、头痛、腰酸、血压高等。亦可出现水肿、夜尿增多等。在急性发作期可伴有典型的痛风性关节炎表现，如深夜加重，足踇趾关节红肿热痛。化验检查：尿常规可见红细胞、蛋白或尿结晶等；血尿酸升高及肾小管损害。晚期可出现肾衰竭。B超检查可发现尿路结石。诊断：本病的诊断根据其病史，临床表现及血尿酸增高，尿常规、肾功能检查一般即可确诊。西医目前对痛风肾还无特殊药物治疗。治疗的主要目的是减少尿酸生成，促进尿酸的排泄，以减轻对肾脏的损害。

中医多将痛风性肾病归属“痹证”“淋证”“水肿”“虚劳”等范畴。

病因病机：引起痛风性肾病外因主要责之于风、湿、热之邪侵袭人体，淫居于脉道、关节之中，日久邪气缠绵不去，阻滞经络，气血运行不畅，或使脏腑功能失调，导致湿热痰浊等病理产物积聚于肾脏，损伤肾络而发病；内因主要责之于脏腑功能失调，如饮食不节，嗜酒食肥，七情劳倦等使脏腑功能紊乱，气机升降功能失常，气、血、水等代谢障碍，滞留不去形成湿浊（尿酸），损伤肾络。内外病邪相合，导致机体正气更加虚损，从而容易招致病邪侵袭，造成邪郁缠绵不去，阻滞经络，气血运行不畅，导致脾肾气虚，气虚血凝，酿成痛风性肾病。故临床上见到病变初期以关节疼痛为主，病情轻浅，病位在关节经络，相当于中医的痹证。病情进一步发展，湿浊痰瘀等病理产物郁久化热，或病邪由浅入深，由经络入脏腑。若入脏，则穷必及肾，可表现为肾虚内热，砂石阻滞的血淋、石淋；或可表现为肾气亏损，封藏失职出现血尿、蛋白尿等病症；甚至脾肾阳虚，湿浊留滞而出现水肿、虚劳，甚至溺毒、关格等危证。

辨证思路与要点：根据痛风性肾病的临床表现，本病早期多为实证，常见有关节疼痛等湿热痹证或腰腹胀痛，有时甚至绞痛难忍，小腹拘急；或小便灼热，频数涩痛，甚则可见尿中带血，或尿中夹有砂石等血淋、石淋为主；当病邪累及肾脏时，其临床证型大多为肾气亏虚；病情进一步发展，则表现气阴两虚，甚至脾肾两虚等虚证为主。但病程过程中又多兼夹风湿、湿浊、湿热、瘀血、溺毒等实证。可见痛风性肾病本虚邪实。两者虽有标本之异，但多数患者却是标实本虚互相存在，又相互影响。若见湿热阻络，瘀阻关节时，临床常以关节病变为主，症见关节疼痛，尤其是跗趾关节更为明显，局部红肿灼热，夜间尤甚，常因食肥甘海鲜或酗酒诱发；或肢体轻微浮肿，困倦乏力，腰背沉重，口渴不欲饮，大便不爽，舌质淡红，苔白腻，脉滑。若是下焦湿热，肾络郁阻，则表现为腰腹胀痛，有时甚至绞痛难忍，小腹拘急；小便频数涩痛、灼热，甚则可见尿中带血，或尿中有时夹有砂石，或排尿突然中断；口苦咽干，大便秘结，舌质红，苔薄黄腻，脉濡数或滑数等。如果出现脾肾亏虚，湿浊内停，临床表现为腰膝酸软，颜面、下肢浮肿，夜尿多且清长，尿有泡沫，神疲倦怠，面色萎黄，纳少腹胀，大便溏稀，舌质淡，苔白腻或白滑，脉沉细。若是气阴两虚，湿浊郁阻，症见骨节疼痛不显，面色无华，颜面或下肢浮肿，头晕耳鸣，盗汗疲乏，大便干结，夜尿清长，舌红少苔，脉细数等。若是脾肾阳虚，湿浊留滞，临床表现为患病日久，精神疲惫，形寒肢冷，面色不华，腰膝酸软，水肿，腹胀纳呆，晚期可出现尿少呕恶，心悸气喘，口有尿臭，皮肤瘙痒，舌淡胖有齿印，苔白腻，脉沉迟或细等。

治疗原则与特点：周老师认为对于痛风肾的治疗，应根据其发病特点，分阶段治疗。早期多表现为实证，以痹证或以血淋、石淋为主要临床表现者，治以清热除湿，祛瘀通络，或以清热利湿，通淋排石等法以祛邪治疗为主。如病变进一步发展伤及肾，或有肾功损害，如夜尿多、浮肿等，为脾肾亏虚、水湿不化，此时病人虚症已显，这一现象是由实致虚，就不能单从痹证或淋证论治，应该以水肿、虚劳论治。治疗应当重视健脾益肾，化气行水。随着病情的发展，若出现脾肾虚衰，浊毒留滞，伴有肾功能损害的证候，则属溺毒、关格危证，此时阳气虚弱，不能疏导运化气机，使湿浊、热毒、瘀滞在体内，出现因虚致实，虚中夹实之证，治宜温补脾肾，通腑泄浊，祛瘀化滞为主，祛除病邪，伸展正气。

临床中周老师还特别关注是否有风湿内扰证候。若是痛风性肾病患者的初发阶段，患者常以关节病变为主，乃为湿热浊毒，留滞经脉，壅闭经络，流注关节，附于骨节，形成痰瘀互结，此类患者常以关节病变为主，多有湿热阻络，痰瘀关节的证候。治当用清热除湿，祛瘀通络之法，用六妙散加减治疗。药用：炒苍术 15g，黄柏 12g，薏苡仁 30g，川牛膝 12g，土茯苓、萆薢各 30g，丹参 20g，桑枝 30g，秦艽 15g。

加减治疗：若见寒痛明显，入夜加重，得温较舒，加乳香 10g，没药

10g，制川乌10g（必须先煎30min以上）温经散寒，活血止痛；痛风性关节炎急性发作，红肿热痛明显，表现为“热痹”，治疗上应该选用有清热作用的消炎中药，如加防己、忍冬藤、海风藤、秦艽等；若关节疼痛明显的风湿现象，加山慈菇15g，百合12g等。周老师认为山慈菇清热解毒，消肿散结化痰，有迅速消除关节肿痛的作用。百合有清热养阴之功效，二药有秋水仙碱样作用，可抑制白细胞趋化，减轻痛风性关节炎的炎症反应；也可加秦艽15g，海风藤30g以通络止痛；临床上还可根据疼痛的不同部位选药，如上肢关节痛者加桂枝9g，羌活9g；下肢关节痛甚者加川牛膝12g，独活12g；痰瘀互结，关节畸形者，加僵蚕12g，浙贝母12g化痰散结；关节疼痛时重时轻，关节肿大或有瘀斑，舌暗或有瘀斑等瘀血表现明显者，加桃仁12g，红花9g，赤芍15g，水蛭10g，全虫6g，泽兰15g以活血化瘀。

若是痛风性肾病患者伴泌尿道结石、感染或血尿。此类患者常伴有不同程度的腰痛、血尿、尿道刺激症状，多为湿热下注，损伤肾络所致。可采用清热利湿，通淋排石方法治疗，处方：滑石20g（包煎），瞿麦15g，萹蓄15g，石韦30g，制大黄6g，车前草20g，川牛膝10g，海金沙、鸡内金、金钱草各30g，益母草15g。

加减治疗：如湿热重者，加苍术10g，黄柏10g，土茯苓15g清热利湿；关节畸形僵硬、痛风结石者，加白芥子10g，山慈菇10g，莪术10g，三棱10g等散结排石通淋；血尿者，加泽兰12g，大小蓟30g，白茅根30g等。

若是痛风性肾病伴有蛋白尿和血尿，甚至出现轻度肾功能不全者，此类患者常有关节炎间有发作，多有脾肾气虚、水湿不化。治疗以健脾益肾，行水化湿之法。药物：生黄芪30g，党参10g，白术10g，淫羊藿10g，茯苓30g，薏苡仁30g，土茯苓30g，晚蚕砂10g，怀牛膝12g，车前子、地龙各15g。加减治疗：水肿者，加益母草20g，白茅根30g；血尿加鹿衔草15g，仙鹤草30g；蛋白尿加芡实15g，山药15g，山萸肉12g健脾补肾，益气固涩。

如有气阴两虚的症状，或出现尿酸性肾病有轻、中度肾功能损害者，治当益气养阴，祛湿化浊，方用参芪地黄汤加减。药物：黄芪20g，党参15g，生地24g，山萸肉12g，炒山药12g，茯苓、泽泻、丹皮、陈皮、川芎各9g，丹参20g。

若见痛风性肾病伴肾衰竭，此类患者肾脏受损明显，多有脾肾阳衰，浊毒留滞的证候。治宜温补脾肾，降逆泄浊。方用肾衰方合浊毒汤加减治疗。药用：大黄 10g，附子 6g，丹参 30g，姜半夏 10g，茯苓 30g，陈皮 9g，枳壳 10g，竹茹 6g，苏叶 9g，积雪草 30g。加减治疗：神志淡漠者，加石菖蒲 15g，郁金 12g 化湿开窍；湿浊明显，加土茯苓 20g，薏苡仁 30g；瘀血明显加赤芍 15g，益母草 20g，川芎 12g。

此外，在辨证使用汤药的同时，还常根据患者的病情配合中成药和局部药物外敷治疗。中成药有：新癀片 4 片，每日 3 次口服，适用于疼痛甚者；亦可选痛风定或痛风舒等中成药治疗。外治法适用于局部关节红肿热痛者。可用金黄散或芙蓉叶配生大黄研末，与凡士林调匀外敷患处；亦可用六神丸 10 粒研末调敷患处。对于痛风性肾病，除采用药物治疗外，还要重视对患者的日常生活调养。如急性发作期患者应卧床休息，避免受寒，不过度劳累，注意休息；要节制饮食，忌食高嘌呤饮食，可多食山慈菇、百合；多饮水以利于尿酸排出；禁饮酒及茶。肥胖者应控制食量，适当增加体育运动锻炼，减少体重。另外，老师还常嘱咐患者日常可用玉米须或白茅根煎汤代茶煎服。在临床治疗中除辨证治疗外，周老师还提示应关注以下几个问题：

一是要注意尽量减少诱发或增加尿酸的药物。如果药物使用不当使尿酸突然大量产生，尿酸结晶物就会在肾集合管、肾盂、肾盏及输尿管迅速沉积，引起急性梗阻性肾病。对这类病人可及时进行预防性地使用大黄、秦艽、车前子、土茯苓等药物促进尿酸排泄，防止结晶体引起急性梗阻发生。

二是注意减少尿酸的生成和促进排出药物的使用。人体尿酸内源性占 80%，外源性占 20%，尿酸的排泄 1/3 由胃肠道排出，2/3 从肾排出。临床可以从这两个方面考虑加强治疗。减少蛋白的摄入及控制高嘌呤饮食，可以减少尿酸的来源。有些药物既可以减少尿酸的合成，又可以促进尿酸的排泄。如中药芫花所含的芫花素、大黄所含的大黄素及芹菜素对黄嘌呤氧化酶有较强的抑制作用，能减少尿酸的合成。而中药秦艽、车前草、土茯苓、萆薢、苍术可以促进尿酸从肾的排出。如土茯苓与萆薢相配：能祛湿浊，利关节，除痹痛。土茯苓可增加血尿酸的排泄，常用于尿酸性肾病，痛风性关节炎，降低血尿酸；现代药理学研究，萆薢中的萆薢总皂苷可显著降低血尿酸水平，而山慈菇中含有的秋水仙碱，还可防止尿酸过高致痛风的发作。大黄活血化瘀，又有通腑泻浊作用，可促进尿酸从大便排出。上述中药不但可以减少尿酸的生成，还能促进尿酸的排出。

三是注意患者是否伴有风湿内扰证候。倘若有风湿内扰，会使肾气亏乏，封藏失职，使原有的疾病加重，如尿蛋白、红细胞等精微物质排出增加，少尿浮肿明显，浊瘀痹阻加重，导致病情进一步恶化。对于这些情况，可适当加祛风通络之品，如忍冬藤、海风藤、地龙、水蛭、全虫等；对于肾气阴虚、脾肾阳虚、瘀血痹阻夹风湿内扰的患者均可在健脾、益肾、活血的基础上适时加用有效的祛风胜湿药，如羌活、独活、秦艽、威灵仙、桑寄生等治疗其风湿证候，对阻抑病情的发展十分有利。

四是要注意告诫病人痛风肾是一种慢性进展性疾病，与饮食习惯有很大的关系，故除了药物治疗外，周老师还十分强调注意饮食治疗。饮食治疗既要增强尿酸的排泄，又要减少尿酸的生成。主张在饮食中减少嘌呤的含量，每日饮食中的嘌呤含量应低于150mg。忌用高嘌呤饮食，如动物内脏、脑髓、蟹、鱼、虾、海鲜及家禽等肉类食品；对于豆类食品，如豆腐、豌豆等，或蔬菜如菠菜、菜花、蘑菇等亦应少吃。可用面包、饼干、面粉、麦片、藕粉、玉米、果汁、胡萝卜、黄瓜、南瓜、山芋、萆薢、百合、芹菜、番茄等含嘌呤较低的饮食。蛋白摄入过多时可使尿酸形成增加，故也要适当限制。多食碱性食物，少吃或忌食酸性食品（如乌梅、杨梅、山羊肉）。多饮水，少吃盐，对心肾功能正常的患者应鼓励大量饮水，每天2500ml左右，以稀释血液中的尿酸浓度，增加尿酸盐的排出，起到“冲洗”尿路的作用，减少尿酸盐的沉积。在痛风急性发作时宜选用清热利湿的饮食，如银花汤、百合汤；也可常食绿豆薏米粥、蒸山慈菇片等，因百合、山慈菇的主要成分含有秋水仙碱，对痛风有治疗作用；还可用百合20～30g煎汤服用，或用百合与芹菜调菜食用，或百合、薏苡仁煮粥，可长期食用；也可用百合20g配车前子30g，煎水服用。因百合含有秋水仙碱等成分，对痛风性引起的关节疼痛有消炎止痛的作用。车前子还能促进尿酸排出，可防止痛风性关节炎发作。

（十五）尿路结石的中医治疗经验

尿路结石是指一些晶体物质（如钙、草酸、尿酸、胱氨酸等）和有机基质（如基质A、酸性黏多糖等）在泌尿系统中的异常聚集，引起肾结石、输尿管结石、膀胱结石及尿道结石。本病为常见病，人群患病率为1%～5%，每年发病率为0.04%～0.30%；复发率很高，10年约为50%，两次发病间期平均为9年。临床表现为发病突然，剧烈腰痛，疼痛多呈持续性或间歇性，并沿输尿管向髂窝、会阴及阴囊等处放射；出现血尿或脓尿，排尿困难或尿流中断，尿中排出砂石等。结石梗阻或反复感染可导致肾积水、梗阻性肾病及肾衰竭等严重并发症，危害很大。若是草酸钙结石质硬，粗糙，不规则，常呈桑椹样，棕褐色。磷酸钙、磷酸镁铵结石易碎，表面粗糙，不规则，灰白色、黄色或棕色，在X线片中可见分层现象，常形成鹿角形结石。尿酸结石质硬，光滑或不规则，常为多发，黄或红棕色；纯尿酸结石在X线片中不被显示。胱氨酸结石光滑，淡黄至黄棕色，蜡样外观。

临床诊断：本病根据临床症状，尿液检查和B超检查一般都能诊断。对于泌尿结石的诊断，最常用的方法是B超检查，可以发现0.3 cm以上的结石，技术熟练的医务人员，可以利用B超检查全泌尿系的结石，直观、方便、无创伤。X线腹平片，可看到大部分的泌尿系结石阴影，但对阴性结石，X线可以穿透结石，因而看不到结石的阴影。X线肾脏造影，对于可疑的输尿管结石，可以判断是结石还是狭窄。CT的诊断结果准确率最高，但是费用偏贵。临床对于结石，一般不用MRI检查，一是费用高，二是检出率并不十分理想。

临床治疗：西医对于尿路结石的治疗主要采用预防和治疗相结合进行。一是找出引起结石的原因，根据不同的病因，采用不同的方法。如草酸钙结石患者，宜少食草酸钙含量高的食品；若甲状旁腺功能亢进导致磷酸钙结石，就要先治疗甲状旁腺疾患；若是尿路梗阻因素造成者，就要解除梗阻的原因等。二是可采用药物治疗如“总攻疗法”，或碎石方法治疗和手术治疗。

尿路结石属中医的“石淋”“砂淋”“血淋”范畴。

病因病机：本病主要由于脾肾不足，水源代谢失常，湿蕴化热，瘀阻下焦，煎熬尿液，久成砂石，发之为石淋。因脾主运化，肾主水，司二便，脾肾不足则运水主水功能失调，无力助膀胱气化，从而导致小便不利，使各种秽浊之物聚集于下焦，为结石的形成创造了条件。“邪之所凑，其气必虚”，肾气不足，则外来湿热之邪易于侵袭肾系；加之患者饮食不节，过食辛辣和肥甘厚味或嗜酒，导致脾虚湿困，湿热内生并流注于下焦；湿邪易阻滞气机，导致血行不畅，瘀血停留于下焦。如此下焦湿浊之物、湿热之邪与瘀血相互交结，日久则形成结石。结石的形成又进一步加重肾与膀胱气化功能的损伤，极易阻滞气机，不通则痛，故出现腰痛，损伤脉络，发生血尿，离经之血便为瘀，与湿热互结又形成结石。如此恶性循环，使结石不断发生与增长。总之，本病以脾肾虚弱为本，以湿热、瘀血为标，而结石既是病理产物，又是促进病情发展的关键因素。

辨证要点：根据尿路结石的临床表现可辨证分为以下几型：①湿热蕴结型。证见腰痛，并可放射至下腹部、少腹部或腹股沟，小便黄赤，尿时涩痛或尿中夹有砂石，舌红苔黄腻，脉弦数或滑数。②瘀血阻滞型。临床最多见，其特点为突然腰部或腹部持续性或阵发性绞痛，或较长时期肾盂积水以及术后复发结石。证见腰腹胀痛，少腹胀痛隐痛，小便涩滞不爽，尿时小便突然中断，疼痛剧烈，上连腰腹，砂石排出后疼痛缓解，痛后伴见血尿，舌紫暗或有瘀点、脉涩或弦紧。③脾肾两虚型。此型病程时间较长，或病变缓解期，证见腰酸痛，精神不振，面色不华，四肢不温，尿频或小便不利，夜尿多，舌淡苔白，脉沉细弱。若偏阳虚者见腰冷酸痛、畏寒、遇冷更甚，足膝软弱，精神疲惫、小便频而无力或余沥不尽，舌质淡胖大有齿痕、脉沉迟等。可见结石多并肾盂积水。④气阴两虚型。经治疗后出现清热伤脾，利水伤肾患者，症见腰酸乏力，精神不振，口干咽燥，舌红苔少或无苔，脉细数等表现。

治疗原则与方法：对于尿路结石的治疗原则和方法，应基于其发病机理，治疗上当宗“坚者削之”，“客者除之”，“留者攻之”等方法。着眼于“以通为用”，即治重在通淋排石、清热利湿与活血逐瘀。因本病为本虚标实，在通的同时不忘其本虚，兼以补虚益肾，这样既可祛邪外出，又可防邪复入。

湿热蕴结型。治以清利湿热、通淋排石。方用八正散化裁治疗。常用药：瞿麦15g，车前子20g，萹蓄15g，滑石20g，黄柏12g，鸡内金30g（研末吞服），金钱草30g，海金沙30g。加减治疗：大便秘结者加大黄、芒硝各12g；发热，小便检查见脓细胞者加紫花地丁、金银花、蒲公英各20g；苔厚腻，纳呆加麦芽、白术、茯苓各15g。

瘀血阻滞型。治以行气通淋，化瘀排石。方用化瘀排石汤加减。药用：丹参20g，赤芍15g，玄胡12g，枳实9g，车前子20g，冬葵子15g，山甲15g，皂角刺20g，川牛膝12g，没药10g，金钱草30g，鸡内金30g（研末吞服）。加减治疗：输尿管上段结石加三棱、莪术各12g；输尿管下段结石加川牛膝、乌药各15g；血尿加白茅根30g，小蓟15g；瘀血严重者加王不留行

20g，益母草 15g；若绞痛发作加白芍 20g；尿道涩痛加蒲公英 30g，土茯苓 20g。也可用石韦散加减治疗。药物有：石韦 20g，金钱草 30g，鸡内金 30g（研末吞服），车前子 20g，瞿麦 15g，冬葵子 15g，赤芍 15g，桃仁 12g，滑石 20g，青皮 10g，甘草 10g。

脾肾两虚型。治以健脾温肾，活血利水，消石通淋。方选肾气丸加减。常用药：熟附片 6g，生黄芪 20g，赤芍 10g，滑石 30g，炒鸡内金 30g（研末吞服），金钱草 30～60g，海金沙 30g，石韦、车前子、益母草各 15g，天花粉 20g，枳壳 10g。加减治疗：结石发热者去附片、黄芪，加蒲公英 15g，黄柏 10g；腹痛甚去赤芍，加白芍 30g，元胡 12g；尿血者加三七粉 6g，琥珀粉 3g 吞服。

气阴两虚型：多见于清热伤脾，利水伤阴患者。治疗祛湿滋阴、两擅其长。方用黑地黄丸加减。常用药物有熟地 30g，山萸肉、苍术、白术各 10g，茯苓 15g，郁金 12g，石韦 15g，川牛膝 15g，金钱草 30g，海金沙 20g，鸡内金（研末吞服）30g。

在临床治疗中，周老师强调辨证论治与专科用药相结合，不管何种证型均可加有化石、滚石、碎石作用的鸡内金（用火焙干，研末吞服为佳）消癥化石。张锡纯称“其味酸而性微温，中有瓷石铜铁皆能消化，其善化瘀消积”。因其有健脾消食化积之功，又可防他药寒凉伤脾，用其治疗尿路结石功效卓越；金钱草、海金沙利水通淋，清热解毒，散瘀消肿，有良好的排石通淋作用，为治疗尿路结石之佳品；再选用如石韦、冬葵子等利尿通淋药与其相结合，可促进利尿排石的作用。对于结石停留的部位不同，也可选不同的药物，如上尿路结石选用穿山甲、昆布、海藻等软坚散结之品，促进结石顺利排出。这里需要一提的是穿山甲，其味咸，性微寒，张锡纯称其“气腥而窜，其走窜之性，无微不至，故能宣通脏腑，贯彻经络，透达关窍，凡血凝血聚为病，皆能开之”，因其味咸能软坚，具有良好的活血散结、消痈溃坚之功。用之治疗尿路结石，还可起到结石疏松、脱落、碎解等作用。输尿管下段结石加乌药、枳实。临床还可以根据患者尿 pH 值的不同来调整中药，若尿液呈碱性时加山萸肉、白芍、木瓜等中药；若尿液呈酸性时加碱性药物，如浙贝母、乌贼骨、海浮石等中药进行治疗，提高临床效果。若在辨证治疗的基础上加用三棱、莪术、桃仁、丹参等活血化瘀药物，能加强肾盂及输尿管蠕动作用，使结石逐渐松动、脱落、碎解。

周老师在常规治疗的同时，常常加活血化瘀药物。认为加用活血化瘀药物，或采用活血化瘀法治疗（如用化瘀排石汤治疗尿路结石），能使排石率进一步提高。他认为活血化瘀治疗尿路结石有很多优点：

（1）消炎抗菌的作用。由于结石长期停留，刺激局部，极易引起炎性改变，而以赤芍、川牛膝、乳香、没药、三棱、莪术、山甲、皂刺等活血化瘀药物组成的方剂，通过植物分离及药物验证结果表明，对急慢性炎症均有非常明显的抗炎作用，对炎症增殖期的动物模型有促进炎症吸收，减少炎性组织增生的作用。其抗炎作用可能使输尿管黏膜因结石刺激所致的炎性反应减轻，减少组织充血、水肿、组织增生。活血化瘀药物除有抗炎作用外，实验证明还有抗菌作用。如川芎对多种革兰阴性肠道菌有明显的抑制作用；丹参、赤芍等对金黄色葡萄球菌、大肠杆菌有不同程度的抑菌作用；莪术挥发油在试管内抑制金黄色葡萄球菌、溶血性链球菌、大肠杆菌、伤寒杆菌、霍乱弧菌等。从上述说明，活血化瘀方药可以作用于炎症过程的许多环节，可能在调节机体反应的基础上，直接或间接达到抗感染、抗炎的作用。

（2）解除平滑肌痉挛的作用。结石留滞于输尿管内对黏膜的刺激，造成输尿管痉挛，管径变形狭窄。实验证明，大剂量川芎浸膏液能抑制小肠及妊娠动物子宫的收缩，川芎生物碱、阿魏酸及川芎内脂都有解痉作用。活血化瘀药物为主组成的尿石合剂，能解除肠管平滑肌的痉挛；1g 尿石合剂生药可以抵消 22μg 乙酰胆碱的作用，大约相当于 5. 56 μg 阿托品的效价。

（3）增强输尿管蠕动的作用。一般认为，输尿管对药物的敏感性较其他器官低，药物只能通过影响肾尿路间接地引起输尿管蠕动的改变。经实验研究，活血化瘀方药并无明显的利尿作用，但能促进输尿管蠕动和力量，可以使狗的输尿管蠕动频率显著增加，并可见到波幅增大及小现新波群。由此看来，活血化瘀药的排石作用是由于输尿管蠕动增强而推挤结石下移的结果。

（4）对结石结构的影响作用。有些学者在用活血化瘀方药治疗的过程中，发现部分结石有断裂、碎排、溶解消失等现象，并应用偏光显微镜观察，见其晶体形态有变化，表面菱晶削尖，圆钝，生芽现象短少，磷灰石溶解脱失，这种结构的改变将减少结石表层嵌入输尿管黏膜的机会，有利于结石的下降和排出。活血化瘀方药之所以对结石结构有影响，是因其方药中含有多种植物性挥发油和有机酸类物质，这些成分可能抑制了草酸钙与磷酸钙结晶的生长与聚集，促使磷灰石裂解。另外，活血化瘀方药还能有效地阻断人体脯氨酸的成石作用，使草酸或其他物质以可溶的形式由肾脏排出，而没有形成草酸钙结石。治疗本病的常用药物如王不留行、牛膝又能使尿 pH 值调节至6.5 ~ 7.0，从而使尿酸盐结石阴影缩小，碎解，消失。还有活血化瘀药物的抑菌作用，为消除尿液感染，促进结石裂解的有效成分与结石接触创造了条件。上述充分说明，活血化瘀方药溶石排石的功效是有理论根据的。此外，活血化瘀药物还有消除肾积水，防治肾小管萎缩和肾间质纤维化，保护肾脏等作用。

除上述治疗方法，还可配合中药穴位外敷；加强跳跃活动，促进结石下移排出；或采取“总攻疗法”等，以提高疗效。但须攻补兼施，顾及标本。防止清利太过，耗伤肾气，以达到攻不伤正气，补不碍排石的原则。服药期间应多活动，如体育锻炼之跳、跑等活动，增加饮水量，调整饮食结构，有助于疗效的提高。病情痊愈后仍需继续服用滚石、排石中药，防止复发。

此外，周老师在临床中常常提醒我们说：对于疾病的治疗，一方面是治疗；另一方面是预防。有些疾病，预防比治疗更为重要，譬如尿路结石就是如此。对于尿路结石患者，要求其做到：管住嘴，喝足水，迈开腿。

管住嘴，就是注意饮食结构的合理性。尿石的生成与饮食结构不合理有一定的关系，因此，注意调整膳食结构能够预防结石的生成和复发。可根据尿石成分的不同，采取不同的方法。如草酸钙结石患者，宜少食草酸钙含量高的食品，如菠菜、西红柿、马铃薯、草莓等；对磷酸盐结石采用低钙、低磷饮食，食用高纤维饮食。一般患有肾结石的病人最好能少吃盐和动物性蛋白。喝足水，就是让患者多饮水。让其养成喝水的习惯以增加尿量，保持尿量每天在 2000 ~ 3000ml，有“洗涤”尿路的作用，有利于体内多种盐类、矿物质的排除。这样不但可预防肾结石复发，还能保证钙摄入量，对身体其他方面都有好处。迈开腿，就是多运动。平时要多活动，如散步、慢跑等。体力好的时候原地跳跃，同样有利于预防泌尿系结石复发。也可以每隔一段时间，用中药金钱草和海金沙泡水服，有利于排出体内细小的结石或尿液结晶。也可根据自己的病情开一张简洁的中药处方泡水服，以防止疾病的复发。

（十六）慢性肾衰的治疗经验

慢性肾衰竭是指各种原因造成的慢性进行性肾实质明显损害，致使肾脏萎缩，不能维持基本功能，临床出现以代谢产物潴留，水、电解质、酸碱平衡失调，全身各系统受累为主要表现的临床综合征。近年来本病的发病率、住院率均有明显升高，严重威胁着人类的健康和生命。我国近年的流行病学调查资料显示，该病的发病率为2‰~3‰，每年每百万人口中约有300人死于肾衰竭。

（1）发病原因及机理：引起本病的病因有原发性肾小球肾炎、慢性肾盂肾炎、高血压肾小动脉硬化、糖尿病肾病、继发性肾小球肾炎、肾小管间质病变、遗传性肾脏疾病以及长期服用解热镇痛剂及接触重金属等。其发病机制有“肾小球高滤过学说”“矫枉失衡说”“肾小管高代谢学说”等，其中以“肾小球高滤过学说”较为公认，即“三高学说”。

（2）诊断与分期：本病的诊断根据病史，临床表现，血、尿常规和肾功能检查一般就能明确诊断。临床根据肾功能损害程度，将慢性肾衰分为四个阶段：①肾功能不全代偿期，肌酐清除率>50%，血肌酐<133μmol/L，一般无临床症状；②肾功能不全失代偿期，肌酐清除率25%~50%，血肌酐133~221μmol/L，临床上可出现轻度贫血、乏力、夜尿增多；③肾衰竭期，肌酐清除率10%~25%，血酐肌221~442μmol/L，临床上大都有贫血、消化道症状，可出现轻度代谢性酸中毒及钙磷代谢紊乱，水、电解质紊乱不明显；④肾衰终末期，肌酐清除率<10%，血肌酐>442μmol/L，临床上出现各种尿毒症症状，如明显贫血、严重恶心、呕吐以及各种系统并发症等，水、电解质和酸碱平衡严重紊乱等。

（3）治疗：本病治疗比较棘手，以缓解症状，延缓病程为治疗目的。对于中早期病人，主要是针对原发病积极治疗和对症治疗。晚期患者采用透析治疗，有条件者可以肾移植。

中医学对慢性肾衰的认识：慢性肾衰竭可归属于中医的“癃闭”“关格”“虚劳”“水肿”等范畴。故在认识上，主要是根据其原发病之症状及演变规律来推测、判断其病因、病位、病机。该病病因复杂，周老师认为慢性肾衰竭的病因可概括为内因、外因两方面因素：内因是指水肿、癃闭、淋证等病证反复发作，或迁延日久，脾土衰弱，运化失调，水液不能正常输布，湿浊内生，弥漫三焦，水湿泛滥而为水肿；湿为阴邪，其性黏滞重浊，易困脾阳，阻滞中焦则纳呆腹满，恶心呕吐等症；或脾胃升降失常，清气不升，精微不能归藏而下泄，出现尿蛋白；脾胃虚损，气血化生乏源，可见面色无华，头晕乏力等气血不足表现。又因脾虚水谷精微不能充肾，肾虚脾失温煦，脾肾相互资生功能失调紊乱，则水液代谢紊乱及精微化生障碍，湿热痰浊内生；若湿热痰浊，郁久生毒，湿痰浊毒阻碍气机，血行不利，湿痰浊毒瘀结肾络。如朱丹溪曾提出："血受湿热，久必凝浊"的理论；或肾病日久，由气及血，肾络痹阻瘀滞。湿痰、浊毒、瘀血不仅是肾衰的病理产物，还是一种重要的致病因素，并逐渐加重病情，导致肾功能恶化，出现脾肾衰败，气血阴阳俱虚；由于本病为肾病后期阶段，病情非常复杂，出现寒热互见，表里同病，虚实夹杂。尽管其病机错综复杂，即可用虚、湿（浊）、瘀来概括。脾肾虚衰为本，浊毒瘀阻为标。周老师认为这一阶段病位虽在肾，但已累及多个脏腑，以脾肾衰败，湿浊痰瘀为病机之关键。脾肾虚损是主要因素，其分清泌浊功能失调是病之基础。脾肾虚损则运化失司，不能及时传输运化水液及浊毒，因而形成湿浊、溺毒、血瘀。其病机特点是脾肾两虚，湿毒内蕴，肾络瘀阻。表现为正虚邪实或虚实夹杂，这种特征决定了慢性肾衰病势缠绵，难以治疗。

辨证思路：慢性肾衰宜辨病与辨证相结合，将辨病与辨证有机地结合起来，从分析病机入手，抓住疾病的主要矛盾，根据正邪虚实的孰主孰次进行辨证，分清标本虚实。本虚不外乎脾肾气（阳）虚、气血两虚、肝肾阴虚和阴阳两虚；标实多为水湿、浊毒、瘀血等，这些病邪既是病之产物，又为致病因素而复加其疾。

治疗方法与特点：慢性肾衰是各种肾病晚期阶段出现的综合证候，病情非常复杂，所以要综合分析，审证求因。周老师临床重点强调对于这类病人一定要有辨病和辨证相结合的临床诊疗思路，即按照现代医学理化检查手段，正确评估肾功能受损的程度，确定疾病的分期，再结合中医辨证分型，进行施治。本病多表现为以本虚为主，兼有标实，但临床中本虚与标实之间又相互影响，使病情不断变化。鉴于此，他指出要分清标本缓急轻重，正确处理好正与邪，标与本的关系，按照"急则治其标""缓则治其本"，以及"标本同治"的治疗原则。或治其本，或治其标，或标本同治。可根据患者不同时期的证候表现，在辨证施治的基础上配合专方专药等多种方法综合治疗，来争取较好的疗效。总结周老师的治疗方法有：

1. 辨标本，按虚实，分别治其病因

本虚证有：

（1）脾肾气（阳）虚：证见怠倦乏力，气短懒言，食少纳呆，或畏寒肢冷，腰膝酸软，舌淡苔白、脉细弱。此期以扶正治本为原则，以健脾补肾为主，调整机体阴阳平衡，增强机体抗病能力，使残存的肾脏得到保护，以延缓慢性肾衰病势的进展。治法：健脾补肾。方以参苓白术散，实脾饮加减治疗。加减：兼痰浊者，加泽泻汤；气血虚用当归补血汤加鸡血藤15g；阳虚者，加淫羊藿12g，补骨脂15g，炒杜仲10g；蛋白尿者，加茯苓15g，菟丝子12g，石莲子6g或水陆二仙丹治疗。

（2）气阴两虚：证见头昏头晕，乏力腰酸，潮热，烦热，口干，舌红，苔白黄，脉细数无力或细弱。治法：益气养阴。方用生脉饮加减治疗。加减：气虚明显，加黄芪15g，白术12g；血虚者，加当归12g，鸡血藤15g；阴虚明显，加旱莲草15g，女贞子15g，菟丝子12g；血瘀者，加丹参30g，赤芍15g。

（3）肝肾阴虚：证见头目眩晕，两目干涩，视物昏花，口苦咽干或长期咽痛、咽部暗红，午后潮热或手足心热，舌质红、少苔，脉弦细数。治法：滋补肝肾。方以六味地黄汤加减。肝阴虚明显，加女贞子15g，旱莲草15g，山萸肉12g，枸杞12g；肾阴虚明显，加怀牛膝12g，菟丝子12g，肉苁蓉15g；阴虚内热者，加知母12g，黄柏10g，旱莲草15g；血压高者，加天麻15g，川芎9g，地龙16g，夏枯草15g。

（4）阴阳两虚：证见神疲，面色㿠白无华，乏困无力，或手足心热，口干咽燥，腰酸腿软，或畏寒肢冷，舌质淡白或偏红而少苔，脉象沉细无力。治法：阴阳双补。方以金匮肾气汤加减。偏阴虚者，加菟丝子12g，覆盆子12g，肉苁蓉15g；偏阳虚者，加淫羊藿12g，川断10g；血瘀者，加当归12g，丹参30g，赤芍15g活血养血之品；兼湿浊者，加泽泻15g，白术10g，陈皮9g，竹茹6g，苏叶9g，土茯苓15g等祛湿化浊药物。

标实证有：

（1）浊毒内盛。证见纳差，恶心，呕吐，尿少，舌质淡胖苔白腻，脉滑。治法：化浊降逆。此型虽为标证，但在慢性肾衰患者中最为常见，故临床应引起重视。对于此型老师常用浊毒汤加减治疗。药物有：陈皮、姜半夏、佩兰各9g，黄连、苏叶、竹茹各6g，川牛膝、土茯苓各15g，薏苡仁30g，益母草15g。加减：浊毒明显加白花蛇舌草20g，半枝莲15g；痰浊者，加泽泻汤；恶心呕吐明显，加小半夏汤；有痰热者，用黄连温胆汤加减；水肿兼瘀者，加益母草20g，泽兰12g，路路通15g。

（2）水湿内停。证见腹胀，纳差、恶呕，四肢浮肿；或心悸，胸闷、气短，咳痰清稀，舌淡胖苔白滑，脉细濡无力。治法：利水渗湿。方用黄母二白汤加减。药物：生黄芪30g，白术15g，茯苓15g，猪苓15g，泽泻10g，桂枝6g，益母草15g，桑白皮20g，白茅根30g。加减：兼风寒者，加麻黄9g（夏日改用香薷），杏仁15g，荆芥10g；兼风热者，加金银花25g，连翘12g，蝉蜕6g；暑热者加香薷10g，佩兰10g或用六一散；湿郁化热者，加土茯苓20g，薏苡仁30g；或加二妙散、三妙散，甚至四妙散；血瘀者，加丹参30g，赤芍15g，泽兰12g。

（3）瘀血阻络。证见面色黧黑，唇舌肌肤有瘀斑瘀点，或腰痛固定不移，血尿，皮肤粗糙，舌质紫暗或有瘀斑，脉弦或涩。治法：活血化瘀。方以四物汤合用活血通脉汤加减治疗。药物：生地12g，当归12g，赤芍15g，川芎10g，红花6g，地龙15g，益母草30g，丹参30g。如果表现气血不足，兼血瘀者，选用补阳还五汤以益气养血，活血化瘀。周老师临床常提醒我们说，慢性肾衰后期应用活血化瘀法治疗要慎重，最好不用破血逐瘀药物。因此阶段肾衰患者多表现为脾肾衰败，多脏腑功能紊乱，破血逐瘀法或可取效一时，但久用终会产生弊端。按中医理论破血逐瘀会损伤正气，应用时需要慎重。尤其对于肾衰终末期病人，更应慎用此法，因为这时的患者机体各种功能较差。需要使用，一定要在辨证施治的基础上，根据引起瘀血的原因，有针对地使用，可用养血活血之品，如丹参、当归、赤芍。若要使用破血逐瘀的药物，要注意使用不宜多用久用，以免损伤正气，不利于病情好转。

2. 补脾肾，扶正气，治病以求其本

在肾脏病变后期，老师认为脾肾虚衰是导致慢性肾衰的根本原因，故治疗非常重视健脾补肾以扶助正气，并兼以化浊祛瘀。因肾为先天之本，主水，藏真阴而寓真阳，只宜固藏，不宜泄漏，所以肾病证候以虚为主。脾为后天之本，主运化水谷精微，气血生化之源，脾的运化必须依赖于肾阳的温煦蒸化，其运化功能才能正常发挥。而肾中之精气又必须依赖脾运化的水谷精微不断补充。可见脾与肾在生理上相互为用，病理上又相互影响，一脏有病，就会影响另一脏发生病变，出现脾肾俱虚。因此认为慢性肾衰竭病人脾肾虚损为其病机之关键，故治疗应以健脾补肾为要。使脾肾强健，湿浊、溺毒、血瘀就会祛除。周老师临床中理论与实践相结合，临证紧扣其病机，并逐渐形成了自己独有的临床经验和学术思想，摸索并总结出既能扶正又兼祛邪之法，即具有温补脾肾、益气活血、祛毒降浊之功效的经验方——肾衰方治疗慢性肾衰竭。该方由黄芪30g，冬虫夏草6g，大黄10g，附子10g，丹参30g，川芎12g，地龙、益母草各15g等药物组成，方中黄芪益气利水，可提高免疫功能，延缓蛋白尿的发生，阻抑肾病发展。临床观察到阳虚病人与肾功能减退存在着相关性，文献也有类似报道，故用附子辛热之性，温补阳气，通行三焦，走而不守；与大黄相伍，温阳攻下，破除陈寒之积，有相得益彰之效。大黄味苦，性寒，具有攻积导滞、泻火凉血、活血祛瘀等作用。研究证明，大黄具有攻补双向作用，能降低尿素氮，抑制体内蛋白质的分解，促进氨生成的再利用，减缓残余肾组织的硬化进程而改善肾功能。丹参味苦，性微寒，能活血祛瘀、凉血清心、养血安神；丹参、川芎、赤芍活血化瘀，改善肾血流量，有抗凝，抑制肾小管萎缩和纤维组织增生，促进废用的肾单位逆传。冬虫夏草有补虚损，益精气，治腰膝酸痛，病后虚不复等作用。有报道能明显提高病人细胞免疫功能及血钙浓度，降低尿素氮和肌酐水平。并以此方为主随症加减治疗。通过临床和实验研究，认为药物配伍恰当，符合本病的发病机理，且临床疗效良好。该方治疗慢性肾衰竭效果好，但也要根据患者病情使用。他认为：①采用中医药治疗慢性肾衰竭，适宜于早中期慢性肾衰竭病人，若血肌酐大于450μmol/L以上，中医药治疗效果较差，应尽早让病人采取透析或其他治疗方法配合治疗。②将附子与大黄配伍应用于肾衰及疑难病，疗效确实满意。附子与大黄的配伍，应注意两味药的炮制方法。凡大便稀薄者，用制大黄；而大便秘结者，用生大黄，而且不宜久煎。凡用附子，均用炮制过的，不得用生附子。用6g以上者，必须先用水煎0.5～2h以上。根据附子与大黄配伍的作用，近年来用于治疗尿毒症、慢性肾衰竭，凡见阳虚寒积、瘀滞不解者，均可使用。初用附子与大黄者，可从小剂量开始（例如附子从3～6g开始用，大黄从6g开始用，最大可用至50g，但一定要根据病人的具体情况来决定用量），随其病情的变化逐渐加量，常可收到预期疗效。③若慢性肾衰病人大便秘结者，方中加用槐米，或芒硝等其他药物，以病人大便稀，日2～3次为宜。④因慢性肾衰竭病人体内往往存在“黏、聚、集、凝”状态，方中加入丹参、赤芍、川芎等活血化瘀药疗效更佳。临证使用时，应根据病情变化随症加减。外感风寒者，加紫苏9g，荆芥10g，葛根15g等；外感风热者，加蝉蜕6g，浮萍9g，牛蒡子

12g，紫花地丁15等；湿浊较重者，加石菖蒲10g，郁金12g，佩兰9g，藿香9g等；瘀血较重者，加地龙15g，益母草15g；或加入桃仁12g，红花9g；还可酌情加入水蛭6g，全虫6g等虫类药；阴血不足者，加何首乌12g，当归12g，鸡血藤15g。

3. 调脾土，护胃气，留下生生之机

慢性肾衰患者常存在脾胃不足，胃气虚损现象，早期表现为胃肠道症状如恶心，食欲不振，呃逆等表现；尿毒症阶段病情进一步发展，口中常有氨味，恶心，呕吐，厌食；临床也见很多病人以消化道表现症状就诊。主要是由于慢性肾衰患者肾气衰惫，气化无权，二便失司，遂致湿浊溺毒中阻，从而影响脾胃的运化和升清降浊之功能，所以患者常以恶心呕吐等消化系统功能紊乱症状为突出表现。如喻昌的《医门法律》中云："胃气不存，中枢不运，下关上格，岂待言哉。"故在复杂纷纭的危重病情中，一定要处处顾护胃气，因为"胃气一败，百药难施"，注意胃气的强健，即"有胃气则生，无胃气则亡"，"留得一份胃气，便有一份生机"。根据脾胃的生理特性，治疗重点应放在调治脾胃上，使脾胃气机升降正常，诸症缓解。以健运脾胃，脏腑同治，斡旋中焦，调理升降之机，改善症状，延缓、阻止甚至逆转肾衰的发展。临床常选用黄连温胆汤、香砂六君子汤或半夏泻心汤加减治疗。方药：陈皮10g，砂仁6g，党参15g，白术12g，茯苓12g，竹茹6g，苏叶9g。方中砂仁有醒脾化湿，宽中理气之功；陈皮芳化行气，健中和胃；党参、白术、茯苓等药益气扶中，诸药合用，具有健脾补中，和胃降逆之效，达到脾气旺，胃得养，升降顺，病症除。若湿浊盛加白茅根、薏苡仁、土茯苓利湿泄浊。若为痰浊中阻，胃失和降引起的恶心呕吐者，用小半夏加茯苓汤（半夏、生姜、茯苓）合泽泻汤以祛痰化浊，降逆止呕；若气虚者，加黄芪15g，党参12g，或改为人参；血虚加当归12g，鸡血藤15g；肾阳虚偏重加菟丝子12g，覆盆子12g，淫羊藿10g等药；肾阴虚偏重加山萸肉12g，女贞子15g，旱莲草15g等；瘀血者，加丹参30g，赤芍15g，益母草15g。

4. 健脾胃，益气血，治疗肾性贫血

慢性肾衰出现的贫血，临床称为肾性贫血。主要是因脾肾衰败，肾虚精不化血；脾虚气血生化不足，导致气血亏虚。治疗应气血并举，益气以生血，常用黄芪、党参、太子参、西洋参为补气之品。方剂可选当归补血汤、十全大补汤、归脾汤加减治疗。若皮肤瘙痒，则为血虚生风所致，可在辨证用方的基础上加鸡血藤12g，地肤子15g，荆芥10g，白鲜皮15g养血祛风；若肢体麻木或抽搐，加鸡血藤15g，地龙15g，蝉蜕6g，僵蚕12g养血息风止经。对于慢性肾衰引起的贫血，临床应注意选用补血药，要以养血活血的药物为主，切记不可一味地滋补，临床不宜重用熟地、阿胶、龟板胶、紫河车等滋腻碍胃之品，因其不利于生血，亦不主张大量或长期使用。若确实需要使用，也常需加入陈皮、佛手、砂仁、麦芽等理气和胃药物。如阿胶、龟板胶、鹿角胶等药物虽对改善贫血有一定效果，但应注意氮负荷增加，有升高尿素氮、肌酐之虞，应监测肾功能。临床中须加以注意。如果肾衰浊毒上犯症状表现明显时，以排毒降浊为主，达到邪去正安，邪祛后再以补益药来调理。

5. 肾疾病，防外感，阻止病情发展

肾脏疾病如果反复出现感冒或感染，不但不利于病情恢复，还会致使病情加重或恶化，迁延不愈。在慢性肾衰患者表现尤为突出，因其病情已至晚期，正气极虚，卫外不固，极易感冒、感染，导致病情加重或恶化。因此，运用中医药积极防治外感是十分重要的。如外感风寒，见恶寒发热，鼻塞流涕，咳嗽痰多等症，周老师喜用荆防败毒散加减治疗；若表邪由表入里，出现咳嗽气短，恶风自汗，咽喉不适等邪郁少阳者，则用柴桂玉屏散加减。药用：柴胡12g，黄芩12g，党参15g，半夏10g，桂枝6g，赤芍15g，黄芪20g，防风6g，白术12g，连翘12g，金银花15g，荆芥10g，甘草6g以疏散外邪，和解表里。对于外受风热，或风寒之证入里化热，出现发热咽痛、咳嗽痰黄者，以清热疏风利咽之品治疗。方用银翘玉屏风散加减。药用：柴胡12g，黄芩12g，金银花15g，连翘12g，蝉蜕6g，射干10g，桔梗12g，蒲公英30g，黄芪20g，白术10g，防风6g，甘草6g。若暑湿感冒，上方加香薷10g以祛湿解表。

6. 肾衰期，病危重，尚须综合调治

慢性肾衰是肾病晚期阶段，病情危重凶险，脏腑衰败，气血阴阳俱虚，湿浊溺毒潴留，非一方一法能使邪去正复，必须采用综合方法积极治疗，方可达到治疗目的。临床除上述方法外，老师还采用以下方法治疗。

(1) 中药结肠透析治疗：现代医学认为，尿素氮75%由尿中排出，25%由肠道随粪便排出。临床治疗的目的，是想尽一切办法，以促进体内的尿素氮和肌酐等溺毒排出。中药结肠透析可吸附肠道毒素，促进尿素氮、血肌酐等代谢产物排泄，改善肾功能。老师常将此法用于慢性肾衰非透析期的患者，以达到通腑泄浊，开启脾胃，祛邪安正的作用。中药灌肠方以黄芪30～50g，炮附子15～30g（先煎），生大黄30g，煅牡蛎30g，蒲公英20g，芒硝20g，白花蛇舌草30g组成。将上方浓煎至150～200ml，温度控制在36～38℃，让患者取左侧卧位，将肛管缓缓插入肛门至少30cm，以100滴/min的速度徐徐滴入，完毕取头低臀高位，保留1h以上再排出，以增药效。1～2次/d，7～10d为一疗程。根据病情休息3d后可行第2个疗程。采用高位保留灌肠，一方面使药物直达病所，保持药性；另一方面还可避免大黄苦寒之性戕伐胃气。临床实践验证，中医外治法作为一种独特有效的治疗手段，与内服中药汤剂相互配合，多途径给药，多方法治疗，提高了临床效果，对延缓慢性肾衰的进展起到积极作用。

（2）中药皮肤透析治疗（即熏蒸法，采用熏蒸机来达到治疗目的）：中药皮肤透析可通过皮肤外透的方法清除体内的毒素，促进尿素氮、血肌酐等代谢产物排泄，也即“开鬼门”。中药皮肤透析治疗，方以黄芪50g，生大黄30g，煅牡蛎30g，生地榆30g，荆芥、蒲公英、红藤各20g，白花蛇舌草30g组成。周老师常将此法用于慢性肾衰非透析期的患者，以达到开玄腑以泄浊毒，祛邪安正的目的。

周老师临床告诫说，对于慢性肾衰患者要善于对大黄的灵活应用。用大黄解毒化瘀，通腑泻浊，使浊毒从大便而解，但不是每位患者都需要用大黄，应根据病情来确定。肾衰患者若在中医理论指导下，能恰当地运用大黄会进一步提高临床疗效。慢性肾衰患者因脾胃衰败，气化无权，二便失司，临床不仅可见尿闭，亦可出现大便秘结，即下窍不利，浊阴难以从下而出，遂潴溜体内，致生变证。因此，宜在扶正的同时应用大黄通腑泄浊，使浊邪有出路。早期肾衰适时应用，对于缓解病情十分有益。但对终末期患者效果不明显。慢性肾衰正虚邪实，肾元衰竭，浊毒瘀积，应用大黄取其通利逐瘀、荡涤胃肠、清除浊毒之意，不能单纯理解为以通大便为目的之“导泻疗法”，而且也不是西药导泻剂所能类比或替代的。大黄对慢性肾衰的治疗并非单纯通便，而是有影响机体氮质代谢，缓解残余肾单位“高代谢”状态，调节脂质代谢紊乱等多种功能，起到延缓残存肾组织病变进程的作用。大黄治疗慢性肾衰归纳起来有多种功效，但临床应用要注意用药方法和剂量。如张景岳云：“大黄，欲速者生用，泡汤便吞；欲缓者熟用，和药煎服。”对慢性肾衰早中期患者，可采用生大黄为主的汤剂保留灌肠、中药结肠透析、中药皮肤透析等治疗方法，在不增加肠道负担的情况下，通过药物灌肠等方法协湿浊毒邪排泄。若是口服最好用制大黄，具体剂量因人而异，随症加减，应从小量5g开始用起，再根据病人情况逐渐加量，用大黄后，一般以大便溏软，每日2~3次为佳。依据大便情况随时调整大黄的剂量，最大剂量可用至50g/d。

（3）慢性肾衰治疗忌攻伐，要处处维护正气。慢性肾衰患者，其病情迁延日久，肾气亏损甚至衰竭，切忌一味攻伐，损之再损，虚之益虚。临床实践中，对肾衰而少尿或无尿患者，不顾本虚，强行利尿，效果不佳，甚至徒劳无功，反使病情恶化。宜扶正补肾，降逆泻浊，气化水行，方能尿出肿消。还有运用通腑降浊法治疗慢性肾衰亦须注意，切记攻伐太过而使病情更加恶化。需结合患者不同情况与其他药物配合应用，应以祛邪不伤正为原则，单纯祛邪法治疗慢性肾衰只能在某时或某一阶段应用，中病即止，不可长期应用。

（4）注重饮食与药物调护：周老师常说，药疗不如食疗。在慢性肾衰的发生和进展过程中，高血压、高血脂、高尿酸等既是慢性肾衰的并发症，又是促使慢性肾衰进展的危险因素。早期对这些危险因素干预非常重要，应把饮食干预和药物干预摆在同等重要的位置。饮食方面，选择优质、低蛋白饮食，对于早、中期患者每日蛋白的摄入量控制在0.6 g/（kg·d）左右，且蛋白质应是高生物价蛋白质。低磷饮食，磷的含量应限值制在600mg/d以下，以避免和控制高磷血症；对于血钾偏高者，则不宜多食含钾量高的蔬菜、水果等，宜高钙、高热量饮食；忌生冷辛辣、肥甘厚味之品，切忌暴饮暴食。注意水、钠的摄入，每日食盐量在3g左右，以减轻肾小球负担，保证健存肾单位有充足的血流供应。注意个人调护，避免劳累以养神。慢性肾衰要重视适度休息，避免劳累过度。同时应戒酒色，节情欲，以保养肾之精气。此外，还应合理用药，远离药毒。慢性肾衰的发生发展与误治或用药不当也有一定的关系。如氨基糖苷类等西药具有肾毒性，可引发慢性肾衰竭，已被熟知并重视，作为一名中医大夫，临床应重视中草药的毒副作用，消除“中草药乃天然药物，无毒副作用”的世俗观念。如含有马兜铃酸的广防己、关木通、朱砂莲等中药毒副作用较大；细辛等中药亦有一定的副作用。这些药短期应用也许看不出明显的毒性，但短期大剂量使用或长期使用，便可造成肾损害。因此不论年龄大小与体质强弱，不论其有无肾病，肾功能是否正常，一定要慎用此类药物，如果要用，也要遵守中医中药用药的法度，不要盲目地追逐短期疗效，造成不必要的麻烦或伤害。

（十七）慢性前列腺炎的中医治疗

慢性前列腺炎是多种复杂原因和诱因引起的前列腺的炎症、免疫、神经内分泌参与的错综的病理变化，导致以尿道刺激症状和慢性盆腔疼痛为主要临床表现的疾病。据不完全统计，35 岁以上的男子有 35% ~40% 患有本病，约占泌尿科门诊的 30%，也有报道达到或超过 50% 者。因前列腺疾病是比较棘手的一种男科疾病，发生率高，病程长，容易反复，给男性患者造成了很大的身心创伤和痛苦。

分类：慢性前列腺炎分为细菌性或非细菌性因素导致的前列腺及其下尿路疾病病变。其中感染细菌或病毒等只占 5%，以逆行感染为主，病原体主要为葡萄球菌属，其次为大肠埃希氏杆菌、棒状杆菌属及肠球菌属等。前列腺结石和尿液反流可能是病原体持续存在和感染复发的重要原因。或虽无感染但前列腺慢性充血所造成的前列腺慢性炎症，而非细菌性慢性前列腺炎及前列腺痛分别占 64% 和 31%。

临床表现：多样化，可出现会阴、小腹耻骨上区、腹股沟区、睾丸、阴囊等生殖器疼痛不适和肛周等部位胀痛不适；尿道症状为排尿时有烧灼感、尿急、尿频、排尿疼痛，可伴有排尿终末血尿或尿道脓性分泌物，及各种类型的性功能障碍等。以其发病缓慢、症状复杂、病程迁延、顽固难愈、容易复发为特征。部分病人还可影响生育能力。

诊断与鉴别诊断：慢性前列腺炎缺乏客观的、特异性的诊断依据，可根据其临床表现及实验室检查来诊断。若是慢性细菌性前列腺炎，有尿频、尿急、尿痛，排尿时尿道不适或灼热，排尿后或便后有白色分泌物自尿道口流出。有时可有血精，会阴部疼痛，性功能障碍。前列腺饱满，增大质软，轻度压痛。病程长者，前列腺缩小，变硬，表面不完整、有小硬结。前列腺液检查白细胞 >10 个/HP，卵磷脂小体减少等。前列腺液中可培养出病菌。

慢性非细菌性前列腺炎及前列腺病，临床表现类似慢性细菌性前列腺炎，但没有反复尿路感染病史，主要为尿路刺激征，排尿困难症状，特别是慢性盆腔疼痛综合征表现。临床诊断时应与可能导致骨盆区域疼痛和排尿异常的疾病进行鉴别诊断，以排尿异常为主的患者应明确有无膀胱出口梗阻和膀胱功能异常。需要鉴别的疾病包括：良性前列腺增生、神经源性膀胱、间质性膀胱炎、慢性膀胱炎、膀胱肿瘤、前列腺癌、前列腺结核。

临床治疗：慢性前列腺炎的治疗目标主要是缓解疼痛、改善排尿症状和提高生活质量，疗效评价应以症状改善为主。分为一般治疗和药物治疗。一般治疗包括健康教育、心理和行为辅导等。患者应戒酒，忌辛辣刺激食物；避免憋尿、久坐，注意保暖，加强体育锻炼。药物治疗：最常用的药物是抗生素治疗，但这类患者仅有5%为慢性细菌性前列腺炎患者需抗生素治疗。其他药物如α-受体阻滞剂、自主神经制剂和非甾体抗炎镇痛药，对缓解症状也有不同程度的疗效。

本病可归属于“劳淋”“尿浊”“腰痛”范畴。

病因病机：慢性前列腺炎病因病机非常复杂。本病多发生在青壮年，正当身体旺盛之际，或因一时过劳、邪毒外侵，如外感湿热火毒，蕴结不散，湿热秽浊之邪下注；或者下阴不洁或房事不洁，湿热之邪浸淫精室，精浊互结，扰乱精室，精离其位而成本病。或久居湿地，嗜食生冷、肥腻酒甘和辛辣炙热之品，色欲劳倦以致脾胃受损，运化失常，积湿生热，导致少阴、厥阴经气不畅，则出现循经所过之处，如会阴、腰骶、大腿内侧等部位发生酸胀疼痛；牵及膀胱溺道，则出现尿频、尿急，尿末滴沥，尿道不适、灼热。若湿热久羁不解，郁而不去，或相火久遏不泄，致脉络瘀阻；或因病久不愈，情志失调，气血不畅，或思虑过度，频繁手淫，或中断性事，忍精不泄，或长途骑车、久坐不起等，皆可引起血瘀精结。如《素问·疾论篇》指出：“思虑过度，所愿不得，意淫于外，入房太过，宗筋弛纵，发为筋痿，及为白淫。”或年老肾亏，下元不固，精微下流则尿浊。或因病久伤及脾肾，脾虚一方面湿郁难化，湿热内蕴，下注膀胱，则为尿浊；另一方面脾虚气陷，清阳不升，精微下注成为尿浊。若水谷不化，精微不足，必穷及于肾，肾伤精失其藏，精易下泄，流于体外而发病。脾肾虚则气化失司，湿浊内停，湿蕴化热，湿热留恋则湿热秽浊之邪亦难以排出，致使脉络瘀阻，血瘀浊停，瘀浊互结，阻滞精室，则精室藏泻功能失调，从而形成恶性循环。从上可以看出，本病总属虚实夹杂之证，表现为肾精亏虚与湿热蕴结、气滞血瘀并存。湿热是标，肾虚是本，而瘀滞则是本病进入慢性过程中的病理反应。故临床上就会出现湿热、瘀滞、脾肾亏虚三者夹杂互见，相互影响的病理现象。

辨证思路与要点：慢性前列腺炎的辨证根据其发病因素不同可分为湿热型，证见小便频数，热涩疼痛，腰骶及会阴部胀痛，或遗精频作，或阴茎痿软，阴囊及会阴潮湿、臊臭，下肢困重，或恶心呕吐，舌质红、苔黄腻，脉濡数。瘀滞型，症见会阴部及小腹部刺痛，小便淋沥，或滞涩不畅，伴早泄、阳痿、胸闷心烦，舌质紫暗或有瘀点，脉象沉涩。脾虚型，症见小便混浊，日久不愈，面色萎黄不华，食欲不振，身倦乏力，大便溏稀。舌淡苔白腻，脉虚弱。肾虚型，表现为小便频数，淋沥不畅。若为肾气不固则尿如膏脂伴早泄、滑精，舌淡红，苔白，脉细无力。肾阳不足则尿清长伴小腹冷痛，阳事不举，舌淡胖、苔白腻，脉沉细。肾阴亏虚则小便频数灼热，遗精，舌红苔少，脉细或细数等。

治疗原则与方法：慢性前列腺炎总属虚实夹杂之证，表现为肾精亏虚与湿热蕴结、气滞血瘀并存。若仅采用补肾益精之法则有闭门留寇之虞。在本病的整个发病过程中，由于湿热蕴结、瘀血阻滞的病理现象始终存在，湿热不去、气血不通则肾精难安，气血通则湿浊去，则肾无邪热之扰，肾精自能收藏。湿热之邪不仅是本病发生的关键因素，亦是本病缠绵难愈的根本原因。因此，治疗应标本兼治，以清热利湿、活血化瘀、健脾补肾综合运用为法。治疗上应以清利湿热为先，湿去则瘀滞便通。但对于慢性前列腺炎出现的湿热证，治疗上就不同于其他清利湿热之法。周老师运用利湿清热，祛瘀、补虚诸法于一体治疗这类湿热，独树一帜，疗效卓著。方选四妙散合萆薢分清饮加减。药用：萆薢、茯苓、车前子各12g，丹参20g，黄柏10g，苍术10g，川牛膝12g，生薏仁30g，石菖蒲10g，乌药12g，土茯苓20g。方中黄柏寒以清热，苦以燥湿，长于祛除下焦湿热；苍术苦温燥湿醒脾，使脾运化湿，以绝湿邪变生之源。两药相配，寒借温通，湿借温化，清而不凝，以建其效。正如《医方考》说：“此方用苍术有健脾之功，一正一奇，奇正之道也。”选用四妙散正是由二妙散，加用了川牛膝、薏苡仁，增强祛湿作用，效果更加显著。古人认为牛膝有“治淋圣药”之说，不仅能利尿通淋，还能活血化瘀，补益肝肾，更重要的是引药下行，直达病所；薏苡仁清热渗湿，健脾和胃，全方共具清热燥湿健脾之功。又选用朱丹溪著名的化湿与温阳开窍的代表方——萆薢分清饮。其主治病证是湿气留结，阳气被遏，寒气内生，浊气下注。病以小便频数，白如米泔，凝如膏脂，舌淡苔白，脉沉弱。

方中药物配伍特点是：一是因其证机为湿邪所为，其治以萆薢利湿化浊，使湿从下而去，但治湿必当温阳，以益智仁温肾阳，化湿浊，缩小便，止频数。温阳之中伍以散寒，则更利于温阳化湿，以乌药增强益智仁温阳散寒，气化水液。二是温阳可气化水湿，若能伍以开窍之品取效更捷，故选石菖蒲开窍泄浊，此为治白浊之要药，以使湿浊得去。再配土茯苓搜剔湿热，以清热祛毒。可见方中药物在化湿之中必当配以温阳，温阳之中必当伍以开窍，诸药相互为用，则肾阳得温，下窍得通，湿浊得去，淋浊而愈。随症加减：若热邪较盛者，加连翘12g，紫花地丁15g，蒲公英20g以疗热毒病菌，达到抗炎效果，其能够缓解前列腺炎症反应症状，减少前列腺的慢性充血，改善局部的血流循环和血管通透性，对减轻慢性前列腺炎临床症状具有显著效果；若肾虚精泄者加山药15g，生地、菟丝子、川断各12g，或用水陆二仙丹治疗遗精浊白；遗精较频，加煅龙、牡各30g，芡实15g，金樱子15g补肾涩精；或选用茯菟丸镇益心神，补虚止遗；若阳痿不起者，加龙胆草6g，茵陈15g，白蔻仁12g；若腰酸乏力者，加杜仲10g，覆盆子12g，桑寄生12g；若伴有血尿及血精者，加三七粉3g，白茅根30g；前列腺质地坚硬者加三棱9g，莪术9g，皂角刺15g；湿热内盛者，加萆薢12g，黄柏12g，石菖蒲10g；瘀血者，加元胡12g，丹参30g，桃仁10g，红花6g，苏木6g；中气虚者加黄芪15g，党参12g，白术12g，陈皮10g。亦可选用中成药银花泌炎灵片，该药为治疗前列腺炎的现代中药，可提高机体免疫力，是治疗前列腺炎的良药。亦可选用前列平胶囊治疗。

瘀血者，治以理气活血，通络止痛。方选柴胡疏肝散合抵当汤加减。药用：柴胡12g，赤芍15g，白芍12g，香附10g，郁金12g，川楝子15g，延胡索12g，炮穿山甲20g，路路通20g，水蛭10g，桃仁12g，三棱、莪术各9g，川芎12g，制大黄6g，丝瓜络12g等。亦可用少腹逐瘀汤加减：赤芍15g，当归12g，川芎12g，五灵脂、生蒲黄各10g，延胡索12g，莪术10g，川牛膝12g，泽兰12g，益母草15g，土茯苓15g，乌药12g。随症加减：湿热者，加萆薢15g，石菖蒲10g，薏苡仁30g，黄柏12g；若出现血精者，选用蒲黄散加三七粉3g，白茅根30g。对于慢性前列腺炎伴前列腺增生者，可选用前列通瘀胶囊（丹参、蒲公英、败酱草、赤芍、红花、桃仁、泽兰、王不留行、黄柏、枸杞子、熟地黄、白术、白花蛇舌草）治疗，亦会有较好效果。

若脾虚者，治以益气升清。方选补中益气汤加减。药用：人参10g，黄芪15g，白术12g，甘草6g，当归身12g，陈皮9g，升麻6g，柴胡10g，土茯苓15g，苦参15g，薏苡仁30g。或用无比山药丸加减。药用：山药15g，肉苁蓉12g，生地15g，山萸肉12g，茯神15g，菟丝子12g，五味子6g，巴戟天10g，泽泻12g，土茯苓15g，苦参10g、川牛膝12g。随症加减：小便频数者加益智仁12g，覆盆子12g，乌药10g；头昏无力、腰膝酸软者，加茯苓15g，菟丝子12g，石莲子9g；颧红盗汗、五心烦热，加生地15g，山萸肉12g，丹皮12g，知母12g；面白肢冷、精神萎靡，加附子3g，肉桂3g；若元阳大虚，可加红参、鹿角胶各6g大补元气而壮阳。

肾虚者，肾气不固选用护肾固精方加减。药物：黄芪20g，淫羊藿12g，山萸肉12g，菟丝子15g，丹参30g，银杏12g，益母草15g，薏苡仁30g，土茯苓15g。肾阳不足用金匮肾气丸加减。药用：附子3g，肉桂3g，生地20g，山萸肉12g，山药12g，茯苓10g，泽泻10g，丹皮10g，菟丝子12g，补骨脂12g，淫羊藿10g；若心气不足，肾精虚损，真阳不固，淋沥不尽，小便白浊如膏，梦寐频泄等症，用玉锁丹（茯苓15g，龙骨30g，五倍子9g）以补肾涩精。肾阴亏虚用知柏地黄加减治疗。药用：知母12g，黄柏12g，生地20g，山萸肉12g，山药12g，茯苓、泽泻各10g。也可在上述基本方剂中酌加党参12g，黄芪15g，枸杞子12g，淫羊藿12g，川断10g，当归12g，赤芍15g等中药治疗。若高年阳虚，可加淫羊藿12g，仙茅10g补肾壮阳。

对于慢性前列腺炎治疗不要仅仅限于上述治疗方法，因为本病临床表现复杂、病程迁延、顽固难愈、容易复发等特点，因此，除了上述方法外，还可结合中药外用治疗（用赤芍、延胡索、三棱、当归、土茯苓、败酱草、黄芩、丹皮、甘草、苦参、红藤等）煎液会阴部熏洗坐浴（先熏后洗），亦可中药灌肠或配合针灸治疗。这样多途径综合治疗，会进一步提高疗效。

（十八）中医对不育症的认识与治疗

不育症是指由于男性因素引起的不育，一般把婚后同居3年以上未采取任何避孕措施而女方未怀孕为主要表现的疾病，称为不育症。发生率为10%左右，单纯男方因素约为30%，精液异常是造成男性不育症的主要原因。临床上把男性不育分为性功能障碍和性功能正常两类，后者依据精液分析结果可进一步分为无精子症、少精子症、弱精子症、精子无力症和精子数正常性不育。其中精液量的不足或不液化、液化时间延长、精子活动率低、活动力差、精子数少、无精子或死精子、畸形精子过多等均可造成不育。

病因病机：引起男性不育症的原因虽然很多，但主要归咎于肾。从临床观察所见，男子不育，精常不足，而肾藏精，主生殖，故男子不育肾虚居多。因为肾为先天之本，主藏精与生殖。如《黄帝内经》云："人始生，先成精。"若肾脏亏虚，精血不足，故无子也。其次为脾，因脾主运化，若恣食生冷，好嗜肥甘，伤及脾胃，脾失健运，聚湿下注，日久蕴酿湿热，湿热下注影响精子的生成，阻碍精子的发育，使精子异常而不育。又脾为后天之本，主运化水谷精微，并能将水谷精微之运送于五脏六腑，余者藏之于肾，即"肾受五脏六腑之精而藏之"。先天肾精只有不断得到后天水谷精微的充养和培育，才能不断充盈和成熟，生殖机能才会旺盛。可此类患者每因婚久不育，心情不佳，终日忧思，思虑过度，劳伤心脾，脾伤则健运失职，气血生化之源不足，水谷精微不能下达于肾，遂致肾精亏虚，生殖机能下降而不育。若肾虚元气不足，无力推动血行致肾虚血瘀。肾阳不足，不能温养血脉致血寒而凝滞；或虚火炼液而致血稠血滞，瘀血阻遏精窍，导致精液运行障碍而不育。此外，不育还与肝有一定关系。因肾藏精，肝藏血，肝肾同源，精血互化。肾精亏损可致肝血不足，肝血不足也可引起肾精亏损。又肝主筋，肝之经脉绕阴器过少腹，阴茎为宗筋会聚之所，只有肝血充足，肝气旺盛，肝经通畅，宗筋才能得养，阴器才能勃起而行其事。若肝血虚亏，或肝脉瘀阻，则会使宗筋失养而成阳痿。又肝主疏泄，与男子排精功能密切相关。肝体阴而用阳，与肾水同源，肝肾同寄相火。肝阳不用则相火不动，相火不动则肾精不耗，精室不扰，精不遗泄。反之，肝阳亢盛则易引动相火，耗伤肾水，则精室不藏而遗泄频作，可出现遗精滑泄之症。或因患者情志忧郁，肝失疏泄，血行不畅，久之瘀血，内阻精室，导致性功能障碍和精液异常改变。由此可见，不育症主因在于肾，但与肝脾二脏也有密切关系。而湿热、瘀血又使病情变得更为复杂，难以治疗。

辨证思路与要点：不育症的主要症状为腰膝酸软无力，精神不振等肾虚表现为主，但与肝脾不足也有关系，临床应详加辨别，分清主次。若为肾精亏虚，证见疲倦乏力，头晕健忘，多梦易惊，早泄，滑精，舌淡红苔白，脉细无力。脾肾阳虚，则见腰酸乏力，畏寒肢冷，精冷稀薄，面白少华，神疲短气，阳事不举，早泄，大便稀溏或五更泄泻，小便清长或夜尿多，舌淡苔白，脉沉细。肝肾阴虚则腰酸膝软，头晕耳鸣，多梦易惊，性急易怒或阳事易举，举而不坚，神疲健忘，舌质红少苔或无苔，脉细弱或细数。阴虚内热则小便频数灼热，五心烦热，遗精，舌红苔少，脉细或细数等。肾虚血瘀症见腰部或少腹疼痛、阴茎刺痛或坠痛，射精时加重或见血精，或射精不能，精索脉管曲如蚯蚓可扪及，小便有时不畅，舌质暗或舌有瘀斑瘀点，脉细涩等。

治疗原则与方法：不育症患者虽然发病原因多端，病症复杂，但通过临床观察，其中以肾精亏虚为主者居多，治疗以补为主。但临床中对肾精亏虚为主的精液异常不育证，在治疗上不能独治其肾，而应肾肝脾同治才能达到效果。在滋阴补肾基础上，酌加健脾益气之品，以使脾旺，气血生化有源而肾精得充，育有基础。中医认为，精有先、后天之分，二者皆封藏于肾。先天之精即生殖之精，后天之精即水谷之精。后天之精的化生，有赖于先天之精；先天之精的充养，有赖于后天之精的补充。故有先天生后天，后天养先天之说。临床常常采用脾肾双补法治疗。脾肾双补有利于精子的发育、成熟和获得。此外，治疗本病还需运用养血柔肝平肝之品，以使肝血充盈，宗筋得养，肾精得补，肝阳不亢，精室不扰，肾精得固，而不妄泄，生殖机能才会旺盛。周老师临床提出以补肾，健脾，调肝为主来治疗，但还应根据患者的不同夹杂症随症调理。

肾虚精亏者，治宜滋补肾精，方选左归丸加减。常用药：熟地 24g，山药、山萸肉、菟丝子、枸杞、川牛膝各 12g，鹿角胶 12g，龟板胶 12g（烊化）。随症加减：腰膝酸软，性欲下降，加覆盆子、淫羊藿各 12g，二药相配补阳益精。如《本草备要》云：覆盆子“益肾脏而固精，补肝虚而明目，起阳痿，缩小便”。《本草图经》指出：“强肾无燥热之偏，固精无凝涩之害。”滴白量多或呈脓性，加败酱草、土茯苓各 20g；肾虚遗精，白浊，尿有余沥，用茯苓 15g，菟丝子 12g，石莲子 6g 补肾虚，固阴精，治白浊余沥。

脾肾阳虚者，治疗当健脾补肾，温肾壮阳，方用《金匮要略》肾气丸合赞育丹加减。常用药物：熟地 15g，当归 12g，杜仲 12g，肉桂 3g，肉苁蓉 15g，淫羊藿 12g，蛇床子 10g，白术 12g，枸杞 12g，仙茅 10g，山萸肉 12g，韭菜子 15g，附子 3g。加减：若肾阳虚为主，可加人参 6g，鹿茸 3g 治疗。脾阳虚者，加干姜 9g，党参 15g；气血不足者，加黄芪 20g，当归 12g，鸡血藤 15g 等益气养血之品。

肝肾阴虚者，治以滋补肝肾。常用六味地黄丸加五子衍宗丸加减治疗。

常用药：熟地24g，山萸肉12g，淮山药12g，丹皮、泽泻、茯苓各10g，枸杞子、覆盆子、菟丝子各12g，五味子10g，车前子15g。随症加减：盗汗咽干，腰膝酸软，加黄柏10g，知母12g以滋阴降火；或加女贞子、旱莲草各15g滋阴清热；阴血不足，兼大便干结，加当归12g，肉苁蓉15g以益精养血，润肠通便；肝郁兼瘀者，加郁金12g，赤芍15g，柴胡12g。

阴虚内热者，治予滋阴清热。方选知柏地黄丸合五子衍宗丸加减治疗。常用药有知母12g，黄柏10g，熟地24g，山萸肉、淮山药各12g，丹皮、泽泻、茯苓各10g，枸杞子、覆盆子、菟丝子各12g，五味子9g，车前子15g。加减：兼有湿热者，去知母，将熟地改为生地，加土茯苓15g，苦参10g或加二妙散以清热祛湿；若精液中白细胞过多，加蒲公英20g，紫花地丁15g，红藤20g，败酱草30g；若心肾不足，梦遗者，用玉锁丹或水陆二仙丹。

肾虚血瘀者，治当补肾活血祛瘀。用少腹逐瘀汤或桂枝茯苓丸加减。药物：小茴香6g，干姜9g，延胡索12g，没药10g，当归12g，川芎12g，肉桂3g，赤芍15g，蒲黄12g，五灵脂10g，丹皮12g，桃仁10g。加减：肾虚明显，加淫羊藿、山萸肉、菟丝子各12g；阴虚内热者，加入生地15g，知母12g，丹参20g，赤芍15g，青蒿15g等滋阴清热活血之品。有精索静脉曲张者，加王不留行15g，穿山甲20g，元胡12g等。

临床治疗中，对精液常规检查异常者，即表现为精子数量与质量异常。周老师提醒我们要以精子质量异常为主。因为精子质量的优劣，是决定精子能否与卵子结合的关键。从临床观察来看，即使精子数量正常，但若精子质量异常，出现死精子症（精子活动率 $<40\%$），或弱精子症（$a+b<50\%$ 以上），或精子畸形症（畸形精子 $>30\%$）还是不能孕育。因此，周老师将这些现象统称为肾精亏虚。以肾精亏虚为主证之不育症，治疗上应在滋阴填精益肾的同时，益气健脾，养血调肝，如此肾肝脾三者同时兼顾调理，以提高精子质量为主要目的，促进精子数量的增加，调节精液异常，改善精液的质量，才能提高临床孕育效果。在临床中遇到这类不育症，常用自拟育精种子汤（熟地20g，肉苁蓉15g，山萸肉、山药各12g，茯苓10g，车前子15g，枸杞12g，五味子10g，当归、覆盆子、菟丝子、淫羊藿各12g，黄芪20g，鸡血藤15g）加减治疗。方中熟地、肉苁蓉滋补肾阴，益精充髓。如《药性论》指出：肉苁蓉“益髓，悦颜色，延年，治妇人血崩，壮阳，大补益，主赤白下”。《日华子本草》又谓：“治男绝阳不兴，女绝阴不产，润五脏，长肌肉，暖腰膝，男子泄精，尿血遗沥，带下阴痛。”山萸肉与枸杞合用滋阴益肝，《医学衷中参西录》谓：山萸肉其味酸性温，“大能收敛元气，振作精神，固涩滑脱，因得木气最浓，收涩之中兼具条畅之性”，二药同用，补益肝肾；再加山药滋肾补脾，达到肝脾肾三阴并补，起到育精治本之效。又用黄芪、人参大补元气，益气健脾；当归、鸡血藤补血生精。鸡血藤苦甘性温，既能活血，又能补血。《本草纲目拾遗》云：治“男子虚损，不能生育及遗精白浊”。二药相伍，使肝血得养，肾精得充。再与补气之药黄芪、人参相伍以培补脾胃后天之本，助气血生化之源旺盛，使先天肾精不断得到后天之精补充，则肾精充足有源。“善补阴者，必于阳中求阴”，又以覆盆子、菟丝子、淫羊藿补肾阳，益肾阴，固肾精，取“阳中求阴”之义，而补肾益精之力更强。现代药理研究证明淫羊藿含有淫羊藿苷和维生素 E，有兴奋性机能、促进精液分泌的作用；又用五味子滋肾涩精；覆盆子益肾固精，如《药性论》指出：“男子肾精虚竭阴痿，能令坚长，女子食之有子。”两药相配，以滋阴涩精止遗固肾，使肾精封藏而不妄泄。佐使茯苓、车前子健脾渗湿，如此补泻并进以防上述滋补之品产生滞腻之弊。诸药合用，具有填精补肾，养血益肝，益气健脾之功，起到肝脾肾三脏同治而获佳效。从而使肾精得补，肝气条达，脾气健旺，生殖之精增强，育子有望。

加减：精液不液化，加知母 12g，黄柏 10g，生地 12g，天花粉 15g 滋阴泻火，增液生津，减少精液之黏稠度；早泄者，加知母 12g，黄柏 10g，金樱子 15g，芡实 15g 固肾涩精；阳痿者，加阳起石 12g，肉苁蓉 15g，鹿茸 3g，锁阳 10g；不射精或射精无力者，重用黄芪 30g，再加王不留行 15g，路路通 20g，金樱子 12g 等；精液稀薄，精液量少，精子数量少，活力差或死精子者，加当归 12g，黄精 10g，还可加龟板胶 10g，鹿角胶 10g（烊化），紫河车 10g 等血肉有情之品，大补精血，以添精补髓；精液活动度下降，加高丽参 6g，黄芪 20g；精子畸形过多或液化不良者，加山栀 12g，萆薢 15g，天花粉 20g 以清热利湿生津；伴尿路刺激征加瞿麦、赤茯苓各 15g，淡竹叶 6g；伴尿道白浊溢出，加萆薢 15g，益智仁 12g，芡实 15g。精液中白细胞多或兼有脓球者，加败酱草 30g，土茯苓 15g，红藤 20g；下腹胀痛或睾丸疼痛加乌药 12g，川楝子 15g；附睾或前列腺肿大、变硬、输精管增粗者，加赤芍 15g，穿山甲 20g。

此外，由前列腺炎引起的不育症应根据病人的具体情况来治疗。如合并有感染者，一定要将感染祛除，可采用清热解毒或清热利湿方法治疗，这样有利于病情的治疗，还可提高临床效果。

二、临床常用经验方

（一）黄母二白汤

药物组成：生黄芪30g，白术15g，茯苓15g，猪苓15g，泽泻10g，桂枝9g，益母草15g，桑白皮20g，白茅根30g。

用法：水煎服，每日1剂。

功能：培补中土，利水消肿。

主治：适用于脾虚不能制水，膀胱气化不利，以致水湿内停引起的水肿。证见小便不利，口渴欲饮，或水入即吐或腹泻呕吐，眩晕头痛以及水肿等脾虚水泛等证。

方义：方中黄芪甘、微温，入脾、肺经，补气固表，利尿退肿；与白术相配，健脾益气以制水；二苓配泽泻渗湿利尿以行水；桑白皮、白茅根宣肺利尿，以防利尿伤阴；再配益母草，利水消肿，治水中之血；桂枝外解表邪，内助膀胱气化，即使有表证亦可得解。诸药合用，具有培补中土，利水消肿之效。用于治疗各种原因引起的水肿效果颇佳。

加减：若兼风寒者，加麻黄（夏日用香薷10g）6g，杏仁15g，荆芥10g；风热者，加连翘12g，金银花15g，桑叶10g，蝉蜕6g；咽喉肿痛，加紫花地丁12g，牛蒡子12g，射干10g，蒲公英20g，僵蚕12g；脾虚明显，加党参12g，薏苡仁30g；湿浊中阻者，加薏苡仁30g，陈皮10g，半夏9g；湿热明显，去桂枝，加黄柏12g，苍术12g，土茯苓20g；血尿者，加紫草12g，仙鹤草20g，或三七粉3g（冲服）；蛋白尿者，加芡实15g，金樱子15g，山萸肉12g；瘀血者，加泽兰12g，丹参30g，赤芍15g，川芎12g等治疗。

（二）护肾固精方

药物组成：黄芪20g，淫羊藿12g，山萸肉12g，灵芝15g，丹参30g，银杏12g，益母草15g，苡仁30g，土茯苓15g。

用法：水煎服，每日1剂。

功能：益气补肾固精，活血祛湿解毒。

主治与适应证：主治各种肾小球疾病和间质性肾炎。适用于肺肾气虚，脾肾气虚或气阴两虚者，临床表现为蛋白尿或血尿，面浮肢肿，腰脊酸痛，神疲乏力或易感冒，或纳呆便溏，或口干咽痛，舌淡红胖，苔白或白滑，脉沉细或沉迟无力等。

方义：黄芪益气扶正利水为主药。辅淫羊藿、山萸肉补益肝肾，涩精固脱。《医学衷中参西录》谓：山萸肉其味酸性温，“大能收敛元气，振作精神，固涩滑脱，因得木气最浓，收涩之中兼具条畅之性，故又通利九窍，流通血脉，且敛正气而不敛邪气，与他酸敛之药不同，用之补益肝肾，又能流通气血，且无敛湿热之弊，诚为有一无二之品”。与淫羊藿相伍培补肾之真阴真阳，补肾固精；灵芝补虚损而活血，丹参活血化瘀而养血，银杏活血通络，配山萸肉固肾涩精；益母草活血利水；苡仁健脾，祛湿退肿；土茯苓清热解毒，除湿通络为佐。诸药合用，共奏益气健脾，补肾固精，活血化瘀，祛湿解毒之功，研究证明，方中黄芪、丹参能扩张血管，改善肾血流量，还能抑制系膜细胞增生和拮抗炎症及细胞因子；黄芪、淫羊藿、灵芝能促进机体免疫反应，提高细胞和调节免疫功能，并能减轻免疫复合物对肾小球基底膜的损伤，对肾炎的发病有阻抑作用，可延缓尿蛋白的发生。黄芪能抑制肾小球系膜细胞多种炎性细胞因子。其提取物黄芪皂苷可抑制人肾小球系膜细胞增殖，抑制基质过度生成和下调细胞表面 β_1 整合素 mRNA 的表达。丹参、益母草还能改善微循环和患者的高凝状态，改善局部病灶的缺血缺氧，使肾小球、肾小管得以修复和再生。川芎、灵芝草的有效成分川芎嗪、灵芝多糖可抑制系膜细胞 IL－6 基因的表达，从而减轻系膜细胞增生；苡仁、土茯苓具有抗氧化和抗炎等作用。方中诸药合用，发挥其益气补肾固精，活血祛湿解毒之综合治疗作用。

加减：兼气虚者重用黄芪，加党参；阳虚者加仙茅、白术；气阴两虚者加太子参、冬虫夏草、枸杞；肾阴虚者加旱莲草、女贞子、生地；外感风寒者加麻黄、防风；风热者加连翘、金银花、黄芩、鱼腥草；水湿者加猪苓、车前子、白茅根；湿热者去淫羊藿，加黄柏、滑石；血瘀者加赤芍、益母草、水蛭；蛋白尿者加芡实、菟丝子、金樱子；血尿者加紫草、三七粉、仙鹤草。

（三）活血通脉方

药物组成：当归 12g，赤芍 15g，川芎 12g，红花 9g，地龙 15g，益母草

30g，丹参 30g。

用法：水煎服，每日 1 剂。

功效：活血化瘀。

主治：用于治疗各种原因引起的急慢性肾炎、肾病综合征、IgA 肾病、紫癜性肾炎、狼疮性肾炎和慢性肾衰竭等，表现为病情迁延不愈，病程沉长反复，或长期镜下血尿、尿血见有血丝凝块或蛋白尿久治不消，腰痛固定，舌暗红或有瘀点斑，舌底脉络青紫，脉涩等瘀血阻滞现象。

方解：方中用当归补血和血，与赤芍相配养血活血，为血中之血药；与川芎相伍，有活血行气之效，是血中气药；丹参活血化瘀，兼有养血之功；地龙、益母草活血破瘀，兼祛湿通络；再取小剂红花，破血祛瘀，以增强活血化瘀之效。全方具有活血兼养血，祛瘀不伤正之特点。本方临证应用时，可灵活化裁，治疗各种原因引起的瘀血证。

加减：气虚者，加黄芪、党参；血虚者，加生地、熟地、何首乌、鸡血藤；血虚兼寒，加肉桂、炮姜；血虚而热，可加黄芩、丹皮；气郁兼瘀者，加郁金、莪术；瘀血明显，加桃仁、全虫、僵蚕。

（四）滋阴降火汤

药物组成：知母 12g，生地 15g，旱莲草 15g，女贞子 15g，山萸肉 12g，丹皮 5g，玄参 15g，白茅根 30g，黄柏 12g。

用法：水煎服，每日 1 剂。

功效：滋阴、清热、泻火。

主治：用于治疗原发性肾小球疾病，如 IgA 肾病、肾病综合征和继发性肾小球疾病如狼疮肾炎、紫癜性肾炎等肾病，表现为阴虚内热或阴虚火旺引起的肉眼血尿，或镜下血尿，蛋白尿，五心烦热，口干咽燥，腰酸腰痛，舌红苔少，脉细数者。

方解：方中知母苦，甘、寒，归肺、胃、肾经，一清泻肾火，一滋阴润燥；生地甘寒，归心、肝、肾经，清热凉血，养阴生津，《本草衍义》云："凉血补血，补益肾水真阴不足。"《本草发挥》又指出："生地性寒，味苦，凉血补血，补肾水真阴不足，治少阴心热在内。"二药合用，大滋真阴，清下焦之虚热，切中病机，直彻本源；女贞子补肝肾阴，墨旱莲滋补肝肾，二药组成二至丸，以取强阴之效，且药力平和，滋补肾精，缓以图治；山萸肉补益肝肾，涩精固脱，其味酸性温，能收敛元气，振作精神，固涩滑脱，用之补益肝肾，又能流通气血，且无敛湿热之弊；丹皮、玄参、白茅根养阴清热，泻火解毒。以上药物同用，有滋阴清热之功效；再以黄柏清热降火，此处用黄柏，取其善于泻肾火而清下焦热，与知母相伍滋阴降火，治阴虚内热之证。

加减：风热外感，有鼻塞、咽痛者加连翘15g，金银花15g，蝉蜕9g，荆芥6g；热毒壅盛，有咽喉肿痛、扁桃体炎、皮肤疮痒发热者加紫花地丁30g，蒲公英20g，黄芩12g，白芷9g，蝉蜕9g；心火较甚，烦热，口腔溃疡加淡竹叶、木通各6g，连翘心、黄连10g；阴虚火旺明显，加地骨皮15g，青蒿15g，天花粉20g；湿热留恋，小便时有灼热感者加萹蓄、石韦、土茯苓各15g；风伏肾络，腰痛者，加忍冬藤30g，鸡血藤30g，牛膝、全蝎各6g；阴虚夹瘀，久治不愈，加丹参20g，赤芍15g，三七粉3g（冲服）。

（五）益气养阴方

药物组成；生黄芪30g，太子参30g，玄参20g，生地20g，山萸肉12g，山药15g，当归12g，丹皮12g，地龙12g，白茅根30g，五味子10g。

用法：水煎服，每日1剂。

功效：益气养阴。

主治：适应于IgA肾病、慢性肾炎、肾病综合征，或糖尿病肾病，或肾盂肾炎及慢性泌尿系感染，或水肿消退后出现体倦乏力，短气，腰酸痛，咽干，手足心热，食欲不振，小便色黄，舌质红，苔少或舌光赤无苔，脉象细或兼数者。

方解：方中重用太子参有益气养阴之效。既可益气，而兼生津润肺，又为补气药中的一味清补之品，补而不腻，滋而不恋邪，又无刚燥伤阴之弊；与黄芪相配能增加益气之力，与沙参相伍能增强滋阴之功。如是以达气阴双补之效果。玄参、生地、山萸肉、山药、当归滋养阴血；丹皮、地龙、白茅根，三药清热凉血活血，防滋阴瘀滞之弊；佐使五味子酸敛阴津。诸药合用，一补、一清、一敛，具有益气养阴之功，治疗气虚阴伤之病症。

加减：血尿者加大蓟、小蓟、白茅根、丹皮等；兼气虚明显，加用仙鹤草、鹿衔草；蛋白尿者加用芡实、金樱子、山萸肉、莲须；阳虚者加菟丝子、淫羊藿。急性咽炎加射干、马勃、玄参；咽喉肿痛加紫花地丁、蒲公英、僵蚕、蝉蜕；慢性咽炎者配合玄麦甘桔汤；易感冒者配合玉屏风散；瘀血者，加泽兰、丹参、紫草等，亦可选用地龙、水蛭、全虫等。

（六）浊毒汤

药物组成：陈皮、姜半夏、佩兰各9g，黄连3～6g，苏叶、竹茹各6g，川牛膝、土茯苓各15g，薏苡仁30g，益母草15g。

用法：水煎服，每日1剂。

功效：清热祛湿，和胃降逆。

主治：适用于治疗各种肾病或慢性肾衰竭，表现为湿热未尽，痰浊中阻的湿浊证。证见倦怠乏力，面色萎黄，纳呆腹胀，口淡不渴，或恶心呕吐，或见有蛋白尿，或血尿伴有腰酸胀不适、苔白腻或厚腻，脉濡或濡数。

方解：方中陈皮、佩兰、半夏健脾化湿，有祛除痰湿浊毒之功效为君。陈皮理气和胃，佩兰芳香化浊，二药合用，醒脾祛湿化浊；半夏性辛温，归脾、胃、肺经，具有清热燥湿化痰，降逆止呕的作用。临床常用于胃气上逆之呕吐及湿痰、寒痰证，为止呕要药，《医学启源》云：大和胃气，除胃寒，进饮食。现代药理显示其对咳嗽中枢有镇静作用，可抑制呕吐中枢而止呕。紫苏芳香，通降顺气，理气宽中，化浊辟秽，醒脾止呕。《本草纲目》中记载：紫苏性舒畅，行气和血，能和血，与半夏配伍，辛开苦降，平调寒热，宣通调和，祛邪中寓有调和之治，调和中含有祛邪之法，偏于疏肝解郁，行气化痰。在肾脏病中二药常用于属湿浊中阻之痰湿浊毒呕逆，常合并小半夏加茯苓汤，对改善临床症状效果明显。辅薏苡仁、竹茹以化湿利湿；佐黄连清热解毒，又善泻心、胃之火而除烦热；与陈皮等药相配祛除浊毒故治呕吐；用土茯苓、薏苡仁清利湿热。此处用土茯苓、薏苡仁非常恰当，如《本草正义》："土茯苓利湿去热，能入络，搜剔湿热之蕴毒。"薏苡仁祛湿又不伤正。再用益母草、牛膝活血化瘀，牛膝还可引药下行。诸药合用，达到清热祛湿，化浊和胃，降逆解毒的作用。

加减：浊毒明显加白花蛇舌草20g，半枝莲15g；痰浊者，加泽泻、白术；恶心呕吐明显，加半夏、生姜；有痰热者，用黄连、竹茹；水肿兼瘀者，加益母草20g，泽兰12g，地龙12g。

（七）肾衰方

药物组成：黄芪30g，冬虫夏草6g，大黄10g，附子10g，丹参30g，川芎 12g 等。

用法：水煎服，每日 1 剂。

功效：温补肾脾，益气活血，祛毒降浊。

主治：适用于治疗各种肾病引起的早、中期慢性肾衰竭。表现为脾肾虚衰，浊毒瘀阻，证见面色灰暗无华，头晕乏力，或水肿，或纳差腹胀，恶心呕吐，小便量少，或肢体麻木，或皮肤瘙痒，舌淡胖，苔白腻或黄腻，脉沉细无力等。

方解：方中黄芪，益气利水，提高免疫功能，延缓蛋白尿的发生，阻抑肾病发展。临床观察发现阳虚病人与肾功能减退存在着相关性，故用附子温补阳气，通行三焦，走而不守；与大黄相伍，温阳攻下，破除陈寒之积，有相得益彰之效。研究证明，大黄具有攻补双向作用，能降低血脂、尿素氮，抑制体内蛋白的分解，促成氨生成的再利用，减缓残余肾组织的硬化进程而改善肾功能。冬虫夏草有补虚损、益精气，治腰膝酸痛，病后久虚不复等作用，能明显提高病人红细胞免疫功能及血钙浓度和抗氧化能力，降低尿素氮和血肌酐水平。丹参、川芎活血化瘀，改善肾血流量，有抗凝、抗血小板聚集等，抑制肾小管萎缩和纤维组织增生，促进废用肾单位逆转。诸药合用，具有温补肾脾，益气活血，祛毒降浊之功效。方药配伍得当，符合慢性肾衰竭的发病机理。

加减：外感风寒者，加紫苏 9g，荆芥 10g，葛根 15g 等；外感风热者，加蝉蜕 6g，连翘 12g，牛蒡子 12g，紫花地丁 15 等；湿浊较重者，加石菖蒲 10g，郁金 12g，佩兰 9g，藿香 9g 等；瘀血者，加地龙 15g，益母草 15g；或加入桃仁 12g，红花 9g；还可酌情加入水蛭 6g，全虫 6g 等虫类药；阴血不足者，加何首乌 12g，当归 12g，鸡血藤 15g。

（八）化瘀排石汤

药物组成：金钱草、海金沙各 15～30g，鸡内金 20～40g（粉末冲服效佳），穿山甲 15～30g，丹参 15～30g，赤芍 12～15g，元胡 12～15g，莪术 6～12g，车前子 15～30g，冬葵子 15～30g，川牛膝 10～15g。

用法：水煎服，每日 1 剂。

功效：行气通淋，化瘀排石。

主治：适用于治疗各种尿路结石症，患者表现为突然腰部或腹部持续性或阵发性绞痛，或肾结石伴肾积水以及术后复发结石。证见腰腹胀痛，少腹胀痛隐痛，小便涩滞不爽，或尿时小便突然中断，疼痛剧烈，上连腰腹，砂石排出后疼痛缓解，痛后伴见血尿，舌紫暗或有瘀点、脉弦涩或弦紧。

方解：方中金钱草、海金沙清热利湿、化瘀消石；穿山甲专攻瘀血与结石。穿山甲味咸，性微寒，张锡纯称其“气腥而窜，其走窜之性，无微不至，故能宣通脏腑，贯彻经络，透达关窍，凡血凝血聚为病，皆能开之”，其味咸能软坚，故它具有良好的活血散结、消痈溃坚之功。三药合用，有散瘀消石之效，共为君药。再配丹参、赤芍、元胡、莪术行气活血，加强散结祛瘀之效；车前子、冬葵子均有良好的清热利水通淋作用，能促使结石排出；鸡内金可消癥化石，张锡纯称其味酸而性微温，中有瓷石铜铁皆能消化，其善化瘀消积，又本药可健脾消食，防止他药寒凉伤脾；牛膝补益肝肾、活血通经、利尿通淋；《本草纲目》谓其“可治五淋尿血，茎中痛”，既有降下排石之功、而且本药性善下行，可引药入肾。诸药合用，既有行气活血排石之功，又具清热利湿通淋之效。此法是治疗泌尿系结石的常法，也是消除结石，排出结石的治疗要诀。

加减：输尿管上段结石加三棱、莪术各 12g；输尿管下段结石加乌药 15g；血尿加白茅根 30g，小蓟 15g；瘀血严重者加王不留行 20g，益母草 15g；若绞痛发作加白芍 20g；尿道涩痛加蒲公英 20g，土茯苓 20g。

（九）眩晕方

药物组成：天麻、钩藤、决明子、何首乌、杜仲、陈皮、半夏、薏苡仁、杏仁、蔻仁、枳壳、焦三仙。

用法：水煎服，每日 1 剂。

功效：健脾益肾，祛湿化痰。

主治：适用于痰湿中阻，清阳不升，浊阴上泛引起的血压升高发生之眩晕或风痰上扰之眩晕以及眩晕综合征等证。

方解：方中天麻、钩藤平肝潜阳。天麻甘、平，归肝经，为治风之要药，能入厥阴之经而治诸病，善治风痰上扰之眩晕。《珍珠囊》云：“治风虚眩晕头痛。”《本经》认为“久服益气力，长阴，肥健，轻身，增寿”。钩藤甘、微寒，归肝、心包经。能入络通心包。《本草纲目》云：治“大人头旋目眩，平肝风，除心烦”“钩藤手足厥阴药也。足厥阴主风，手厥阴主火，惊痫眩晕，皆肝风相火之病，钩藤通心包于肝木，风静火息则诸证自除”。两药配伍，有清肝热，息内风之功效。用草决明、何首乌、杜仲补肝肾；陈皮、半夏、薏苡仁、杏仁、蔻仁健脾化湿祛痰；枳壳、焦三仙行气消积。诸药合用有健脾益肾，祛湿化痰，平肝息风的功效。

加减：耳鸣加蝉蜕6g，僵蚕12g，磁石30g；血压高者，加葛根15g，黄芩12g，川牛膝12g，地龙15g，珍珠母30g；有瘀血者加丹参30g，赤芍15g，川芎12g。

下篇　医案医话

一、急性肾盂肾炎（一）

罗某，女，20岁，2013年8月16日初诊。

主诉：尿急尿频1月，伴双手肿胀。

现病史：1个月前患者无明显原因出现尿频尿急，伴双手肿胀，遂即到某医院就诊。诊为：急性肾盂肾炎。经住院治疗后，较前好转出院。现症：尿频尿急，伴双手肿胀，自汗，易感冒，口苦，口渴，喜饮，纳差，腹胀，腰困痛，下肢未见明显水肿，大便干，2d一解，小便频数，色黄，无尿灼痛，舌红苔薄白，脉沉细数。

化验室检查：尿常规：蛋白（±），隐血（++），白细胞（+++）。

既往：有甲亢病史。

诊断：急性肾盂肾炎。

中医诊断：血淋（湿热下注膀胱）。

治则：清热利湿通淋。

方用：八正散合玉屏风散合小柴胡汤加减。

车前子20g	萹　蓄15g	黄　芩10g	连　翘12g
生　草10g	瞿　麦15g	黄　芪15g	防　风10g
白　术12g	柴　胡12g	清半夏10g	党　参12g
大　黄6g（后下）	滑　石20g（包煎）		

7剂，水煎400ml，早晚分服200ml。

2013年8月23日二诊：尿频尿急，双手肿胀减轻，汗出明显较前减少，口不苦，口渴，喜饮，腹不胀，舌红苔白，脉细。

化验室检查：尿常规：尿蛋白（±），隐血（++），白细胞（++）。

生　地15g	丹　皮15g	太子参10g	女贞子10g

小　蓟 10g　大　蓟 10g　萹　蓄 15g　三七粉 3g(冲服)
生地榆 10g　连　翘 12g　玄　参 12g

7 剂，水煎 400ml，早晚分服 200ml。

2013 年 8 月 30 日三诊：小便利，无尿频尿急，双手肿胀消失，腰困减轻，口渴，饮水可，不起夜，小便晨起黄，舌尖红苔白，脉细，尿常规、隐血（+），尿蛋白（-），白细胞（+）。

生　地 15g　牡丹皮 15g　太子参 10g　女贞子 10g
小　蓟 10g　大　蓟 10g　萹　蓄 15g　三七粉 3g(冲服)
生地榆 10g　连　翘 12g　玄　参 12g　旱莲草 12g

7 剂，水煎 400ml，早晚分服 200ml。

经用药 2 周后，复查尿常规正常。

按语：患者以“尿急尿频”主诉就诊，当为淋证。患者表现“尿频尿急，口渴喜饮，大便干，小便频色黄，舌红，脉沉数”，此里热症状明显；卫气虚则“自汗，易感冒”；“双手肿胀、腰困”为里有湿；“口苦，口渴喜饮，纳差，腹胀”为少阳枢机不利，肝胃不和之象。患者虽直视下并无明显赤红色血尿，但依据实验室尿常规检查隐血阳性，当有热邪灼伤脉络的病机，应是血淋证。血淋的病机与热淋有相似之处，均属于下焦湿热，蕴结膀胱所致，应以清热通淋利尿之法，以祛其邪，但血淋的病机更由于热盛灼伤血络，治疗除清热利尿外，还须加入凉血止血之品。《诸病源候论·淋病诸候》：“血淋者，是热淋之甚者，则尿血，谓之血淋。”患者全身症状同时还有气虚与少阳证的表现，故周老师针对本患者的具体病情，在清热凉血，利尿通淋的同时配以益气固表与和解少阳之方药，方选八正散合玉屏风散合小柴胡汤加减。方药分析：萹蓄、瞿麦利尿通淋；车前子清热利尿、渗湿祛痰；滑石利尿通淋，清热祛湿；大黄攻积滞泻火、凉血祛瘀、解毒，“能降血分郁热，推陈出新”；生草调和诸药，共奏清热解毒，利湿通淋之功。合玉屏风散补脾实卫，益气固表。又合小柴胡汤和解少阳枢机。配连翘清热解毒、消肿散结，治溺管生炎。仲景在《伤寒论》中虽言有少阳证，不可汗、下、吐，当先和解之，但临床上也可见柴胡剂加入汗、下药治疗的现象。如柴胡桂枝汤、大柴胡汤等。此处清热利湿虽属下法，配合小柴胡汤治疗，但不失其治疗原则。患者二诊时，症状明显好转，“双手肿胀减轻，口渴，喜饮，舌红苔白，脉细。诸症好转，但病邪未除，周老师治以补气养阴，凉血活血，清热通淋。方用太子参益气生津；生地清热生津、凉血止血活血；三七粉补虚止血、祛瘀，功效最良；女贞子补益肝肾，强腰膝；丹皮清热凉血，活血散瘀；玄参清热凉血，泻火解毒，又滋阴；小蓟、大蓟凉血止血，祛瘀消肿；萹蓄利水通淋；生地榆凉血止血，泻火解毒；连翘清热解毒，消肿散结，专治溺管生炎。其质轻，在此实为协助诸药宣通气机。三诊，查尿常规仅隐血（+），全身诸症明显转好，效不更方，予上方加旱莲草与女贞子，实为二至丸，在原方的基础上以加强滋补肝肾，达到扶正祛邪之目的。四诊尿常规尿蛋白（-），隐血（-）。病情告愈。

二、急性肾盂肾炎（二）

邱某，女，31岁，2002年4月21日初诊。

主诉：反复尿频尿急尿痛3个月，加重伴腰痛1周。

现病史：3个月前出现尿频尿急尿痛，发热，全身酸痛，在外院检查诊断为急性肾盂肾炎，住院治疗10d病情好转出院。但此后经常反复出现小便不适，尿频数，发作时服氧氟沙星胶囊病情减轻。1周前因劳累而发。现症：腰痛，尿频尿急，尿痛，手足心热，口干，下午发热，舌质红，苔黄腻少津，脉细弦数。检查小便常规：红细胞（+），白细胞（++），蛋白（+）；尿细菌培养：变形杆菌，计数 $>10^5$/ml。

西医诊断；急性肾盂肾炎。

中医诊断：淋证。证属：肾阴亏虚，膀胱湿热。

治法：滋补肾阴，清热利湿。

方剂：二至丸合八正散加减。

处方：女贞子、旱莲草各20g，紫花地丁、土茯苓、白茅根各30g，萹蓄、瞿麦、滑石、赤小豆、车前子各15g，延胡索、郁金各10g，通草6g。7剂，水煎服，早晚各服1次。

2002年4月21日二诊：服上方后，发热症状消退，诸症皆明显减轻，但腰痛如故，原方去滑石，再加川牛膝15g，14剂服后，诸症皆消失。嘱服知柏地黄丸，滋阴补肾，调理善后，以巩固疗效。病情未再复发。

按语：急性肾盂肾炎属中医淋证范畴，早期以热淋为主。本病多因下阴不洁，秽浊之邪侵入膀胱，或喜食辛辣肥甘之品，酿成湿热，湿热久居下焦，耗损正气及阴液；或禀赋不足，体质虚弱，年老多病，抗邪无力，导致外邪乘虚而入。临床可见由实转虚或虚实夹杂的病理现象。但是无论病史长短，湿热贯穿始终。该患者病程达3个月之久，此时单纯湿热已少见，正为邪伤，正气已虚，邪气留恋，表现出肾阴不足兼夹湿热现象。其病机多为肾阴亏虚，膀胱湿热，气化失司所致。正如朱丹溪所言："诸淋所发，皆肾虚而膀胱热也。"从临床所见，由于病情迁延不愈，患者大都存在身体免疫机能低下，包括细胞免疫、体液免疫、泌尿系局部免疫功能低下，机体抵抗病原体感染能力下降，这正是本病反复发作的主要因素之一。这一现象属中医的正气不足，治疗当以扶正为主。但淋证总为湿热所致，故治疗应以扶正祛邪兼施为宜。既要立足于滋补肾阴，又要着眼于清利湿热，注重于膀胱之气化，故采用养阴与清利湿热并举为上策。方选二至丸有滋阴补肾之功，尚具有抗炎作用。女贞子历来被视为养阴佳品，《本草经疏》称女贞子"气味俱阴，正入肾除热补精之要品"。研究表明，女贞子具有增强机体免疫功能及抗炎抑菌作用。旱莲草、女贞子二药味简而性平和，补而不滞，滋而不腻，为平补肝肾之剂，不仅可养阴，而且可清热泻火，凉血止血，润窍通淋。八正散清热解毒，通淋除湿，为治淋之宗方。方中加入土茯苓，利湿、解毒、搜剔湿热之毒；赤小豆入心、小肠经，利水除湿，解毒排脓；紫花地丁清热解毒。药理研究证实诸药均有较强的抑菌作用。二至丸合八正散结合，一方滋阴补肾以扶正；一方清利湿热以祛邪。综观全方，其滋阴而不滋腻，清热而不大苦大寒，泻火而不碍气化，解毒而不伤正气，通淋而不损真阴。故临床治疗迁延难愈之淋证，疗效显著。

三、急性肾盂肾炎血尿

程某，33岁，2001年5月16初诊。

主诉：血尿，发热伴尿频，尿急，尿痛1周。

现病史：1周前突见肉眼血尿，伴发热，尿频，尿急，尿痛及腰痛等症求治于西安某医院。尿检：尿白细胞（+++），红细胞满布视野，隐血（+++），蛋白（+），诊断为急性肾盂肾炎。给以诺氟沙星、复方新诺明等药治疗，发热消退，肉眼血尿消失，但镜下血尿仍存，且腰痛、尿路刺激症状无明显缓解。现证：尿频，尿急，尿痛，双侧肾区轻度叩击痛，舌红，苔黄腻，脉滑数。

实验室检查：尿化验：白细胞（+++），红细胞879个/HP，隐血

（++），尿蛋白（+）。

西医诊断：急性肾盂肾炎。

中医诊断：血淋。证属：热毒入侵，蕴结下焦。

治法：清热解毒，利尿通淋，凉血止血。

方用：清热败毒汤加减。

处方：金银花15g　连　翘15g　黄　芩12g　玄　参15g
贯　众30g　车前草15g　蒲公英30g　紫花地丁30g
紫　草15g　小　蓟30g　白茅根30g　白花蛇舌草30g
益母草15g　土茯苓15g

每日1剂，水煎400ml，分早晚200ml口服。

此方随症加减治疗月余病愈。

按语：患者以血尿，发热伴尿频，尿急，尿痛1周主诉就诊。患者起病急，病程短，发病以来，全身未见虚乏衰弱之候，病以邪实为主，出血以邪热蓄结下焦，热伤脉络，血不循经所致。治宜清热解毒，凉血止血，利尿通淋，方用清热败毒汤加减，药用金银花、连翘、紫花地丁、蒲公英、白花蛇舌草五味消毒饮方意，以清热解毒为专。黄芩清热燥湿，泻火解毒，止血；玄参清热凉血，泻火解毒，滋阴；贯众清热解毒，凉血止血；蒲黄凉血止血，活血祛瘀；紫草止血凉血，清热解毒；白茅根凉血止血，清热利尿；益母草活血，祛瘀，消水，《本草求原》云其"清热，凉血，解毒"；小蓟凉血止血，祛瘀消肿。《本草求原》："小蓟能升能降，能破血，又能止血。甘平胜，不甚苦，专以退热去烦，使火清而血归经，是保血在于凉血。"车前草清热利尿，凉血，解毒，配土茯苓清利湿热。方中诸药具有清热解毒又兼凉血利湿之功，功效专一，药专力宏，共奏治疗之用。方用7剂，患者复查尿常规：隐血（-），尿蛋白（-）。后又加减治疗以巩固疗效。

四、慢性尿路感染（一）

桂某，女，36岁，2003年3月9日初诊。

主诉：小便淋漓涩痛不畅反复发作3年，加重伴低热1周。

现病史：3年前出现尿频、尿急、小便涩痛不畅、口苦口干，腰酸痛，在当地乡镇医院就诊。检查小便常规：白细胞（+++），脓球（++），红细胞（+）。诊断为急性尿路感染。肌注庆大霉素，症状好转，未再用药。

但此后每遇劳累，月经过后即出现小便不适，小腹坠胀，服用诺氟沙星（氟哌酸）症状缓解。平时月经量少，兼有血块。现症：月经后小便不畅淋漓涩痛，下腹胀坠感，午后发热，体温在37.5 ~ 38.6℃，头晕，口苦，舌尖红暗，苔黄腻，脉弦数。

实验室检查：尿常规：白细胞（++），红细胞（+），细菌数389个/μl。

西医诊断：慢性尿路感染。

中医诊断：气淋。证属：邪郁少阳，下焦热瘀。

治法：和解少阳，清热祛瘀。

方用：小柴胡汤合四妙散加减。

处方：柴　胡12g　黄　芩12g　党　参10g　半　夏6g
甘　草6g　当　归12g　赤　芍15g　地　龙12g
郁　金12g　苍　术10g　黄　柏12g　生薏米30g
川牛膝12g　蒲公英30g　土茯苓30g

14剂，水煎服，早晚各1次。

2003年3月23日二诊：患者服上中药低热消退，症状明显减轻，但食纳欠佳，有时口苦，小便不适，舌尖红，苔黄，脉弦。上方减去苦寒之蒲公英，加赤茯苓以祛湿并泻心火。14剂，水煎服，前后治疗1月余，疾病告愈。并让其用车前草、白茅根泡水饮，以巩固疗效。

按语：从患者病史及临床表现分析，认为该患者为慢性尿路感染，属中医气淋。《黄帝内经》曰："膀胱者，州都之官，津液藏焉，气化则能出矣。"近代名医张锡纯又曰："气淋之症，少腹常常下坠体疼，小便频数，淋涩疼痛，因其本人下焦体虚，素蕴内热，而上焦之气化又复下陷，郁而生热，则虚热与湿热互相结于太阳之腑，滞其升降疏通之机而淋之症成矣。"明确指出了气淋的症状表现及其病机是由湿热郁滞太少经腑所致。仲景早在《伤寒论》中提出用小柴胡汤治疗。如《伤寒论》原文98条中论述时特别提到："……小便不利或身有微热者……小柴胡汤主之。"先圣的精辟论述为小柴胡汤应用于泌尿系感染提供了坚实的理论基础。因邪入少阳，郁而不达致使气机不利，三焦为之阻滞，金水不畅，故用小柴胡汤为主和解少阳之枢，再配四妙丸加蒲公英、土茯苓加强其清热利湿；郁金合柴胡疏其郁滞；川牛膝肝肾同治引药下行，达到少阳枢机调达，则三焦通畅，三焦畅通则气机升降自如，水道为之顺畅流利，小便无阻，淋之罢矣。二诊患者饮食欠佳，舌尖红，减去清热之苦寒蒲公英，加赤茯苓祛湿兼泻心火。朱丹溪提出："治疗淋症，执剂之法，并用畅行滞气，疏利小便……"柴胡治疗淋症之用意正是如此也。另外，根据临床所见泌尿系感染，女性患者居多，反复发作，这与女性的生理条件有关。笔者体会到用西药治疗虽然症状很快得到控制，但容易复发，用药后患者往往易出现消化道症状，如纳呆欲吐，口淡无味等，而用小柴胡汤为主加减治疗，有效果好，疗效稳定，副作用少等优点，病人也愿意接受。

五、慢性尿路感染（二）

路某，女，51岁，2009年5月27日初诊。

主诉：尿频尿急，乏力，腰酸困7月余，加重1周。

现病史：7个月前出现尿频尿急，就诊当地，诊断为：尿路感染。用抗生素及诺氟沙星7个月（具体用药方法不详），病情时好时坏，7d前因过食辛辣油腻，病情加重。现症：尿频尿急，尿道灼热感，小便黄赤，腰酸困，乏力，咽干，舌红苔黄腻，脉弦数。

辅助检查：尿常规检查：白细胞（++），细菌数256个/μl。

西医诊断：尿路感染。

中医诊断：热淋。证属：湿热蕴结，气机不畅。

治法：清热祛湿，通淋解毒，舒畅枢机。

方用：小柴胡汤合八正散加减。

处方：柴　胡12g　黄　芩10g　郁　金12g　黄　柏6g
苍　术10g　土茯苓20g　车前草10g　甘草梢10g
萹　蓄10g　瞿　麦10g　石　韦10g　山　栀10g
白花蛇舌草15g

7剂，水煎服，每天2次。

2009年6月4日二诊：患者尿频尿急缓解，尿路灼热感消失，小便颜色变浅，舌淡红，苔白，脉弦，镜检白细胞（+），细菌数171/μl。上方基础上减少清热祛湿之品，酌情添加少许补益之药，如党参、薏苡仁、川牛膝。

柴　胡12g　黄　芩10g　郁　金12g　黄　柏6g
苍　术10g　土茯苓20g　车前草10g　白花蛇舌草15g
萹　蓄10g　瞿　麦10g　石　韦10g　山　栀10g

甘草梢 10g　党　参 12g　薏苡仁 20g　川牛膝 10g

17 剂，水煎服，每天 2 次。

2009 年 6 月 21 日三诊：患者尿频尿急基本消失，无尿痛，略有腰酸，但神疲乏力，纳少腹胀，小便颜色正常，舌淡红，苔薄白，脉弦细。尿液镜检白细胞（±）。患者湿热渐去，但湿热之邪耗伤正气，需补肾益气健脾，加生地、山萸肉、泽泻。

生　地 12g　山萸肉 12g　泽　泻 10g　山　药 15g
党　参 12g　黄　芪 20g　菟丝子 12g　肉苁蓉 12g
川牛膝 10g　白　术 12g　土茯苓 20g　薏苡仁 20g

14 剂，水煎服，每天 2 次。

2009 年 7 月 3 日四诊：服药后腰酸腹胀明显好转，尿畅无涩感，再予上方 14 剂，水煎服，复查尿常规正常，诸症消失。

按语：该患者以尿频尿急为主诉就诊，中医诊断为：热淋。尿频尿急，尿道灼热感，小便黄赤，舌红苔黄腻，脉弦数，为热湿下注膀胱；腰酸困，乏力，为脾肾气虚所致。故证属湿热蕴结，脾肾两虚。急则治其标，故治疗以清热祛湿，通淋解毒，舒畅气机。方用小柴胡汤合八正散加减。药用萹蓄、瞿麦利尿通淋。《本草备要》说："降心火，利小肠，逐膀胱邪热，为治淋要药。"石韦清热利湿通淋，配合栀子、黄柏清三焦湿热；车前草导热下行，使湿热从大小便分别而出；辅以柴胡、黄芩、郁金泻肝火，解郁热，舒畅气机；土茯苓、白花蛇舌草清热解毒；苍术、车前子健脾祛湿，全方清热祛湿通淋，降中寓宣畅枢机气滞。二诊酌去山栀、黄柏等苦寒峻利之品，以防苦寒伤阳，峻利伤肾，而造成病情的反复难愈，故加党参、薏苡仁健脾渗湿；川牛膝，益肾活血，引药下行。服药后患者尿频尿急基本消失，无尿痛，略有腰酸，但神疲乏力，纳少腹胀，小便颜色正常，舌淡红，苔薄白，脉弦细，尿液镜检白细胞（+），患者湿热渐去，但湿热之邪耗伤正气，脾肾两虚，需补肾益气健脾治疗，方用护肾固精方加减治疗。服药 14 剂后，腰酸腹胀明显好转，尿畅无涩感，再予上方 14 剂，水煎服，复查尿常规正常，诸症消失。

六、慢性肾盂肾炎（一）

赵某，女，35 岁，1998 年 6 月 15 日初诊。

主诉：发热、腰酸痛2d，小便频数短涩痛，滴沥不尽1d。

现病史：2d前因冒雨受凉，出现发热、恶寒、腰酸痛，今日小便频数短涩，滴沥刺痛。4年前曾因感冒引起上述症状，以后遇感即发。曾在省人民医院诊断为“慢性肾盂肾炎”。现症：发热，小便频数、短赤灼热疼痛，欲尿不尽，倦怠乏力，腰部酸痛，舌质红，苔黄偏腻，脉细数。

检查：体温38.1℃；尿检：红细胞（++），白细胞（+++）。血常规正常。

西医诊断：慢性肾盂肾炎急性发作。

中医诊断：淋证（劳淋）。证属气阴两虚兼有湿热下注。

治疗方法：以益气养阴，清热利湿。

方剂：猪苓汤合小柴胡汤加减。

药用：阿　胶15g（烊化）　猪　苓12g　茯　苓12g　滑　石30g（包煎）
泽　泻12g　黄　芪20g　党　参15g　柴　胡15g
黄　芩12g　白茅根50g　金银花30g　蒲公英30g
川牛膝12g　白花蛇舌草30g

每日1剂，水煎400ml，分早晚2次服用。

1998年6月23日二诊：服药7剂，小便频数刺痛症状大减，但仍腰部酸痛，上方去金银花、白花蛇舌草加杜仲12g强腰补肾。7剂，每日1剂，水煎400ml，分早晚2次服用。

1998年6月30日三诊：服药14剂后诸症全消，复查尿常规、红细胞、白细胞等均（-），1个疗程后停用汤剂，嘱患者服补中益气丸合六味地黄丸调理善后。并做尿培养未见细菌生长。

2000年8月随访，病未再发，体质较前明显增强。

按语：慢性肾盂肾炎多时作时止，遇劳引发，其属中医淋证劳淋范畴。此病常由实证久治不愈而致，病机上除有气虚、阴虚、脾肾两虚等正虚的一面，又兼有湿热蕴结下焦之邪实一面，治疗上利湿不能伤阴，滋阴不能助湿，较为矛盾。猪苓汤为《伤寒论》中的名方，原治太阳失治误治内传少阴、少阳之热结症。方中阿胶滋阴、补血止血；滑石、泽泻、二苓利湿清热。周老师常在临床运用中再加金银花、蒲公英等清热解毒；柴胡、黄芩清泻少阳之热结；党参、黄芪补气扶正；川牛膝、杜仲益肾壮腰；阿胶合滑石、泽泻、二苓利湿不伤阴，滋阴不助湿；金银花、蒲公英等伍补脾益肾之参芪、川牛膝、杜仲清热不伤正气，补益而不化燥伤阴，整方扶正祛邪，标本兼顾，切中病机，故能取效。

七、慢性肾盂肾炎（二）

成某，女，36岁，1999年6月7日初诊。

主诉：尿频，小便不适，腰酸乏力2年余。

现病史：2年前出现尿频尿急，小便不适，腰酸疼，曾到多所医院就诊，诊断为急性肾盂肾炎，经住院治疗后症状消失出院。但此后症状时轻时重，并时有腰酸乏力，查尿常规尿中常有白细胞（+～++），其数值在5～20个/HP，偶有红细胞，上皮细胞。现证：尿频，小便不适，低热，体温38℃，腰酸，倦怠乏力，少气懒言，汗出，易感冒，纳食较少，大便稀，2次/d，舌质淡，舌苔薄，脉细弱无力。化验检查：血常规及肾功能正常；尿常规：白细胞（+++），其数值在25个/HP，红细胞5个/HP。

西医诊断：慢性肾盂肾炎。

中医诊断：淋证。证属：脾肾两虚，湿邪未尽。

治法：健脾益气，佐以补肾祛湿。

方药：	白　术10g	苍　术10g	山　药15g	党　参15g
	炒薏仁30g	土茯苓15g	柴　胡12g	黄　芩12g
	续　断12g	连　翘12g	黄　柏10g	甘　草10g

7剂，水煎服。

二诊：服药7剂，患者精神好转，周身自觉较前舒适，尿检：白细胞8～15个/HP。继服7剂，乏力，倦怠，腰酸明显减轻，小腹不适亦减轻，大便成形，1日1行，仍纳少，自汗仍较重，前方加黄芪15g，浮小麦15g，生谷芽10g，鸡内金15g。

三诊：再服7剂后症状明显减轻，继续用上方14剂。

四诊：又连服14剂，自觉症状全部消失，尿检亦恢复正常，近一月未感冒，停药后每周查尿1次，查3次均正常。1年后追访，患者尿正常，仅有1次感冒。

按语：该患者临床表现为尿路感染常反复不愈，多见于慢性泌尿系感染，并且以成年育龄女性发病率较高。其尿频、尿急、尿痛的典型尿路刺激症状表现不突出，但倦怠乏力，自汗、易感冒、纳少、便溏等脾虚症状比较典型，从中医角度分析，是以气虚表现为主，重点在脾，病久波及肾。治宜健脾益气，佐以补肾祛湿。方中山药入脾肺肾经，是临床最常用的平补脾胃之品，《本草纲目》认为可益肾气、健脾胃。《本经》云：山药主伤中，补虚羸……二补中益气力。党参补中益气，苍、白术苦甘温，归脾胃经，具有补中益气，燥湿利水，固表止汗功效，炒用则以补脾健胃为长，此三药为方中主药；土茯苓、薏苡仁健脾渗湿为辅；柴胡、黄芩疏肝理气，兼清热；续断补肾温脾，祛湿，再配二妙散清热利湿；连翘清心泻火利尿，为方中佐药；甘草补中益气，调和诸药为使药。全方重在健后天之脾，以充养先天之肾，脾健肾旺，则湿邪自去。经健脾治疗后，脾虚症状得到改善。本病痊愈后，患者感冒次数明显减少，说明辨证施治得当，故疗效明显。

八、尿血

韦某，男，53岁，1998年9月13日初诊。

主诉：血尿，腰酸疼乏力3年。

现病史：3年前患慢性肾炎，在院外行肾活检示系膜增生性肾炎。经中西医结合治疗，尿蛋白转阴，但仍反复镜下血尿。现症：镜下血尿，腰酸隐疼，疲倦乏力，纳差便稀，夜寐欠安，舌淡红边有齿印，苔白，脉细无力。

实验室检查：尿常规：隐血（+++），红细胞25个/μl。

西医诊断：慢性肾炎。

中医诊断：尿血。证属：脾肾亏虚，固摄无权。

治法：健脾补肾，固摄精微。

方用：益气血尿汤加减。

处方：生黄芪30g　白术12g　生地15g　山萸肉12g
旱莲草20g　川牛膝12g　菟丝子12g　当归12g
仙鹤草30g　白茅根30g　茜草炭12g　鹿衔草15g

每日1剂，水煎400ml，分早晚200ml口服。

随症化裁，治疗半年，症状明显改善，尿常规基本正常。

按语：患者以“血尿，腰酸疼乏力3年”主诉就诊，肾气不足，则腰酸隐疼；脾气不足，则纳差便稀，气虚，则全身疲倦乏力。舌淡红边有齿印，苔白，脉细无力，此为脾肾亏虚之象。脾不摄血，血出脉外则镜下血尿。老师依据四诊，分析辨证，紧扣病机，治法以健脾补肾，固摄精微，方用益气血尿汤加减。方中重用生黄芪，健脾益气，固本祛邪，与当归相伍，益气补血，活血祛瘀，瘀血去，而新血生。与生地、白术配伍，一生阴血，一健脾气，益气阴而不恋邪。山萸肉补益肝肾，涩精固脱，其补力平和，壮阳而不助火，滋阴而不腻膈，收敛而不留邪。旱莲草有滋养收敛止血之功，可治各种出血之症。菟丝子补肾益精，健脾养肝。三药同滋肾阴，共为臣。川牛膝活血通经，利尿通淋，引药下行。仙鹤草收敛止血，白茅根凉血止血，清热解毒。茜草炭凉血止血，活血化瘀。鹿衔草补肾壮阳，活血止血。诸药相佐以凉血活血，利湿祛热。方药应机，随症加减，故能收到治愈的效果。

九、慢性肾盂肾炎急性发作

陈某，女，33岁，2001年5月13日初诊。

主诉：尿频尿痛2年，加重伴发热腰痛8d。

现病史：2年前出现尿频涩短疼，发热，腰痛，在本市某医院住院检查诊断为急性肾盂肾炎。经西药治疗半月，症状消失出院。此后病情反反复复，时轻时重未能痊愈。8d前在家做家务活后，感觉腰痛又作，尿频、尿道有灼热感，午后低热，体温37.8℃，经西药治疗1周无效转来我科诊治。症见：发热，精神萎靡，纳食少，头晕体倦，口苦而黏，腰酸困痛，尿频数、有热感。舌质淡红、苔薄腻略黄，脉滑。

实验室检查：尿检：白细胞（++），脓球（+）。

西医诊断：慢性肾盂肾炎急性发作。

中医诊断：劳淋。证属：脾胃虚弱，湿热蕴留。

治法：宜培补脾胃，清利湿热。

方用：萆薢分清饮合六妙散加味。

处方：党　参10g　白　术10g　金银花10g　薏苡仁30g
莲　子15g　蒲公英15g　赤茯苓30g　车前子20g（包）
黄　柏10g　苍　术10g　土茯苓20g　甘　草6g

水煎400ml，分早晚200ml口服。

2001年5月20日二诊：服药7剂，精神转佳，发热已退，小便频数疼痛明显减轻，尿后淋漓。后守方增损药量，续服30剂，诸证悉除。随访1年无复发。

按语：此患者以尿频尿痛2年，加重伴发热腰痛8d为主诉就诊。为急性肾盂肾炎经治疗后，病情暂时得到缓解。现头晕体倦，口苦而黏，苔薄腻略黄，脉细滑，提示湿热之邪未除，余邪留恋，蕴伏不化。精神萎靡，纳食少，腰酸困痛，提示脾肾不足。病机为正虚难以驱邪外达所致。故临证遣药以扶正固本为主法，根据湿热余邪孰轻孰重，斟酌药量，择清利之品，兼以培补中州，益中寓通，标本兼顾。虽然有发热腰痛，但患者表现精神萎靡，纳食少，头晕体倦，以脾虚为主，故用程氏萆薢分清饮加减治疗。方中药用党参、白术为君以健脾；金银花、蒲公英、土茯苓、赤茯苓、薏苡仁、车前子、黄柏、莲子诸药为臣以祛邪；土茯苓清热利湿解毒；赤茯苓，味甘淡性平，《本草纲目》云其："泻心小肠膀胱湿热，利窍行水。"周老师认为，土茯苓、赤茯苓二药合用，能和中健脾，集通补于一体，诚治本病之佳品；甘草为使以调和诸药。上方紧扣病机而获效。

十、肾盂肾炎并肾积水

秦某，女，32岁，2005年8月3日初诊。

主诉：尿频、尿痛、少腹痛11个月，加重2d。

现病史：1年前因尿频、尿痛、少腹痛就诊于某医院，诊断为"急性肾盂肾炎"，经治疗缓解。近2d出现低热、腰痛，遂来就诊。现症：低热，体温37.8℃，口干，口苦，纳差，腰胁酸痛，尿频涩痛，舌质红，苔薄黄，脉弦。

辅助检查：尿常规示：白细胞（++），细菌数240个/μl，隐血（+）。

肾脏B超提示：右肾盂扩张积水。

西医诊断：肾盂肾炎并肾积水。

中医诊断：淋证。证属：少阳经气不利，湿热蕴结下焦。

治法：和解少阳，清热利湿解毒。

方用：柴芩汤加减。

处方：

柴　胡15g	黄　芩15g	萹　蓄15g	瞿　麦15g
赤茯苓15g	泽　泻15g	知　母15g	黄　柏10g
土茯苓20g	白头翁30g	苦　参12g	白花蛇舌草30g
红　藤30g	败酱草30g	党　参10g	桂　枝6g

7剂，水煎服，日1剂，分2次服。

2005年8月10日二诊：尿频尿痛症状减轻，尿常规检查：白细胞（+），细菌计数70个/μl。舌质红，脉弦，前方去萹蓄、瞿麦，加玄参15g，知母15g，党参15g，山药15g，车前子20g（包煎）。处方：

柴　胡15g	黄　芩15g	玄　参15g	山　药15g
赤茯苓15g	白　术12g	知　母15g	车前子20g（包煎）
黄　柏10g	土茯苓20g	白头翁30g	白花蛇舌草30g
红　藤30g	败酱草30g	苦　参12g	党　参15g

继服14剂，水煎服，日1剂，分2次服。

2005年8月24日三诊：无明显不适，舌质红，苔薄白，脉弦，尿常规检查白细胞（+），细菌数10个/μl。继服前方14剂。

2005年9月8日四诊：无明显不适，复查尿常规各项指标正常，肾脏B超提示双肾大小正常。改用逍遥丸散合知柏地黄丸治疗1个月，随访至今未复发。

按语：患者以“尿频、尿痛、少腹痛11个月，加重2d”为主诉就诊，西医依据体征及辅助检查诊为肾盂肾炎并肾积水。周老师临床治疗这类疾病，主要采用中西医结合方法，以中医辨证论治为主导，西医化验检查为参照依据，把疾病诊断清楚，协同中医治疗达到治愈疾病的目的。根据患者尿频涩痛，为中医的淋病，而又见低热，口苦，纳差（默默不欲饮食），腰胁酸痛，舌质红，苔薄黄，脉弦，则属少阳气机不利所致；尿常规检查示白细胞尿、脓尿，则提示病变炎症导致，即是中医的热邪；隐血为离经之血，即是中医的瘀血；肾盂扩张积水，即是中医的水湿郁滞。热与湿同结于下焦，故证属少阳经气不利，湿热蕴结下焦。治宜和解少阳，清热利湿。方药：柴苓汤加减。柴胡和解表里，疏肝，升阳。黄芩清热燥湿，泻火解毒，凉血止血。二药一升一降，调节三焦气机为君药。萹蓄、瞿麦利尿通淋，破血通经；赤茯苓行水，利湿热；泽泻有利水渗湿的功效；土茯苓解毒，除湿，皆具利水祛湿之力；知母清热泻火，生津润燥；黄柏清热燥湿，泻火除蒸，解毒；白头翁清热解毒，而凉血，燥湿；白花蛇舌草清热解毒，利尿除湿；苦参清热燥湿，利尿；败酱草清热解毒，凉血祛瘀；红藤清热解毒，活血祛风。其皆具清热解毒之功，又兼具活血之能，共为臣药。佐以桂枝，温通经脉，助阳化气，平冲降气。又诊时，尿频尿痛症状减轻，尿常规检查白细胞（+），细菌计数70个/μl。舌质红，脉弦，前方去萹蓄、瞿麦，加白术、党参、山药健脾除湿。玄参清热解毒，滋阴凉血；车前子清热利尿，渗湿祛痰。继服上药。四诊时，患者无明显不适，复查尿常规各项指标正常，肾脏B超提示双肾大小正常。改用逍遥丸合知柏地黄丸治疗以巩固疗效，随访至今未复发。

十一、IgA系膜增生性肾炎

郭某，男，29岁，1998年3月27日初诊。

主诉：血尿4年。

现病史：4年前出现血尿，腰时有酸痛，在某军大医院住院检查尿常规：蛋白（++），隐血（+++）。诊断为慢性肾炎。后经肾穿刺活检确诊为IgA系膜增生性肾炎。虽经西医及中医多方治疗，先后用六味地黄汤、知柏地黄汤等加减治疗，蛋白尿、血尿始终未消，尿常规检查指标时低时高，无法稳定至正常。现症：腰时有酸痛，心烦，手足心热，大便干，舌红赤，苔薄黄，脉弦细数。

实验室检查：尿蛋白（++），潜血（+++）。

西医诊断：IgA肾病。

中医诊断：尿血。证属：肾阴亏虚，瘀毒内阻。

治法：滋阴补肾，活血化毒。

方用：滋阴降火汤合活血通脉汤加减。

处方：玄　参30g　山萸肉15g　山　药15g　茯　苓15g
泽　泻15g　知　母15g　黄　柏15g　黄　芪30g
丹　参30g　地　龙10g　蒲公英30g　紫花地丁15g
金银花30g　生大黄10g

14剂，水煎服，早晚各服1次。

经上方法治疗后尿蛋白和潜血均在（+～++）之内波动。改用护肾固精方，先后加减运用全虫、僵蚕、水蛭、益母草、三七粉、鳖甲、蚤休、黄柏、桃仁、车前子、白花蛇舌草等药，治疗3个月后，尿常规指标基本恢复正常，再巩固治疗3个月，随访未见复发。

按语：该患者根据其临床表现主要为血尿，余无明显不适，前医先后用六味地黄汤、知柏地黄汤加减治疗，尿常规指标时低时高，无法稳定至正常。后思良久，按“久病多瘀、久病入络、血热化毒”等学说，遂用滋阴降火汤为基础，配活血通脉汤加清热解毒药物治疗。方中玄参、山萸肉、山药、杜仲、黄芪补肾益气；土茯苓、茯苓、薏苡仁健脾利湿；益母草、水蛭化瘀通络；大黄、蒲公英、紫花地丁、金银花清热解毒排毒。待病情稳定后改为护肾固精方达到肾气健、热毒解、瘀毒祛、湿毒清，是以能愈。由此可见益肾，化瘀，清热，解毒，除湿在慢性肾炎蛋白尿和血尿治疗中的重要作用。

十二、IgA肾病

王某，男，34岁，2006年4月28日初诊。

主诉：反复镜下血尿3年。

现病史：3年前出现反复镜下血尿，尿常规：尿隐血（+++），尿蛋白（+）；尿红细胞计数50～287个/μl。尿相差显微镜检示：尿红细胞畸形率85%以上。在外院肾活检病理报告示：IgA肾炎，中度系膜增生。现症：颜面及下肢轻度浮肿，腰酸痛，头晕耳鸣，心烦少寐，小腹重坠不适，乏力纳少，口干渴，舌红，苔薄黄稍腻，脉细。

查体：血压128/84mmHg。颜面及双下肢轻度浮肿。

实验室检查：B超检查：肾及泌尿系统未见异常；肝肾功能正常。尿常规：尿隐血（+++），尿蛋白（+）；尿红细胞计数287个/μl，尿相差镜示：尿红细胞多形率85%以上。

西医诊断：IgA肾病。

中医诊断：尿血。证属：气阴两虚，湿热下注。

治法：益气养阴，清利湿热。

方剂：益气养阴血尿方加减治疗。

药用：黄　芪30g　太子参15g　玄　参15g　麦　冬15g
白茅根30g　生侧柏15g　白　术15g　石菖蒲15g
山　药15g　白　芍15g　山萸肉15g　女贞子15g
泽　泻15g　丹　皮15g　车前子30g（包煎）　土茯苓30g
三七粉5g（冲服）

水煎400ml，分早晚200ml口服。

2006年5月5日二诊：患者服药1周后，水肿消退，心烦少寐，腰酸软症状好转，尿隐血（++），尿蛋白（+），红细胞136个/μl，继予上方去泽泻，加桑寄生、枸杞子。

黄　芪30g　太子参15g　玄　参15g　麦　冬15g

白茅根 30g	生侧柏 15g	白　术 15g	石菖蒲 15g
山　药 15g	白　芍 15g	山萸肉 15g	女贞子 15g
桑寄生 30g	丹　皮 15g	车前子 30g（包煎）	土茯苓 30g
三七粉 5g（冲服）	枸　杞 15g		

水煎 400ml，分早晚 200ml 口服。

2006 年 5 月 19 日三诊：服药 2 周后再次查尿常规示：潜血（+），镜检红细胞 57 个/μl，继服上药去白术，加杜仲。

黄　芪 30g	太子参 15g	玄　参 15g	麦　冬 15g
白茅根 30g	生侧柏 15g	杜　仲 15g	石菖蒲 15g
山　药 15g	白　芍 15g	山萸肉 15g	女贞子 15g
桑寄生 30g	丹　皮 15g	车前子 30g（包煎）	土茯苓 30g
三七粉 5g（冲服）	枸　杞 15g		

水煎 400ml，分早晚 200ml 口服。

2006 年 6 月 18 日四诊：服药 1 月后复查尿常规示：隐血（±），镜检红细胞 8 个/μl，继服上中药。

2006 年 7 月 17 日五诊：服药 1 个月尿常规转阴，嘱患者避风寒，忌劳累，追踪 1 年，尿常规均阴性。

按语：本患者西医诊断为 IgA 肾病。其既有腰酸痛，头晕耳鸣，心烦少寐，口干渴，舌红阴虚内热之征，又有身困乏力气虚表现，还兼有湿热互结现象。虽有血尿，但无尿频、尿急、小便涩痛之症，当有别于血淋。应为中医尿血，证属气阴两虚，湿热下注所致。治宜益气养阴，清利湿热，方用益气养阴方治疗。方中用太子参益气养阴。既可益气，而兼生津润肺，又为补气药中的一味清补之品，补而不腻，滋而不恋邪，而无刚燥伤阴之弊。《本草再新》云："太子参治气虚肺燥，补脾土，消水肿，止渴。"与黄芪相配加强益气之力；与麦冬相伍能增强滋阴之功。三药相配，以达气阴双补之效果。白术伍山药健脾益气，祛湿利水。《日华子本草》"白术治一切风疾，五劳七伤，冷气腹胀，补腰膝，消痰，治水气，利小便，止反胃呕逆，及筋骨弱软，除烦长肌"；山药补脾养胃，生津益肺，补肾涩精。二药助参芪健脾益气。玄参、生地、山萸肉、女贞子、当归滋养阴血；丹皮清热凉血，活血散瘀；生侧柏性微寒味苦涩，凉血止血。二药相配清热凉血，以助清血分之热。白茅根凉血止血，清热解毒，《本经》："白茅根主劳伤虚羸，补中益气，除瘀血、血闭寒热，利小便。”泽泻利水渗湿，泄热通淋；车前子清热利尿，渗湿止泻，《本经》：“车前子主气癃、止痛，利水道小便，除湿痹。”土茯苓解毒、除湿，《本草正义》：“土茯苓，利湿去热，能入络，搜剔湿热之蕴毒。”上四药清热利湿以助祛邪。再佐以石菖蒲化湿开胃，开窍豁痰；三七粉止血、散瘀。诸药合用，一补、一清、一散、一敛，具有益气养阴之功，兼疗湿热之效。二诊时诉服用中药后，颜面及下肢水肿消退，心烦少寐、腰酸软症状好转。查尿常规：尿潜血（++），尿蛋白（+），红细胞136个/μl。继予上方去泽泻，加入桑寄生补肝肾，养阴血，配枸杞子养肝，滋肾。三诊时，随着病情的好转，继续加强扶正药物的力度，上药去白术加杜仲补肝肾，强腰健肾，以清除体内垃圾，加强人体细胞物质代谢。继续服药2个月尿常规转阴，嘱患者避风寒，忌劳累，追踪1年尿常规均阴性。患者因脾肾亏虚，脾不统血，肾虚不能固摄，则精血不能循常道下泄而见血尿、蛋白尿；湿热下注，损伤血络，以致尿血。治宜清利湿热，健脾补肾，养阴活血并用。予益气养阴方为基础，方药如是则补而不滋腻，祛湿不伤阴，能收到健脾益肾而不耗伤肾阴之效。

十三、紫癜性肾炎（一）

李某，男，76岁，2008年6月27日初诊。

主诉：皮肤紫癜，血尿10d。

现病史：10d前突然出现四肢及全身出现紫癜，尤以下肢明显，关节疼痛，在某军医大一院就诊，诊断为“紫癜性肾炎”。用泼尼松（强的松）50mg/d治疗1周，紫癜未见消退，反而加重，并出现血压升高，来我医院就诊。现证：全身紫癜，下肢明显，紫癜融合成片，血尿，头晕，咽干，口苦，烦热不寐，舌红，苔黄，脉弦数。

检查尿常规：隐血（++++），红细胞1385个/μl，尿蛋白（+）。

中医诊断：血证，尿血（热毒壅盛，邪郁少阳）。

治法：和解少阳，清热凉血。

治疗方法：让患者逐步停用激素。方选：小柴胡汤合清热败毒汤及玄蓟茅根皮汤加减。

药物：柴　胡15g　　黄　芩15g　　党　参15g　　郁　金15g

半　夏15g　　连　翘15g　　金银花15g　　贯　众15g

蝉　蜕9g　甘　草6g　玄　参15g　丹　皮15g
紫　草15g　小　蓟30g　白茅根30g。

二诊：治疗1周，患者症状明显减轻，肉眼血尿消失，但尿常规：隐血（+++），红细胞657个/μl，尿蛋白（+）。继用原方治疗1周。

三诊：患者口苦，心烦症状消失，但口干，乏力，舌红，苔薄黄，脉细数，出现气阴两虚表现，改用益气养阴血尿方加减药物。药物：生黄芪、太子参、玄参、生地、山萸肉、山药、当归、丹皮、地龙、白茅根、旱莲草、柴胡、黄芩。治疗2周，患者症状改善，复查尿常规正常。并嘱用玄参、白茅根泡茶饮巩固疗效。患者至今病情未复发。

按语：紫癜性肾炎是临床常见病，以儿童多见。但高龄患者，临床比较少见。根据该患者的临床表现，认为是表邪未解，由表及里，邪入少阳，郁而不达致使气机不利，三焦为之阻滞，故用小柴胡汤为主方，以扶正祛邪，和解少阳之枢机；因其热毒较盛，故再配清热败毒及玄蓟茅根皮汤等药物，加强其清热解毒，凉血止血之效果；方中又用郁金合柴胡相伍，疏其郁滞，凉血清心而活血。使少阳枢机调达，则三焦通畅，气机升降自如，使表里内外皆通，达到整体的协调平和，邪祛正安。

十四、紫癜性肾炎（二）

蔡某，女，41岁，2013年1月25日初诊。

主诉：双下肢紫斑1年。

现病史：1年前患者出现双下肢紫斑，即到医院就诊为“紫癜性肾炎”。经西医治疗，有所控制，但仍反复未愈，现症：患者双下肢紫斑，并伴有咳嗽，咽干，腰困，双下肢未见水肿，饮食少，睡眠可，大便软通，小便利，尿色黄，舌淡红，苔薄白，脉弦细。尿常规检查：隐血（++），红细胞145个/μl，蛋白（+）。

西医诊断：紫癜性肾炎。

中医诊断：紫癜（气阴两虚）。

治法：益气养阴活血，舒畅少阳枢机。

方用：参芪四物汤合小柴胡汤加减。

处方：黄　芪20g　党　参12g　土茯苓15g　青风藤12g
柴　胡12g　杏　仁12g　清半夏10g　当　归12g

丹　皮 20g　　川　芎 12g　　益母草 15g　　金银花 10g
牛蒡子 10g

7 剂，水煎 400ml，早晚分服 200ml。

2013 年 2 月 2 日二诊：服上后下肢紫斑时隐时显，仍有咽干不适，咳嗽，继上方加芡实、五味子、连翘治疗。处方如下。

黄　芪 20g　　党　参 12g　　土茯苓 20g　　青风藤 12g
柴　胡 12g　　杏　仁 12g　　清半夏 10g　　当　归 12g
丹　皮 20g　　川　芎 12g　　益母草 15g　　金银花 10g
牛蒡子 10g　　芡　实 15g　　五味子 15g　　连　翘 15g

7 剂，水煎 400ml，早晚分服 200ml。

2013 年 2 月 9 日三诊：咳嗽，咽干症状消失，双下肢紫斑减少，舌淡红苔薄白，脉弦细。尿常规：隐血（+），红细胞 83 个/μl，蛋白（-）。

黄　芪 20g　　牛蒡子 10g　　茯　苓 12g　　生　地 12g
土茯苓 15g　　玄　参 12g　　连　翘 15g　　当　归 12g
丹　皮 12g　　川　芎 10g　　赤　芍 15g　　黄　芩 10g
川　断 10g　　红　藤 15g　　大　蓟 10g　　葛　根 10g
金樱子 15g

7 剂，水煎 400ml，早晚分服 200ml。

2013 年 2 月 16 日四诊：乏力咽干、舌淡红、苔薄黄，脉弦细。处方如下。

黄　芪 20g　　牛蒡子 12g　　茯　苓 12g　　生　地 12g
土茯苓 15g　　玄　参 12g　　连　翘 15g　　当　归 12g
丹　皮 12g　　川　芎 10g　　赤　芍 15g　　黄　芩 10g
川　断 10g　　红　藤 15g　　五味子 10g　　葛　根 10g
麦　冬 10g　　太子参 12g

7 剂，水煎 400ml，早晚分服 200ml。

2013 年 2 月 23 日五诊：紫斑消失，有时出现腰部酸痛不适。尿常规：各项检查（-）。

黄　芪 15g　　党　参 10g　　熟　地 10g　　生　地 12g
生山药 15g　　山萸肉 12g　　连　翘 15g　　当　归 12g
丹　皮 12g　　川　芎 10g　　泽　泻 10g　　茯　苓 10g

土茯苓 15g　　丹　皮 10g　　芡　实 15g　　金樱子 15g
牛蒡子 10g

7 剂，水煎 400ml，早晚分服 200ml。

此方服药 2 个月，多次化验小便均正常。病愈。

按语：患者以双下肢紫斑 1 年主诉就诊，就诊时咳嗽，但无太阳表证之恶寒发热，脉浮；咽干，小便色黄，里有热，但非阳明气分证，又非阳明腑实证，咽干、饮食少，脉弦，为半表半里之少阳证；腰困，主肾气虚；脉细，主阴血虚；为气阴两虚兼少阳证。西医诊为紫癜性肾炎，周老师以中医辨证施治。治法：益气养阴，活血利水，兼畅少阳枢机。方用参芪四物汤合小柴胡汤加减：方中黄芪益气固表利水消肿，党参补中益气，健脾益肺，二药相配，健脾益气。配当归、川芎、丹皮、益母草养血活血兼以利水；再用小柴汤疏解少阳之气机，以祛邪外出。又以土茯苓、青风藤清热祛湿解毒；因咽干，咳嗽加牛蒡子、杏仁配半夏化痰散结利咽。用药后病情得到控制。三诊，咳嗽、咽干症状消失，双下肢紫斑明显减少，舌淡红，苔薄白，脉弦细。尿常规：隐血（+），蛋白（-）。继上方去柴胡、杏仁、半夏、益母草、芡实、五味子，加生地、赤芍已成四物原方，黄芩清热燥湿，凉血解毒；川断补肝肾，强筋骨，调血脉；红藤清热解毒，活血祛风；大蓟清热解毒，消炎止血；葛根解表退热，生津升阳；金樱子补肾，固精；茯苓利水渗湿，益脾和胃；玄参清热凉血解毒，滋阴散结利咽。四诊，将太子参易党参继服。五诊时紫斑消失。尿常规：各项检查（-）。继用参芪地黄汤合四物汤合水陆二仙丹加减，以扶正善其后，以固疗效。

十五、狼疮性肾炎

张某，女，23 岁，1998 年 7 月 26 日初诊

主诉：颜面、手足皮肤红色斑疹，伴水肿 2 月余。

现病史：患者 2 月前外出旅游回家，发现颜面、手足红色斑疹，当时未在意，几天皮肤斑疹加重并出现下肢浮肿，去某军医大医院就诊为“系统性红斑狼疮，狼疮性肾炎”。予泼尼松 50mg/d，治疗 2 个月。期间曾用环磷酰胺 0.6g 冲击治疗 3 次，面部、手足皮损未见改善，尿蛋白未减少，病情无明显好转。现症：颜面、手足皮肤红色斑疹，伴有皮肤损害，口干，咽喉疼痛，满月面容，面及胸背部有痤疮样皮疹，关节有时疼痛，下肢稍浮肿，小

便灼热，舌红苔黄腻，脉滑数。

实验室检查：24h 尿蛋白定量 2.6g，ANA（+）1∶80，Sm 抗体（+）。

西医诊断：狼疮性肾炎。

中医诊断：系统性红蝴蝶疮。证属：热毒炽盛。

治法：滋阴清热，解毒凉血。

方用：滋阴降火汤。

处方：生　地 15g　玄　参 15g　丹　皮 15g　紫　草 15g
丹　参 15g　半枝莲 30g　薏苡仁 30g　金银花 30g
女贞子 12g　旱莲草 12g　当　归 12g　白花蛇舌草 30g
赤　芍 12g　黄　柏 12g　知　母 12g　苍　术 10g

14 剂，水煎服，每日 1 剂。

1998 年 8 月 9 日二诊：服药后皮损渐隐。后因患者食辣椒致面部骤起发斑，斑色鲜红，下肢浮肿，心烦，口干，便秘，舌红、苔黄腻而干，脉滑数。实验室检查：24h 尿蛋白定量 3.5g。病属外邪引动，热毒燔灼，治以清热解毒，凉血化瘀。处方：

茯　苓 12g　猪　苓 12g　当　归 12g　生　地 20g
玄　参 20g　丹　皮 20g　赤　芍 20g　桃　仁 20g
丹　参 30g　半枝莲 30g　薏苡仁 30g　白花蛇舌草 30g

28 剂，水煎服，每日 1 剂。

1998 年 9 月 6 日三诊：服上药后 24h 尿蛋白降至 1.4g，余症皆有缓解，唯面部斑疹未完全退，改用初诊方加太子参。

生　地 15g　玄　参 15g　丹　皮 15g　黄　芩 15g
紫　草 15g　丹　参 15g　半枝莲 30g　龙　葵 30g
薏苡仁 30g　金银花 30g　女贞子 12g　白花蛇舌草 30g
旱莲草 15g　当　归 12g　赤　芍 12g　黄　柏 12g
知　母 12g　太子参 12g

每日 1 剂，水煎 400ml，分早晚 200ml 口服。

1998 年 10 月 8 日四诊：经治疗 1 月后获效明显，皮疹完全隐退，面部光洁，余无不适，24h 尿蛋白降至 0.5g，继服二诊方去半枝莲、青蒿、白花蛇舌草，加黄芪 20g，菟丝子 12g，女贞子 12g 治疗，泼尼松减量，每周减 1 片。

茯　苓12g　猪　苓12g　当　归12g　生　地20g
玄　参20g　丹　皮20g　赤　芍20g　桃　仁20g
丹　参30g　黄　芪20g　菟丝子12g　薏苡仁30g
女贞子12g

每日1剂，水煎400ml，分早晚200ml口服。

1998年11月6日五诊：病人无不适，24h尿蛋白降至0.28g，泼尼松已由初诊时每天10片降至每天6片。继续上方加山药20g，泼尼松每2周减1片，经治疗月余，泼尼松减至每天2片，检查尿常规阴性。告诉病人服用知柏地黄丸以巩固疗效。

茯　苓12g　猪　苓12g　当　归12g　生　地20g
玄　参20g　丹　皮20g　赤　芍20g　桃　仁20g
丹　参30g　黄　芪20g　菟丝子12g　薏苡仁30g
女贞子12g　炒山药20g

每日1剂，水煎400ml，分早晚200ml口服。

按语：患者以颜面、手足皮肤红色斑疹，伴水肿主诉就诊，西医诊为"狼疮性肾炎"。中医则多以主症为病名，根据1994年6月中医行业标准中命名为系统性红蝴蝶疮。若合并内脏损伤则随证命名为水肿、痹症、阴阳毒、虚劳、胁痛等。根据皮损特征也称为鬼脸疮、蝴蝶丹、日晒疮、马缨丹等。患者颜面、手足皮肤红色斑疹，面及胸背部有痤疮样皮疹，口干，咽喉疼痛，小便灼热，舌红苔黄，脉数，病有阳热之候，甚则热结成毒，而半月面容，关节有时疼痛，下肢稍浮肿，苔腻，脉滑，病又有痰湿之证。其病机湿热互结，热毒偏盛。治法以清热解毒，凉血化湿。方用滋阴降火汤，以二至丸，三妙丸合方加入清热解毒，养血凉血药物而成。药用：女贞子补肝肾、清虚热；旱莲草收敛止血、补益肝肾。两药即二至丸，具有补益肝肾，滋阴止血作用。黄柏清热燥湿，泻火解毒；苍术燥湿健脾，辟秽化浊，祛风散寒；薏苡仁健脾渗湿，三药即三妙丸，具有清燥利湿作用。生地清热凉血，养阴生津。李杲言："生地黄治手足心热及心热，能益肾水而治血，脉洪实者宜此。"玄参凉血滋阴，泻火解毒，《类证活人书》提出："玄参治伤寒发汗吐下后，毒气不散，表虚里实，热发于外，故身斑如锦文，甚则烦躁谵语，兼治喉闭肿痛。"丹皮清热凉血、利水去湿。现代研究，丹皮所含牡丹酚及其以外的糖苷类成分均有抗炎作用，牡丹酚有抗动脉粥样硬化、利尿、抗溃疡等作用。紫草止血凉血，清热解毒；丹参活血通络，凉血消肿，清心除烦。上药合用凉血祛瘀。半枝莲清热解毒，散瘀止血，利尿消肿定痛。又用金银花宣散风热，清解血毒；配白花蛇舌草清热解毒，消痛散结，利尿除湿，尤善治疗各种类型炎症。当归补血活血；伍赤芍行瘀、凉血。二药具有养血活血之功。又防热伤阴血之弊。服药后皮损渐隐。但又因患者食辛辣致面部骤发斑疹，斑色鲜红，下肢浮肿，心烦，口干，便秘，舌红苔黄腻而干，脉滑数，病属外邪引动，热毒燔灼，治以清热解毒，凉血化瘀。处方：去黄芩、黄柏、紫草、龙葵、金银花、女贞子、旱莲草，加茯苓、猪苓利水渗湿，益脾和胃，桃仁活血祛瘀，以强化清热利湿活血功效。三诊余症皆有缓解，唯面部斑疹未完全消退，加入太子参补益脾肺，益气生津，润而不燥，补不恋邪。随后邪去正安，渐以扶正补虚，口服知柏地黄丸以固疗效。

十六、慢性肾小球肾炎

荀某，男，49岁，1999年8月21日初诊。

主诉：反复下肢水肿5年，伴血压高1年。

现病史：5年前出现下肢水肿，在当地医院诊断为“肾炎”。虽然服用过中西药（具体药名不详），病情始终未治愈。近1年来出现血压高。现症：双下肢水肿，头晕眠差，无力纳差，口干，腹部胀满，腰酸，畏寒怕冷，尿频，夜尿多，矢气多，便秘，舌红边有齿痕，苔腻，脉弦细数。

实验室检查：尿常规：尿蛋白（++）；肾功：内生肌酐清除率（Ccr）56ml/min，血肌酐（Scr）1.3mg/dl（正常值0.4～1.4mg/dl），钾离子（K^+）4.2mEq/L（正常值3.0～4.8mEq/L）；尿蛋白定量：1.1g/24h。

西医诊断：慢性肾小球肾炎。

中医诊断：水肿。证属：阴阳两虚，兼夹湿热。

治法：阴阳双补，祛湿清热。

方用：参芪地黄汤加减。

处方：生地12g　玄参12g　山萸肉12　山药12g
党参12g　杜仲12g　土茯苓20g　牛膝12g
淫羊藿12g　紫苏叶9g　大黄2g　三七粉3g（冲服）
生黄芪15g　葛根15g

每日1剂，水煎400ml，分早晚200ml口服。

治疗1个月后水肿减退，尿蛋白减少至75mg/dl；夜尿次数减少；舌红，苔腻渐化，脉弦细数。继续治疗1个月以巩固疗效。

按语：患者以下肢水肿主诉就诊，下肢水肿，舌边齿痕苔腻，说明体内有湿，当责于脾肾阳虚。脾虚不能化湿，则伴腹部胀满，肾阳虚不能温煦气化则下肢水肿，腰酸，尿频，夜尿多；病久失治，阳气不足，湿性黏腻，导致气血瘀滞；舌红，脉弦细数便秘为阴虚有热之象；腹胀满，矢气多为气机升降失和之象。综上分析，患者证属阴阳两虚，兼夹湿热，治宜阴阳双补，祛湿清热。故方用参芪地黄汤加减。周老师认为，患者证虽属肾阴阳两虚，且兼夹湿热，但不宜过用补肾阳药，因患者在治疗时多同时使用西药利尿剂，原已阴液不足，若因阳气不足而过用温肾阳药恐更耗阴伤精。因此以六味地黄汤为主，取其药性平和，酌加具有温润肾阳不至过燥的补阳药，如巴戟天、淫羊藿、菟丝子等。六味地黄汤水火兼济，不寒不燥，脾为后天之本，为肾精化生之源，此方同时补肝、脾、肾阴，精水足则真阳自生，且山药补脾养胃，生津益肺，补肾涩精；山萸肉补益肝肾，涩精固脱。二药皆能补精固气。因患者有热，熟地易生地以清热凉血，益阴生津；茯苓易土茯苓以解毒除湿。去泽泻加大黄少量，既能攻积滞，清湿热，还泻火解毒，凉血祛瘀。方中党参补中益气，健脾益肺，现代研究党参具有增强免疫力、扩张血管、降压、改善微循环、增强造血功能等作用。生黄芪补气固表，利水退肿，托毒排脓。现代研究认为其有增强机体免疫功能，利尿、抗应激、降压和较广泛的抗菌作用。再加入杜仲补肝肾，降血压。配牛膝补肝肾，逐瘀通经，引血下行。淫羊藿补肾阳，强筋骨，祛风湿。紫苏叶理气和营，在这里有宣畅气机之功。葛根升阳解表，生津退热。现代医学认为葛根具有扩张周围毛细血管功能。玄参清热凉血，泻火解毒，滋阴。三七补血，去瘀损，止血衄，能通能补。诸药合用，达到滋阴益阳，清热祛湿之功效。经治一月，效果显著，故效不更方，继服汤药，以固疗效。

十七、原发性肾病综合征2型

李某，男，27岁，1997年4月11日初诊。

主诉：全身浮肿，尿少2个月。

现病史：2个月前出现眼睑浮肿、面部及全身浮肿，尿量减少，腹胀纳差，在当地医院住院诊断为原发性肾病综合征 2 型，经治疗后病情未见好转，今来我院就诊。现证：全身浮肿，腰以下为甚，下肢压之水肿明显，头晕乏力，纳差腹胀，畏寒怕冷，小便量少，舌淡胖、苔白滑腻，脉滑。

查体：血压：140/85mmHg。

化验检查：尿常规：蛋白（＋＋＋＋），红细胞 6 个/HP，白细胞 1～3 个/HP；蛋白定量 4.6g/24h；血浆总蛋白 56.7g/L，白蛋白 24g/L，总胆固醇 11.3mmol/L，甘油三酯 2.27mmol/L。

西医诊断：原发性肾病综合征 2 型。

中医诊断：水肿（阴水）。证属：脾肾阳虚，水湿泛溢。

治疗方法：采用中西医结合方法治疗。①泼尼松 50mg/d；②对症治疗；③中医温补脾肾，利水消肿。

方药：真武汤合黄母二白汤加减。

药用：附　子 10g　黄　芪 30g　白　术 20g　茯　苓 30g
川　朴 10g　桂　枝 10g　桑白皮 20g　泽　泻 15g
猪　苓 20g　赤　芍 20g　益母草 30g　白茅根 30g
带皮生姜 9g

7 剂，水煎服，早晚服。

二诊：用药 7d，腹胀水肿减轻，能进饮食，小便量增多，但出现咽干，脉舌同前。血压：130/80mmHg。上方减附子量为 6g，加玄参 15g 以养阴利咽。继服 7 剂。用方同上。

三诊：小便明显增多，每天近 3000ml，水肿消退，出现咽干口干，已不怕冷，而出现乏力，烦热，大便干，舌红，苔薄偏黄，脉数。

复查尿常规，蛋白（＋＋），余（－）。患者经治疗病情好转，但病证改变，表现出阴虚内热现象，治疗以滋阴清热。方用滋阴降火汤加减治疗。

处方：太子参、知母各 15g，生地 20g，旱莲草 15g，女贞子 15g，山萸肉 12g，丹皮 15g，玄参、芡实各 15g，丹参 30g，黄柏 12g，7 剂。

四诊：仍乏力，咽干，手足心热，小便黄，舌红，无苔，脉细数。复查尿常规：蛋白（＋），蛋白定量 1.2g/24h。病人表现为阴虚内热明显，上方加青蒿、地骨皮、威灵仙各 15g。7 剂。

五诊：咽干，手足心热症状减轻，舌红，少苔，脉细数。复查尿常规：蛋白（－），余（－）。蛋白定量 142mg/24h。继用上方治疗。

六诊：无明显不适症状，舌红，少苔，脉细数，再次复查尿常规，尿蛋白（-），蛋白定量138mg/24h。病情稳定，减泼尼松为45mg/d。中药仍用上方，带药出院回家治疗，并嘱患者回当地每周检查1次尿常规，若蛋白尿阴性，每周减泼尼松5mg，1个月来医院复诊1次。

七诊：回家后按医嘱用药，复查多次小便阴性，故泼尼松减至20mg/d。出现全身乏力，饭量也减少，腰酸困，舌质红，苔薄腻，脉细无力。尿常规检查：蛋白（+）；蛋白定量493mg/24h。据其表现辨证为脾肾两虚，肾气不固。用护肾固精方加减。处方：黄芪30g，淫羊藿12g，山萸肉12g，芡实15g，覆盆子12g，丹参30g，银杏12g，赤芍、益母草各15g，薏苡仁30g，土茯苓20g等。以健脾补肾，益气固精，佐以活血祛湿。嘱患者每周检查尿常规1次，若阴性，2周减泼尼松5mg。若小便有蛋白就维持原量，病情有变化，及时来医院复诊。用护肾固精方中药治疗后，患者病情保持稳定，直到泼尼松完全减掉2个月病情稳定。2年后，因开饭店经营，经常与人酗酒玩乐，在一次饮酒后感冒，病情再次复发（即1999年5月底）。表现症状、体征及化验检查与第1次病后基本相同，故仍按前治疗方案治疗半年，病情告愈。时至今日（2013年12月17日）病情未再反复，每年复查尿常规、肾功能等各项指标正常。

按语：该患者临床诊断为原发性肾病综合征2型。除用泼尼松50mg/d及对症治疗外，未用其他药物治疗。就诊时证见浮肿，腰下甚，下肢压之没指，纳差腹胀，畏寒怕冷，小便量少，舌淡胖、苔白滑腻，脉滑。辨证为脾肾阳虚，水湿泛溢。以温脾补肾，利水消肿治法，方选真武汤合黄母二白汤加减治疗。方中附子温补肾阳，配黄芪温阳健脾，益气利水；黄芪、白术相配，益气健脾以制水；二苓配泽泻淡渗利湿以行水气；桑白皮、白茅根宣肺利水，清热养阴，既防桂附之辛燥，又防利尿伤阴之弊；赤芍养阴活血，与益母草相伍，利水消肿，治水中之血；桂枝既助膀胱气化，又外解表邪，表证亦可得解。诸药合用，具有健脾温肾，利水消肿之效。临床用其治疗水肿，病情很快得到缓解。该患者治疗过程使用激素加之利尿，造成伤阴耗液，患者出现阴虚内热症状，周老师及时发现，采用滋阴清热治疗，用滋阴降火汤加减治疗，使患者安全度过激素治疗阶段，保证了治疗效果。随着激素撤减，患者又出现乏力纳差，精神欠佳等脾肾气虚表现，再次调整中医治疗方法，改用护肾固精方以健脾补肾，益气固精，佐以活血祛湿。通过临床治疗观察，直到泼尼松完全减掉2个月病情保持稳定，多次复查尿常规等各项指标均正常。但2年后患者因饮食不节，复感外邪导致疾病反复。后采用相同治疗方法，也取得显著效果。到目前为止，病愈已15年，每年检查身体均正常。这说明该治疗方案及方法符合患者病证和病机，故有佳绩。

十八、肾病综合征水肿

荆某，男，24岁，2000年3月17日初诊。

主诉：双下肢水肿3个月，加重1周。

现病史：3个月前出现下肢水肿，遂去某医院就诊，收入院，检查24h尿蛋白3317.5mg；血浆白蛋白29.3g/L。诊断为：肾病综合征，经利尿等对症治疗及足量激素服用3个月后，水肿虽有减轻，但反复发作。近1周水肿加重，并随着尿蛋白大量流失，复查血浆白蛋白（Alb）26.5g/L，水肿进一步加剧，长期利尿导致严重高尿酸血症，要求用中药治疗。现证：乏力纳差，下肢浮肿明显，易感冒，大便稀，舌淡暗，舌体胖有齿痕，苔白腻，脉沉细。检查尿蛋白：（+++），红细胞6个/HP。尿蛋白定量3.67g/24h，血压基本正常。

西医诊断：肾病综合征2型。

中医诊断：水肿。证属：脾虚水泛。

治法：健脾益肾，化气利水。

方用：黄母二白汤加减。

处方：黄　芪30g	炒白术15g	泽　泻12g	带皮茯苓15g
猪　苓12g	防　风9g	桂　枝6g	生姜皮6g
益母草20g	桑白皮15g	车前子20g（包煎）	丹　参30g

7剂，水煎服，早晚各服1次。

2000年3月24日二诊：服用7剂后，尿量增加，水肿减轻；药已见效，上方加赤芍15g，当归15g，黄芪用50g以健脾益气，补血养精。14剂，水煎服，早晚各服1次。

2000年4月9日三诊：上方又服用2周，诸症消失，复查24h尿蛋白809.6mg；血浆（Alb）37.2g/L。继上方去桂、姜，加山药20g，芡实15g，金樱子15g以健脾固精治疗月余病告愈。

按语：根据该患者临床表现，辨证属水肿病，以下肢水肿明显，伴乏力纳差，便稀，苔白腻，脉沉细等，当知以脾阳虚衰所致，符合脾虚水泛之病机。方中以黄芪、白术、茯苓、桂枝健脾益气；二苓、桂、术、泽泻化气利水。佐以大剂益母草、桑白皮、车前子，利尿祛水湿之邪；再用益母草、丹参活血化瘀。因气虚血瘀，病情迁延，因虚致实，血不利则为水，瘀血是病因，反之水不利也可形成瘀血，是因水停阻碍气机，血行不畅而成瘀血，瘀血是水肿的重要病因，及时运用活血化瘀药，不仅有利于消除水肿，还能截断疾病之传变，以防积重难复。在临床治疗水肿时应注意到利尿耗气，水肿消退好转时，宜加用益气健脾药，如黄芪等药，使脾健则水无以生，气旺精血以化。这是中医药传统精粹的理论，有其独特的优势。早在张仲景《伤寒论》《金匮要略》中对水肿就有治疗原则和理法方药，后世医家也对其不断补充，对肾性水肿的认识有了进一步提高，积累了丰富的治疗经验，使其辨证论治的中医理论体系更加清晰和完善。可以说，中医丰富的药物和历代名家的治疗心得及完善的辨证论治体系，是中医治疗肾性水肿最大的优势。同时在临床使用过程中发现，中医药治疗肾性水肿除了有肯定的疗效之外，很少有电解质紊乱及代谢紊乱的报道，这可能与黄芪等多种中药有双向调节钾、钠等水电解质平衡紊乱作用有关。因此，这类药物更适合长期应用，尤其是某些顽固性水肿患者，安全性相对较高，当患者因患痛风，利尿剂副作用等各种因素导致水肿反复并加重时，中医药同样可以治疗，且具备简便、价廉、广泛应用等优点，值得临床应用和推广。但中医药治疗肾性水肿也同样存在无法静脉给药，起效相对较慢，作用相对缓和等不足。故对于肾性水肿的治疗，应当结合中西医特点，按照病情轻重缓急，选择不同药物，以不损害肾脏为目的，以患者病情为原则，加用中药治疗，方能取得最大的临床疗效。

十九、慢性肾衰竭（一）

张某，男，46岁，1999年10月12日初诊。

主诉：间歇性水肿8年，乏力头昏恶心半年。

现病史：8年前因感冒后出现全身水肿，在省医院住院检查，BP：130/90mmHg，尿蛋白（+++），红细胞（+），诊断为：慢性肾炎急性发作。经治疗后水肿消退，尿蛋白（+），红细胞（-）。出院门诊继续治疗。但遇感冒或劳累时出现下肢浮肿，蛋白尿在（±~++）。现症：面色萎黄不华，头昏乏力，腹胀纳差，口中尿味，恶心欲吐，下肢浮肿，舌淡胖有齿痕，苔白腻，脉濡细；查体：BP140/90mmHg。

实验室检查：血红蛋白 96g/L，24h 尿蛋白定量 1.2g，尿素氮 9.7mmol/L，血肌酐 214μmol/L。

西医诊断：慢性肾炎，慢性肾衰竭。

中医诊断：水肿，虚损。证属：脾肾虚衰，湿浊瘀阻。

治疗方法：健脾补肾，祛湿泄浊，活血化瘀。

方用：肾衰口服液 100ml/次，口服，3 次/d。同时对症处理，治疗 3 个月，水肿消退，症状消失，复查 24h 尿蛋白定量 0.39g，Hb 110g/L，BUN 8.1mmol/L，Scr 136μmol/L。出院后，继续服药，2 年病情稳定。

按语：慢性肾衰竭属中医“关格”“水肿”“虚损”等范畴。该病人从发病到现在 8 年有余，与病情控制不理想有关。根据其临床表现，辨证属正虚邪实，脾肾虚衰，湿浊瘀阻。治以健脾补肾，祛湿泄浊，活血化瘀。周老师用肾衰口服液治疗。该药是周清发老师省课题项目研究成果，其方药组成：黄芪、大黄、附子、冬虫夏草、丹参、川芎、牡蛎等。其研究表明：该制剂中大黄、川芎、丹参、黄芪等中药，具有抑制 MC 增殖作用。大黄、川芎可改善系膜增殖性肾炎大鼠系膜细胞增生，具有温补脾肾、益气活血、祛毒降浊之功效。主要用于治疗各种原因引起的慢性肾衰竭。丹参能抑制人肾成纤维细胞生长和促其凋亡，降低 MC 分泌细胞因子。黄芪、冬虫夏草有调节免疫功能，阻抑肾病发展的作用。方中诸药合用，发挥其综合治疗作用。该制剂中黄芪益气利水，有提高免疫功能，延缓蛋白尿的发生，阻抑肾病发展。临床观察到阳虚病人与肾功能减退存在着相关性，文献也有类似报道，故用附子大辛大热，温补阳气，通行三焦，走而不守；与大黄相伍，温阳攻下，破除陈寒之积，有相得益彰之效。研究还证明，大黄具有攻补双向作用，能降低BUN抑制体内蛋白质的分解，促进氨生成的再利用，减缓残余肾组织的硬化进程而改善肾功能。丹参、川芎活血化瘀，改善肾血流量，有抗凝，抑制肾小管萎缩和纤维组织增生，促进废用的肾单位逆传的作用。冬虫夏草有补虚损，益精气，治腰膝酸痛，病久虚不复等作用。有报道证明能显著提高病人细胞免疫功能及血钙浓度，降低 BUN 和 Scr 水平。诸药合用，具有温补脾肾，益气活血，祛毒降浊之功效。方药配伍得当，符合本病的发病机理。故认为该制剂治疗效果肯定，可用于防治慢性肾功能不全。而此病案，就是周老师对中医学与现代研究成果的临床应用的体现。周老师以现代医学研究证明了千年中医的科学性、实效性，同时这也是老师延续中医发展的一种科学的探索。

二十、慢性肾衰竭（二）

冯某，女，55岁，2010年6月5日初诊。

主诉：身困乏力，恶心纳差2个月。

现病史：2个月前因胆结石，在某军大二院住院做胆囊结石手术查体时，发现肾功能严重损害，随后转入该院肾内科治疗近20d，病情非但无好转，还有加重趋势，血红蛋白由住院时的78.5g/L下降至55.9g/L；血肌酐由434.7μmol/L升至556.5μmol/L，医生建议其血液透析治疗。因经济原因放弃透析，经介绍来我院就诊。现证：困乏无力，恶心纳差，头晕心悸，夜间失眠，大便干结，舌淡胖，苔白腻，脉细无力。检查：尿蛋白（+）；血红蛋白55g/L；肾功：尿素氮19.1mmol/L，血肌酐563.8μmol/L。

西医诊断：①慢性肾衰竭；②胆石症。

中医诊断：虚损。证属：脾肾虚衰，气血不足，浊毒内瘀。

治法：健脾补肾，益气养血，活血降浊。

方用：肾衰方合归脾汤加减治疗。

处方：黄　芪30g　党　参12g　白　术12g　茯　苓12g
当　归12g　元　肉10g　炒枣仁15g　大　黄10g
附　子6g　丹　参20g　牡　蛎30g　陈　皮10g
竹　茹6g

14剂，水煎服。并嘱患者控制蛋白饮食。

二诊：服药14d心悸、恶心症状减轻，有时清晨偶尔恶心，胁痛，心烦失眠，大便干结，余症状脉舌同前。上方加合欢皮15g，郁金12g，再加大大黄量为15g。14剂，水煎服。

三诊：又服药14剂，已不恶心，头晕乏力，失眠纳差症状好转，但大便还干，舌淡红，体胖，苔白腻，脉细无力。复查尿常规：尿蛋白（+）；血红蛋白67g/L；肾功：尿素氮17.4mmol/L，血肌酐471.8μmol/L。因患者病情有所好转，恶心症状消失，但大便仍干，上方去附子、竹茹，加何首乌15g以增强补血效果；大黄用至30g，配何首乌以滋补阴血，润肠通便，与大黄相配加强通腑泻浊作用。14 剂，水煎服。

四诊：精神明显好转，活动后心悸乏力感觉明显减轻，饮食增多，心烦、失眠、头晕也有改善，大便基本每天 1 次，但还偏干。处方为：黄芪 40g，党参、白术、茯苓各 12g，当归 15g，元肉 10g，炒枣仁 15g，郁金 12g，大黄 40g，丹参 30g，川芎 12g，何首乌 15g，肉苁蓉 20g。14 剂，水煎服。

五诊：面部气色较前明显改善，无明显不适，有时偶尔失眠，大便基本正常，每日 1 次。复查尿蛋白（+）；血常规：血红蛋白 88g/L；肾功：尿素氮 16.2mmol/L，血肌酐 412.3μmol/L。因大便每天 1 次，调整处方为：黄芪 40g，党参、白术、茯苓各 12g，当归 15g，炒枣仁 15g，郁金 12g，大黄 50g，丹参 30g，川芎 12g，何首乌 15g，肉苁蓉 20g，继续服用。因大黄调至 50g，嘱患者注意大便变化情况，若大便稀，超过 3 次以上，大黄减量为 40g 或更少。

9 月 28 日六诊：又服药近 2 个月，病情平稳，能干家务活，大便保持每天 2 次。复查尿蛋白（±）；血常规：血红蛋白 98g/L；肾功：尿素氮 13.9mmol/L，血肌酐 296.4μmol/L。再次调整处方：黄芪 40g，党参、白术、茯苓各 12g，当归 15g，郁金 12g，大黄 40g，丹参 30g，赤芍 15g，川芎 12g，何首乌 15g，肉苁蓉 20g，鸡血藤 20g。继续服用。

11 月 12 日七诊：诉说借国庆假日和家人去外地亲戚家旅游，上方仅服用 1 周，因在异地服中医不方便，只服用尿毒清胶囊代替治疗。回西安后即来医院就诊，诉大便偏干，每天仅 1 次，稍感乏力。复查尿蛋白（+）；血常规：血红蛋白 92g/L；肾功：尿素氮 14.4mmol/L，血肌酐 327.6μmol/L。处方：黄芪 40g，党参、白术、茯苓各 12g，当归 15g，郁金 12g，大黄 50g，丹参 30g，赤芍 15g，川芎 12g，何首乌 15g，肉苁蓉 20g，鸡血藤 20g。继续服用。

12 月 13 日八诊：服药 1 个月大便每天 2 次，质偏稀，余无不适症状。复查尿蛋白（±）；血常规：血红蛋白 108g/L；肾功：尿素氮 12.8mmol/L，血肌酐 266.3μmol/L。按效不更方，处方：黄芪 40g，党参、白术、茯苓各 12g，当归 15g，郁金 12g，大黄 40g，丹参 30g，赤芍 15g，川芎 12g，何首乌 15g，肉苁蓉 20g，鸡血藤 20g。继续服用。

2011 年 1 月 12 日九诊：上药又服 1 个月，大便每天 2 次，无不适症状。感觉如常人。复查蛋白定量 145mg/24h；血常规：血红蛋白 116g/L；肾功：

尿素氮 11.3mmol/L，血肌酐 218.4μmol/L。患者要求中药是否能隔日服用，根据其临床表现及各项化验指标明显好转，就答应了患者要求，调整处方：黄芪 40g，党参、白术、茯苓各 12g，当归 15g，生地 15g，山萸肉 12g，山药 15g，郁金 12g，大黄 35g，丹参 30g，赤芍 15g，川芎 12g，肉苁蓉 20g，鸡血藤 20g。继续水煎服，隔日 1 剂。

2011 年 4 月 15 日十诊：经上方加减又治疗 3 个月，患者无不适症状。复查蛋白定量 141mg/24h；血常规：血红蛋白 127g/L；肾功：尿素氮 7.8mmol/L，血肌酐 132.6μmol/L。处方：黄芪 40g，党参、白术、茯苓、当归各 12g，生地 15g，山萸肉 12g，山药 15g，郁金 12g，大黄 30g，丹参 30g，赤芍 15g，川芎 12g，肉苁蓉、鸡血藤各 15g。将上方粉末冲服，每次 5g，每日 2 次，以巩固疗效。患者用上方药粉每日或隔日服用治疗 3 个月余，再次复查，各项指标均在正常范围。近日随访病情稳定（2014 年 5 月）。

按语：慢性肾衰竭属中医“关格”“水肿”“虚损”等范畴，涉及脏腑较多，病变复杂。其病机从临床分析，多属本虚标实，而脾肾衰败，水湿浊毒潴留，陈寒积聚是疾病演变的主要病机。故采用辨病与辨证相结合的方法，指导立法用药，方选肾衰方温补脾肾，祛毒降浊；与归脾汤相配健脾益气，补血扶正，养心安神。方中附子大辛大热，补火以温脾肾阳气；大黄大苦大寒，通闭以除热结。由于陈寒病邪积聚集于内，导致体内“黏、聚、集、凝”状态，只有如此配伍，寒热并用，才能攻补兼施，温阳之中寓有导滞之功。附子补火以温积寒，大黄通闭以除热结。附子虽然大辛大热，温补阳气，通行三焦，走而不守，但与大黄相伍，温阳攻下，破除陈寒之积，有相得益彰之效。再用归脾汤等药物健脾补肾，使气血生化有源，气血得补，正气旺盛，可驱邪外出。前后用中药治疗近 1 年，贫血纠正，肾功能恢复正常，病情告愈。

二十一、慢性肾衰竭（三）

李某，男，52 岁，2001 年 5 月 8 日初诊。

主诉：浮肿 7 年，加重伴头晕乏力，纳差恶心。

现病史：患者 7 年前出现腰酸乏力，晨起双眼睑轻度浮肿。在当地医院住院检查尿常规：蛋白（+～+++），隐血（++），红细胞 315 个/μl；尿蛋白定量 1.35g/24h；B 超示双肾大小形态未见异常，诊断为慢性肾小球肾炎。住院治疗2个月后，复查尿常规：蛋白（+），隐血（++），红细胞98个/μl；尿蛋白定量0.95g/24h；出院后不间断门诊治疗。近日患者症状加重就诊。现证：腰膝酸软，头晕乏力，纳差，恶心呕吐，大便干结，小便色黄短少，舌质淡，苔黄腻，脉细弱。检查：B超示：双肾弥漫慢性病变，左肾：8.5cm × 4.3cm，右肾：8.3cm × 4.1cm。查肾功能：Scr 456μmol/L，BUN 17.1mmol/L，血常规示：RBC 2.78×10^{12}/L，HGB 76g/L。

西医诊断：①慢性肾炎；②慢性肾衰竭。

中医诊断：关格、虚劳。证属：脾肾虚衰、浊毒瘀阻。

治疗：建议患者血液透析治疗，因经济困难，要求中医治疗。中药治疗予以自拟肾衰口服液为基本方加减，方药如下：柴胡、竹茹、炒枳壳、陈皮各12g，黄芪、葛根、大黄（后下）各15g，焦山楂、炒白术、茯苓、甘草、石菖蒲、川芎各10g，砂仁、生姜、附子、黄连各6g，丹参30g。7剂，用法：每日1剂，分2次煎服，每次取汁200ml，温服。

二诊：用药7d后，患者精神明显好转，恶心呕吐症状减轻，饮食较前好转，能进清淡饮食，大便通，小便量增加，其余症状均有改善。此后又随症加减坚持用药半年，诸症消失，面色渐好转，并可以干适量家务，查尿常规示蛋白阴性，24h尿蛋白定量0.45g；血常规：RBC 3.67×10^{12}/L，HGB 119g/L，血Scr 147μmol/L，BUN 7.8μmol/L，UA 374μmol/L，嘱其长期坚持用药，门诊随访至今病情稳定。

按语：该患者患慢性肾炎7年有余，虽经治疗，但病情始终未能完全控制，最终引发慢性肾衰竭，以致二便闭结不通，恶心呕吐等关格之症。张仲景认为："关则不得小便，格则吐逆。"隋代巢元方又在《诸病源候论》中指出："大便不通谓之内关，小便不通谓之外格，大小便俱不通为关格也。"周老师认为本病的病机为脾肾俱虚，浊毒内蕴，瘀血内阻。由于脾肾衰败，导致体内湿浊溺毒等代谢产物潴留，气化功能障碍，致清阳不升，浊阴不降，因而引发上述诸症。治疗用自拟肾衰口服液为基本方加减：方中黄芪、白术、茯苓益气健脾；黄芪配附子加强温补阳气之效；附子配大黄温阳攻下，通腑泄浊，排除胃肠积滞，使浊邪从下窍而出；丹参、川芎养血活血通络，改善血液循环；柴胡与枳壳一升一降疏肝解郁，调畅气机；砂仁辛香化浊，配黄连益胃醒脾，调中和胃，通行结滞；葛根味辛甘，性平，能轻扬升发，入阳明经，能鼓清气上行，生津止渴；石菖蒲味辛苦，性温，芳香化湿，除痰消积，开胃宽中。诸药合用，健脾益肾，升清降浊，浊毒瘀邪尽去。

二十二、慢性肾衰竭（四）

赵某，男，40岁，2013年5月21日初诊。

主诉：乏力、头晕、恶心2个月。

现病史：2个月前劳累出现乏力，去省医院就诊诊断为“慢性肾衰竭”。经治疗10d症状无明显缓解，后来我医院就诊。现症：面色灰暗不华，头昏乏力，腹胀纳差，口中尿味，恶心欲吐，双下肢轻度浮肿，大便干，舌淡胖有齿痕，苔白腻偏黄，脉濡数。既往无肾炎、高血压、糖尿病、红斑狼疮等病史。查BP 150/96mmHg，HGB 106g/L，24h尿蛋白定量0.9g，肾功能：BUN 15.5mmol/L，Scr 472μmol/L。腹部B超提示：双肾稍萎缩；胆结石合并慢性胆囊炎。

西医诊断：①慢性肾炎；②慢性肾衰；③胆结石合并慢性胆囊炎。

中医诊断：虚劳。证属：脾肾两虚，湿浊内停。

治疗方法：①低盐、低蛋白饮食，复方α-酮酸片5粒/次，3次/d；②降压用苯磺酸氨氯地平片5mg/d；③中药：健脾补肾，清热祛湿，解毒泻浊。

方用：用肾衰方合三仁汤与小柴胡汤加减。

处方：黄芪20g，大黄10g，党参12g，丹参20g，益母草20g，川芎10g，茯苓15g，柴胡12g，黄芩、半夏各10g，杏仁12g，蔻仁10g，薏苡仁30g，当归12g，甘草6g。水煎服，早晚各服1次。并建议患者中药结肠透析治疗，患者不愿意接受，故放弃透析治疗。

二诊：服药10d，腹胀纳差好转，恶心、口中尿味减轻，下肢浮肿消退，余症同前。复查肾功：BUN 14.5mmol/L，Scr 452μmol/L。上方去益母草，大黄加至15g，以加强通腑泻浊之效。14剂，水煎服，用方同上。

三诊：用药14d，轻度腹胀，大便不干，每天1次，无明显不适。舌淡红胖有齿痕，苔白厚腻偏黄，脉濡数。复查肾功：BUN 14.3mmol/L，Scr 389.65μmol/L。上方大黄再加大用量为20g，加佩兰10g祛湿化浊。

四诊：面色灰暗不华明显好转，面色较前红润，患者无明显不适，大便每天2次，质软。复查血常规：HGB 118g/L；24h尿蛋白定量0.5g；肾功：BUN 13.74mmol/L，Scr 371.55μmol/L。继用上方，大黄加为30g。水煎服。

五诊：病情平稳，大便每天 1 次，质软。复查肾功：BUN 13.1mmol/L，Scr 325.2μmol/L。从患者临床表现及肾功能检查情况分析，治疗已取得效果。因患者大便每天 1 次，质软，没有出现稀便现象，故继用上方，大黄用至 40g 治疗。

11 月 29 日复诊：患者无明显不适症状，面色红，已有光泽，精神明显好转，面色灰暗不华也改善，舌淡红，苔白腻。贫血得到纠正，肾功能明显好转。BP 控制维持在 110/70 ~ 130/80mmHg 之间；近 1 个月内复查 3 次各项化验指标：Hb 在 126.7 ~ 130.1g/L；24h 尿蛋白定量 0.15g；肾功能检查指标降为 BUN 7.8mmol/L，Scr 148μmol/L。病情稳定，维持原治疗方案继续治疗，以求最好治疗效果。（此处需要说明的是，患者在此前每周复诊 1 次，基本每两周复查各项观察指标，故病案观察记录按两周记录 1 次。治疗方法和所用西药与初次用药一样，中药主要是根据患者就诊时所表现的症状随证加减治疗。）

按语：根据患者的临床症状及化验检查，诊断：①慢性肾炎；②慢性肾衰；③胆结石合并慢性胆囊炎。从中医辨证分析看应属虚劳。辨证属脾肾两虚，湿热内停，浊毒泛逆。由于脾肾虚衰，水湿内停。脾主运化，肾主水液，二脏虚弱，水湿浊毒内停，泛溢体内，引起各种病症。舌脉亦为脾肾两虚，湿浊内停之象。按照患者病情，临床采用中西医结合治疗。西药仅用了复方 α－酮酸片和苯磺酸氨氯地平片。中医以健脾补肾，清热祛湿，解毒泻浊为主治疗。方选肾衰方合三仁汤与小柴胡汤加减。用肾衰方补益脾肾，扶正固本；又以小柴胡汤调和枢机，通达内外；三仁汤与前两方合用清热化湿，解毒泻浊，疏畅三焦之气机。该方有开上、畅中、渗下之效，具有宣化表里之湿，使湿去热除毒消。方中杏仁宣利上焦，气化湿浊；白蔻仁芳香化湿，畅中焦脾土；薏苡仁清热利湿又健脾，疏利下焦湿浊，从小便而去。三方合用，健脾补肾，调和少阳枢机，通达内外，疏畅三焦之气机，达到正复邪祛，热清湿祛，浊化毒解的效果。故治疗慢性肾衰疗取得显著疗效。

从 2013 年 5 月 21 日初诊以来至今年 11 月 28 日期间，西医治疗用药基本未变化，只是降压药苯磺酸氨氯地平片改为 2.5mg/d，中药主要以肾衰方合三仁汤与小柴胡汤为基础方，再根据患者复诊的症状表现，随证加减变化。前后加减变化用药主要有白术、防风、川牛膝、夏枯草、葛根、土茯苓、佩兰；如感冒时，加白术、防风；血压高时加川牛膝、夏枯草、葛根；湿浊明显加土茯苓、佩兰等药物；有些药物根据患者就诊症状表现情况随证对其剂量做了相应的调整。调整最大的为大黄。大黄从10g用起，最大量用至40g（患者的耐受性，即根据大便的次数等情况判断）。到今年11月28日为止，患者BP控制维持在110/70～130/80mmHg之间；Hb由110.6g/L升为130g/L，有时达到130g/L；24h尿蛋白定量0.9g降为0.15g；肾功能检查指标由原来BUN 18.5mmol/L，Scr 472mol/L下降为BUN 7.8mmol/L，Scr 148.2μmol/L。到2015年1月查血、尿常规、肾功等均正常。病情稳定，患者自诉全身明显有力气，不感到乏力，精神也好，能干家务活等。患者目前仍坚持治疗，以取得更好的效果。

二十三、慢性肾衰竭（五）

辛某，男，40岁，于2007年4月1日初诊。

现病史：患者5年前患有急性肾小球肾炎，经治疗后病情缓解。1个月前无明显诱因出现腰痛、恶心、呕吐，经当地医院检查：血肌酐456μmol/L，尿素氮17.8mmol/L，二氧化碳结合力18.2mmol/L。血常规示：血红蛋白80g/L。尿常规：尿蛋白（++）。诊断：慢性肾衰竭。现症：面色萎黄，头晕乏力，胃纳差，恶心，呕吐明显，夜间休息差，双下肢浮肿，小便量少色黄，大便干，2～3d 1次，舌质淡体胖，苔黄腻，脉象沉细无力。就诊检查：BP：150/90mmHg；血肌酐466μmol/L，尿素氮18.2mmol/L，二氧化碳结合力17.6mmol/L。尿常规：尿蛋白（++）。BP：150/90mmHg。

西医诊断：慢性肾衰竭。

中医诊断：虚劳。证属脾肾两虚，浊毒中阻，气血不足。

治法：治当健脾补肾，利湿泄浊，益气养血；该患者浊毒中阻明显，故按“急则治其标”，以祛湿化浊，和胃降逆为要。

方用：自拟浊毒汤加减。

处方：陈　皮9g　姜半夏9g　佩　兰9g　黄　连6g
苏　叶6g　竹　茹6g　川牛膝15g　土茯苓15g
薏苡仁30g　丹　参30g　益母草15g　生大黄6g

14剂，水煎服。

服上方的同时口服碳酸氢钠片1.0g，每日3次，并嘱患者低盐，优质低蛋白饮食，忌食生冷、刺激性食物。

二诊：患者食欲好转，恶心、呕吐、头晕减轻，但乏力，双下肢仍浮肿，大便干。方用肾衰方合归脾汤加减。

药物：黄　芪30g　党　参15g　白　术15g　茯　苓15g
当　归15g　鸡血藤15g　元　肉12g　陈　皮9g
苏　叶9g　丹　参30g　牡　蛎30g　益母草20g
白茅根30g　车前子20g（包煎）生大黄12g

14剂，水煎服。

三诊：患者腰痛、周身乏力缓解，恶心、呕吐减轻，小便量增多，大便正常。复查血肌酐300μmol/L，尿素氮14.5mmol/L，二氧化碳结合力20mmol/L。尿常规：尿蛋白（+）。

四诊：症状明显改善，大便每日1次，小便基本正常，前方去白茅根、车前子，加菟丝子、山萸肉以滋补肾之原阴原阳，14剂，水煎服。服药2月余，肾功能基本恢复正常，目前病情平稳。

按语：慢性肾衰竭可归属于中医的“关格”“虚劳”等范畴。该患者病已5年之久，迁延不愈，脾土衰败，运化失调，水液不能正常输布，湿浊内生，弥漫三焦，阻滞中焦则纳呆腹满，恶心呕吐；脾胃升降失常，清气不升，精微不能归藏而下泄，出现尿蛋白；脾胃虚损，气血化生乏源，可见面色无华，头晕乏力等气血不足表现。辨证属脾肾两虚，浊毒中阻，气血不足。治当健脾补肾，利湿泄浊，益气养血为法。方中陈皮、姜半夏、佩兰、苏叶、竹茹理气和胃。陈皮、半夏二药合用有降逆止呕作用，半夏可抑制呕吐中枢而止呕。苏叶芳香，通降顺气、理气宽中、化浊辟秽、醒脾止呕逆，配佩兰、薏苡仁，以化湿利湿；佐黄连清热解毒，又善泻心、胃之火而除烦热，与陈皮等药相配祛除浊毒故治呕吐，加丹参、益母草、牛膝活血化瘀，与大黄合用祛瘀通腑泄浊。治疗后浊毒犯胃症状好转，继以扶正固本，兼以祛邪，改用肾衰方合归脾汤加减治疗病情恢复正常。

二十四、痛风性肾病（一）

赵某，男，35岁，2001年3月12日初诊。

主诉：反复关节疼痛6年，加重伴血尿4d。

现病史：6年前吃海鲜后出现踇趾关节疼痛，在市医院诊断为痛风，用西药治疗病好转后未再治疗。4d前与朋友吃饭，并饮多量啤酒，出现关节疼痛，小便不适、色黄赤。现证：形态较胖，右足踇趾关节红肿，局部皮肤红肿热痛，关节屈伸不利，行走不便，口干口苦，舌暗红，苔黄腻，脉弦紧。平素喜食肥甘厚味，爱饮啤酒。尿常规检查：红细胞 23 个/μl，隐血（+），可见尿结晶。

西医诊断：痛风性肾病。

中医诊断：痹症。证属：湿热痹阻。

治法：清热祛湿，活血通络。

药物：龙胆草 6g　百　合 15g　山慈菇 15g　独　活 10g
延胡索 12g　香　附 10g　萆　薢 12g　秦　艽 12g
苍　术 10g　黄　柏 10g

4 剂，每日 1 剂，水煎服。

2001 年 3 月 12 日二诊：患者未服用其他西药，只服用中药 4 剂，诉关节疼痛缓解，无红肿热痛，上方去龙胆草，加牛膝、薏苡仁、土茯苓共奏益肾祛湿之效。

按语：根据该患者的临床症状，针对其以关节红肿热痛，屈伸不利为主要表现，故诊断为痹症，属痛风性肾病急性阶段，故采取辨病、辨证确定具体的治疗方法来加以施治，依据患者舌苔脉象及临床症状分析，证属湿热内蕴，痹阻关节。因此，治疗上应选用有清热作用的消炎中药，且患者属于壮年，正气尚足，可承受攻伐之药，故选用治疗痛风急性发作的药物，如龙胆草、山慈菇以清热燥湿；同时加用羌活、秦艽、萆薢、黄柏、苍术等驱风除湿之药，酌加玄胡活血行气止痛。百合清热养阴，有秋水碱样作用，可改善痛风引起的炎性症状。二诊加牛膝、薏苡仁、土茯苓等益肾祛湿以固疗效。

二十五、痛风性肾病（二）

沈某，男，58 岁，1988 年 6 月 13 日初诊。

主诉：间断性跗趾关节疼痛，伴腰酸痛 8 年。

现病史：8 年前因食海鲜及啤酒后出现足跗趾关节红肿疼痛，去医院检查，发现血尿酸、胆固醇高，诊断为“痛风”，经治疗跗趾关节红肿疼痛消除后，再未进行治疗。1 年前检查 B 超发现右肾萎缩。现证：有时跗趾关节疼痛，腰酸痛，小便余沥，尿频数，夜尿多，易疲倦，乏力，遗精、早泄，舌淡红苔薄白，脉弦细。

实验室检查：尿常规：尿蛋白 25mg/dl；肾功能检查：血肌酐（Scr）

1.6mg/dl。

西医诊断：痛风性肾病。

中医诊断：痛痹、腰痛。证属：脾肾气虚，痰湿郁结。

治法：健脾益肾，化湿止痛。

方用：自拟方（周老师）。

处方：生黄芪30g　党　参10g　白　术10g　淫羊藿10g
茯　苓30g　薏苡仁30g　桑　枝30g　晚蚕沙10g
怀牛膝10g　车前子10g　地　龙15g　益母草15g
土茯苓15g

每日1剂，水煎400ml，分早晚200ml口服。治疗月余，病情缓解。

按语：患者以间断性跗趾关节疼痛，伴腰酸痛8年主诉就诊，通过实验室检查，西医诊为痛风性肾病。痛风性肾病是由于血尿酸产生过多或排泄减少形成高尿酸血症所致的肾损害。痛风性肾病的临床表现可有尿酸结石、小分子蛋白尿、水肿、血尿、高血压、血尿酸、尿尿酸升高及肾小管功能损害。痛风性肾病在西方国家常见，国内以北方多见，无明显的季节性，肥胖、喜肉食及酗酒者发病率高。因饮食中蛋白及富含嘌呤成分的食物摄入量增加，使痛风发病率增高。治疗上，以通过促进肾脏排泄尿酸，或通过抑制体内尿酸合成的药物来达到治疗目的。临床用药有苯溴马隆、别嘌醇片、秋水仙碱、小苏打等。中医则通过辨证施治，达到治愈目的。本例患者有时跗趾关节疼痛，“皆因痰凝”经络不通所致；而腰酸痛，小便余沥，尿频数，夜尿多，易疲倦，乏力，遗精、早泄，当责脾肾两虚，不能温化水湿，凝结成痰致病。证属脾肾气虚，痰湿郁结。治宜健脾益肾，化湿祛痰。周老师自拟组方，服后疗效甚佳。药用生黄芪补一身之气，兼有升阳，利水消肿的作用。党参补中益气、健脾，现代研究证明党参具有增强免疫力、扩张血管、降压、改善微循环、增强造血功能等作用。白术健脾益气、燥湿利水。茯苓利水渗湿、益脾和胃。四药健脾，以益后天之本。淫羊藿，辛甘温，归肝肾经，补肾阳、强筋骨、祛风湿；怀牛膝补肝肾、强筋骨、逐瘀通经、引血下行。二药补肾，以固先天之脏。薏苡仁健脾渗湿、除痹。土茯苓解毒、除湿、利关节。车前子清热利尿、渗湿祛痰。地龙通络，利尿。桑枝祛风湿、利关节、行水气。益母草活血祛瘀。晚蚕沙燥湿祛风、和胃化浊、活血定痛。《本草拾遗》：“炒黄，袋盛浸酒，去风缓诸节不遂，皮肤顽麻痹，腹内宿冷，冷血瘀血，腰脚疼冷。”

二十六、肾囊肿

赵某，男，45岁，2002年5月28日初诊。

主诉：腰部酸痛1年。

现病史：1年前出现左侧腰部酸痛，开始未在意，之后腰部酸痛加重，家人劝来医院检查，做B超发现左肾囊肿3.1cm×3.0cm。

现证：腰部酸痛，体倦乏力，睡眠可，纳食少，口不渴，大便质软，小便清利，舌质淡红，苔白腻，脉滑。

西医诊断：左肾囊肿。

中医诊断：腰痛，积聚。证属：痰湿内阻。

治法：化痰利湿，软坚散结。

方剂：海藻玉壶汤加减。

药用：海　藻30g　昆　布15g　瞿　麦15g　泽　泻15g

薏苡仁30g　猪　苓20g　茯　苓20g　川牛膝15g

浙贝母15g　半　夏10g

水煎服，每日1剂。

2002年6月19日二诊：腰酸有所减轻，但仍觉乏力。上方加黄芪20g，杜仲12g，川断12g，继服14剂。

海　藻30g　昆　布15g　瞿　麦15g　泽　泻15g

薏苡仁30g　猪　苓20g　茯　苓20g　川牛膝15g

浙贝母15g　半　夏10g　黄　芪20g　杜　仲12g

川　断12g

水煎服，每日1剂。

2002年7月22日三诊：已无腰酸，乏力好转，守方继进。8月19日复查B超左肾囊肿为2.6cm×2.0cm。仍坚持守原方服药。

按语：患者以左侧腰部酸痛主诉就诊，西医依据体征及B超检查结果诊断为“肾囊肿”。祖国医学无此病名记载，根据肾脏有囊性肿块，可归于“积聚”范畴。因患者临床表现有腰部酸痛等症状，亦可按腰痛论治。本病病因病机主要为先天不足，肾气亏虚，脉络失和，水蓄于肾。痰、饮、水湿乃为一体而发病，故治疗当从化痰利湿入手。选用海藻玉壶汤为基础方，加上利水化瘀之品治疗而获效。药用海藻性味咸寒，清热消痰，软坚散结，利水退肿。昆布软坚散结，消痰利水。二药协同软坚散结以为君，瞿麦利尿通淋，破血通经。泽泻利水渗湿，泄热通淋。薏苡仁健脾渗湿，除痹止痛。猪苓利水渗湿。茯苓利水渗湿，益脾和胃，宁心安神。贝母清热化痰，散结解毒。半夏和中健胃，消痞散结。诸药健脾化湿，利水渗湿，共为臣。川牛膝祛风利湿，通经活血，引药下行为佐。服上药已见效，复诊时，腰酸有所减轻，但仍乏力。原方加黄芪补气扶正，利水退肿；杜仲、川断补肝肾，强筋骨，调血脉。三药加入，以扶正固本。继服14剂。再次复诊时，复查B超提示：左肾囊肿为2.6cm×2.0cm。较前肾囊肿缩小，并且全身不适大为好转，对此顽疾，效不更方，继续坚持守原方服药，以固疗效。

二十七、输尿管结石

林某，男，43岁，2011年8月16日初诊。

主诉：腰腹疼痛2d，尿血3h。

现病史：2个多月以来出现腰部酸痛未介意。于2d前突然腰痛加重，呈阵发性。现证：腰部胀痛，伴下腹疼痛，发作时疼痛难忍，今晨小便色如浓茶，小便不畅，舌红苔腻，脉滑实。经B超检查后诊断为右侧输尿管结石。

西医诊断：尿路结石。

中医诊断：石淋。证属：湿热瘀结。

治法：利湿通淋，化瘀排石。

方用：化瘀排石汤。

处方：金钱草50g　鸡内金50g　丹　参15g　三　棱15g
莪　术15g　萹　蓄20g　瞿　麦20g　赤　芍15g
丹　皮15g　桃　仁15g　川牛膝10g　甘　草10g

7剂，水煎服。

2011年8月23日二诊：患者自诉服药4剂后，腰、腹痛症状逐渐缓解；至6剂时随小便排出如米粒样大结石2块。继续服药，连续排出如小米大小结石4块，腰腹疼痛完全消失，B超检查双肾及输尿管未发现异常。但仍感腰部酸软，小便色黄，且伴性欲减退，阳事不举。考虑为湿热蕴于肝经，前阴为肝经之所聚，当属肝肾亏虚，湿热下注之证，宜补肝肾，清热利湿之剂，故在上方的基础上予以加减：处方：菟丝子20g，枸杞20g，生地24g，山萸肉12g，龙胆草6g，丹皮15g，柴胡15g，金钱草30g，鸡内金10g，黄芩10g，生甘草10g，7剂，水煎服。

2011年8月30日三诊：服用上方7剂后再次复诊，性欲及阳事皆恢复如常，病告愈。

按语：尿路结石是临床常见病。结合患者临床表现，病属石淋。辨证属湿热瘀结，故选用化瘀排石汤进行治疗。方中重用金钱草、鸡内金。金钱草始见于《本草纲目拾遗》，谓“性微寒，治脑漏、白浊、热淋、玉茎肿痛……”古人并未记载治砂石淋。近代才发现其有清热解毒、利尿排石、活血散瘀之功效。鸡内金可消癥化石。张锡纯称“其味酸而性微温，中有瓷石铜铁皆能消化，其善化瘀消积”，故本方以其为君药；三棱、莪术破积软坚行气；赤芍、丹皮、丹参、桃仁、红花活血祛瘀散痛消肿，再配以瞿麦、滑石、车前子清热利湿。上药相互协同，共奏溶石排石之效。周老师认为，本方具有清热利湿及活血软坚之效，以此方治疗本病，效果较为满意。但对于病程较久，出现肾虚者可辅以补肾之品，如生地、枸杞、山萸肉、菟丝子等。该患者复诊时仍感腰部酸软，小便色黄，且伴性欲减退，阳事不举，考虑为湿热蕴于肝经，兼有肝肾亏虚，湿热下注之证，治疗采用补益肝肾，佐清热利湿之剂，使病情很快得到缓解。

二十八、咳嗽变异性哮喘

李某，女，34岁，2012年11月24日初诊。

主诉：阵发性咳嗽3个月。

现病史：3个月来出现咳嗽，以阵发性干咳、呛咳为主，无痰或少量白黏痰。曾先后使用过头孢类和阿奇霉素等多种抗生素及止咳药未见显效。现症：频繁干咳无痰，常在睡前、夜半睡眠或晨起时咽痒即发，呈阵发性剧烈咳嗽，持续约半小时，咳甚时自觉胸闷气紧，咽干口干，不欲饮水，舌红、苔薄黄少津，脉细数。

胸部X线片及血常规和血支原体、衣原体检查均未见异常，支气管激发试验（+）。此前曾有3次类似咳嗽发作史，在呼吸科诊断为咳嗽变异性哮喘。

中医诊断：咳嗽。证属：风热伤肺，肺失宣降。

治法：疏风清热，宣肺止咳。

方用：咳喘方加减。

处方：炙麻黄6g　杏　仁15g　连　翘15g　黄　芩12g
沙　参15g　炙百部12g　枇杷叶25g　橘　红10g
款冬花15g　甘　草6g

3剂，水煎服。

2012年11月27日二诊：服上方3d未见明显好转，咳嗽仍时轻时重。思虑良久，抓住患者咽痒即剧咳这一特点，遂在上方基础上加玄参30g，僵蚕12g，4剂，水煎服用，咳嗽顿止。又服3剂以资巩固，随访年余未复发。

按语：咳嗽变异性哮喘是现代医学疾病，近年来因空气环境污染，本病比较常见。临床表现症状主要为干咳，呈阵发性，无痰或少痰，咽痒即咳，甚者出现胸闷、气喘等症，并具有病情迁延难愈、反复发作等特点。用抗生素和止咳药物治疗效果多不理想，故咳嗽变异性哮喘临床治疗比较困难。认为是热邪伤肺、肺失宣降所致，故用咳喘方以疏风清热，宣肺止咳，用药后效果不甚理想。二诊抓住咽痒、干咳之症状特点，认为是阴虚灼伤肺金所致。在基础方中再加玄参、僵蚕清热利咽，并重用滋阴利咽要药玄参，经治疗大多数患者在服用大剂量玄参后咽痒好转，咳嗽停止。玄参味苦、甘、咸，性寒，归肺、胃、肾经，主治温热病证、咽喉肿痛、痈肿疮毒、津伤虚火上炎等症。其味苦性凉，具有滋阴降火之功，善治阴虚肺火咽痛之症。《医学衷中参西录》谓：玄参“清肺家烁热，解毒消火，最宜于肺病结核，肺热咳嗽”。使用该药最大量可用至50g。但应结合患者具体病情使用，因其味苦性寒，对脾胃虚弱者须加注意。如《本草经疏》有“血虚腹痛，脾虚泄泻，并不宜服”之说。临床应用大剂量玄参除个别患者偶有胃肠不适或轻微腹泻外，并无明显副作用。

二十九、慢性胃炎

张某某，男，53岁，2013年8月23日初诊。

主诉：胃脘部不适20年，加重伴呃逆10年。

现病史：20年前患者出现胃脘部不适，未加重视，近10年反复发作，伴时有呃逆，曾先后在多家医院就诊，诊以“慢性胃炎、结肠炎”门诊、住院治疗多次，疗效反复。现症：胃脘部不适，腹胀喜按，食生冷易大便稀；

时有呃逆；心中烦热，每闻到做饭的气味时，心烦热更加明显，坐卧不宁，常须饮冷水才能减轻；食面食后胃中易反酸嘈杂；矢气多，伴有肛门部灼热，大便初硬后稀，舌暗红苔薄黄腻。脉沉细。

既往史：有冠心病史，有阑尾摘除手术史，有肠粘连病史。

西医诊断：①慢性胃炎；②冠心病；③结肠炎。

中医诊断：胃脘痛。证属：上盛下虚，寒热错杂。

治法：调和寒热。

方用：乌梅丸加减。

处方：乌　梅12g　干　姜6g　肉　桂3g　黑附子6g（先煎）

当　归12g　黄　连6g　黄　柏6g　细　辛3g

枳　实10g　郁　金10g　炙　草10g　酒大黄6g（后下）

白　术10g

4剂，水煎400ml，早晚分服200ml。

2013年8月27日二诊：患者自述服用中药4剂后，腹胀消失，大便软通，心烦减轻，舌暗红苔白，脉细。原方加莪术、防风继服。

乌　梅12g　干　姜6g　肉　桂3g　黑附子6g（先煎）

当　归12g　黄　连6g　黄　柏6g　细　辛3g

枳　实10g　郁　金10g　炙　草10g　酒大黄6g（后下）

白　术10g　莪　术10g　防　风10g

7剂，水煎400ml，早晚分服200ml。

此方回家连服用1个月症状消除。

按语：患者以胃脘部不适为主症。既有腹胀喜按，食生冷易大便稀，大便初硬后稀，脉沉细等虚寒症候，又有心中烦热，每闻到做饭的味道心烦热更加明显，常需饮冷才能缓解，伴有肛门部灼热，舌暗红，苔薄黄腻等内热症候，应是寒热错杂，寒热不调所致。《伤寒论》中“阳明病，若中寒者，不能食，小便不利，手足濈然汗出，此欲固瘕，必大便初硬后溏。所以然者，以胃中冷，水谷不别故也”。此条文明确指出：大便初硬后稀是“胃中冷”，脾胃虚寒的表现，邪热只是因阳气虚久，而致气机郁滞，血行受制，瘀而化热所致，故其舌暗红苔薄黄腻，而脉象沉细，证属上盛下虚，寒多热少之厥阴证，治宜调和寒热，行气解郁。方用乌梅丸加减。方中重用乌梅味酸以柔肝利胆敛阴，能收浮热。如《本经》：“主下气，除热烦满，安心……”配细辛、干姜、附子、肉桂辛热之品以温阳散寒；黄连、黄柏、酒大黄苦寒之品以清热泻心除烦；“久病必瘀”，酒大黄配当归、郁金疏肝柔肝，行气活血；白术、甘草和中健脾以安中，全方合用，具有寒热并治，邪正兼顾之功。紧抓病机，方证对应，故4剂中药即初见效果。二诊加防风，《本草经解》云：“防风，气温，入足厥阴肝经，温以散之也；味甘，入足太阴脾经，气味具升，阳也。”配白术暗合痛泻要方义，“风气通肝，甘温发散也”。用莪术破血行气，消积止痛，以加强活血祛瘀之功。二诊后1个月，随访患者，已痊愈，未见病情反复。

三十、慢性萎缩性胃炎伴胆汁反流

睢某，男，75岁，2013年8月30日初诊。

主诉：胃胀、胃痛1月余。

现病史：1月前因饮食不节出现胃脘部胀痛，伴刺痛或绞痛，时有腹泻，泛酸，纳差，在某医院就诊，行胃镜检查提示：慢性萎缩性胃炎伴胆汁反流。肝功提示：转氨酶升高。B超提示：胆囊息肉。现症：胃脘部胀痛，时反酸，纳差，口唇干，饮不多，乏力，大便稀，舌红苔白腻，脉弦。

西医诊断：慢性萎缩性胃炎伴胆汁反流。

中医诊断：胃脘痛。证属：肝郁脾虚。

治法：疏肝健脾，化湿和胃。

方用：枳朴六君子汤合四逆散加减。

处方：党　参12g　白　术10g　茯　苓15g　炙　草10g
陈　皮10g　清半夏10g　枳　壳10g　柴　胡12g
藿　香10g　佩　兰10g　厚　朴6g　白　芍10g
海螵蛸20g

7剂，水煎400ml，早晚分服200ml。

2013年9月6日二诊：服上药后，胃脘部胀痛缓解，泛酸消失，身体自觉较前轻便，食纳可，舌红苔白腻，脉弦。

党　参12g　白　术10g　茯　苓15g　炙　草10g
陈　皮10g　清半夏10g　枳　壳10g　柴　胡12g
藿　香10g　佩　兰10g　厚　朴6g　白　芍10g
海螵蛸20g　鸡内金15g　炒麦芽10g　苏　叶10g

7剂，水煎400ml，早晚分服200ml。

按语：患者以胃脘部胀痛不适就诊，其胃脘部胀痛常因饮食不节后发作，出现胃脘部刺痛或绞痛，其因当是伤食所致；纳差，时伴腹泻，但患者无明显恶寒怕冷，应为脾气虚，运化、升降失职；脾失健运，又影响胃腑受纳、腐熟功能，积食积饮，腹胀痛，苔白腻；而脾土虚，肝木乘脾土，肝气上逆，时伴反酸，脉弦；临床检查转氨酶高，胆囊息肉，中医认为皆是肝胆郁滞，疏泄功能失常而致。经上分析，其病机当是肝郁脾虚，兼湿邪停滞，治宜疏肝健脾，化湿和胃，方选六君子汤合四逆散加减。《金匮要略》言："见肝之病，知肝传脾，当先实脾。"枳朴六君子汤健脾化痰，四逆散疏肝解郁，方中党参、白术、茯苓、甘草四君子汤益气健脾化湿，陈皮、半夏、茯苓、甘草实为二陈汤燥湿化痰，理气和中，二方相合即成六君子汤，益气健脾，燥湿化痰，主治脾胃气虚，兼有痰湿之证。加入厚朴，燥湿消痰，下气除满，配枳壳，行气宽中除胀，临床常将二药组合成对药，宽中行气，消胀除满。与六君子汤又合成枳朴六君子汤，在健脾化痰的基础上以助行气消胀；柴胡、枳壳、甘草、白芍为四逆散，透邪解郁，疏肝理脾，其主治脘腹疼痛，或泄利下重，脉弦。其中芍药、甘草相配，既缓急止痛，又能调和诸药；方中加入藿香、佩兰芳香醒脾，以增强化湿之力，加入海螵蛸，咸涩微温，收涩制酸止痛，与诸方相互协力，收效显著。二诊，虽胃脘部胀痛缓解，反酸消失，身形自觉较前轻便，食纳可，但观其舌红苔白腻，脉弦，病机还在，病未全去，故原方加入鸡内金、炒麦芽以消食导滞，以助消化；配入紫苏，辛温，行气宽中，与半夏、厚朴、茯苓同用即是《金匮要略》中半夏厚朴汤，以增行气散结，降逆化痰之力。改善后期治疗。

三十一、胃溃疡、慢性萎缩性胃炎伴胆汁反流

李某，女，51岁，2013年3月22日初诊。

主诉：胃胀痛，泛酸2年，加重3d。

现病史：2年前突然出现胃脘部胀痛，呈隐痛，泛酸，食欲不振。曾在某医院治疗，一段时间好转，若遇饮食不合适胃病就犯。3d前因饮食凉皮，引起胃胀痛，胃反酸明显，感觉口也发酸。现证：胃脘部胀痛，呈隐痛，食欲不振，舌红苔薄白，脉细。

体格检查：心肺未见异常，上腹部轻度压痛。

既往史：有高血压病史。

辅助检查：胃镜提示：胃溃疡、慢性萎缩性胃炎伴胆汁反流。

西医诊断：①胃溃疡；②慢性萎缩性胃炎伴胆汁反流。

中医诊断：胃脘痛。证属：寒热夹杂。

治法：辛开苦降、寒热并用。

方用：半夏泻心汤合左金丸加减。

处方：清半夏10g　黄　连6g　黄　芩6g　干　姜12g
生　草10g　党　参15g　枳　壳10g　鸡内金15g
瓦楞子15g　郁　金10g　吴茱萸10g　当　归10g
苏　梗10g

14剂，水煎服，每日2次。

复诊：患者上腹疼痛减轻，进食较前增加，加用宽胸理气药物厚朴9g，1个月后症状明显改善。

按语：患者以胃胀痛，泛酸主诉就诊，病因恣食生冷而加重，邪之所凑，其气必虚，脾胃久虚，故食欲不振，胃脘胀痛。肝气乘脾，疏泄失常引起胃胀痛，则泛酸明显，而感觉口发酸。本方中半夏散结消痞，降逆止呕；干姜辛温除寒，和胃止呕；川连、黄芩苦寒泄热开痞；党参、大枣、生草补中益气，养胃。吴茱萸散寒止痛、降逆止呕，配黄连清热燥湿，泻火解毒，二药又称左金丸，泻火，疏肝，和胃，止酸。用于肝火犯胃，呕吐酸水。二方相合，除满消痞，和胃制酸。再加入枳壳宽中行气消胀，鸡内金消食健胃助消化，可以促胃运动功能明显增强，胃排空加快；瓦楞子消痰化瘀，软坚散结，制酸止痛；郁金行气化瘀，清心解郁，活血止痛；当归补血活血，苏梗理气宽中。本病紧抓中气虚弱，寒热错杂，升降失常而致脾胃肝胆不和，以寒热药并用，升降药同方，达到三焦气机调畅，使脏腑功能协调。患者服药后，上腹疼痛减轻，进食较前增加。周老师又以原方加用宽胸理气之厚朴，调治1个月后症状明显改善。

三十二、排便障碍

崔某，女，50岁，2012年11月6日初诊。

主诉：大便困难8年。

现病史：8年前患者在某医院行椎管手术，继而大便困难，肛门下坠，欲便不出，多方求治，一直服用帮助排便的药物如肠清茶、黄连上清丸、芦荟胶囊、果导片、番泻叶、生大黄等，方能解下大便。现症：大便困难，每日服用缓泻药才能解下大便，大便质硬，量少，便后肛门部坠胀不适，便意不尽感，肛门部无疼痛出血；伴面色不荣，神疲乏力，纳差腹胀，下肢活动不利。舌红，苔白厚腻，脉沉细。

西医诊断：排便障碍。

中医诊断：便秘。证属阴血亏虚。

治法：补血养阴，润肠通便。

方用：四物汤合济川煎合五仁汤加减。

处方：生　地 12g　熟　地 12g　肉苁蓉 10g　枳　实 10g
当　归 10g　杏　仁 10g　柏子仁 10g　首　乌 10g
郁李仁 20g　酒大黄 6g　丹　参 20g　赤　芍 15g

兼服滋阴润肠口服液 1 支，每日 3 次。

二诊：服上药后，腹部胀满减轻，大便软通，每日 1 解，舌苔较前薄润，脉沉。

处方：生　地 12g　厚　朴 10g　肉苁蓉 10g　枳　实 10g
当　归 10g　杏　仁 10g　柏子仁 10g　首　乌 10g
郁李仁 20g　酒大黄 6g　丹　参 20g　赤　芍 15g
莱菔子 20g　郁　金 12g

三诊：服上药，患者精神、面色较前改善，大便通，日 1 解，舌淡红苔薄，脉沉细。上方加减。

处方：生　地 12g　厚　朴 9g　肉苁蓉 12g　枳　壳 10g
当　归 12g　杏　仁 15g　柏子仁 10g　首　乌 10g
郁李仁 12g　酒大黄 6g　炒山楂 12g　赤　芍 15g
莱菔子 30g　郁　金 12g

按语：患者以大便困难就诊。其自述自椎管手术后大便困难，应与术中损伤及术后恢复、调养不慎有关。现患者“面色不荣，脉细”主血虚，不能充盈脉管，不能上荣于面所致，津血同源，血少津亏，肠道失其濡润，糟粕之物不能得润而下；气血相依，血少则气有余便是火，易于大便干结，久病气机郁滞，故纳差腹胀、肛门坠胀，舌苔白厚腻，则兼有湿邪，而患者无口渴喜饮、肛门灼热、脉也不数，故无热，其病机当属阴血虚，兼有气滞，治宜滋阴养血，润肠通便为主，以活血行气，消积导滞为辅。周老师用济川煎、五仁汤、四物汤方义相揉加减。当归、赤芍、生地、熟地养血活血；杏仁、柏子仁、郁李仁润肠通便；肉苁蓉温肾益精，润燥滑肠；配当归养血和血，辛润通便；枳实理气化痰消积，三药以取济川煎方意温阳通便；丹参养血、活血，酒大黄泻热通便，与肉苁蓉一清一温，相制为用；首乌养血滋阴，润肠通便。全方祛邪而不伤正，扶正以祛邪。二诊时，患者腹部胀满减轻，大便软通，每日一解，舌苔较前薄润，脉沉细。方中加厚朴行气消积、祛湿除满，与枳实相配宽中行气、消积除满，入莱菔子消食除胀、降气化痰。三诊时患者精神、面色较前改善，大便通，质软，日一解，舌淡红苔薄，脉沉细。方中去丹参加山楂消积行瘀化滞，入郁金活血止痛、行气解郁。病变后期标本兼治，故仍须中药调治，以养血补血为基础方，加减配伍，以善其后。

三十三、头痛

陈某，女，41岁，2001年1月11日初诊。

主诉：间歇性头痛3年，加重4d。

现病史：3年来不明显原因出现头痛，遇工作紧张或夜间休息差时，头痛发作或加重，伴胸胁胀闷，嗳气，经期乳房胀痛。3d前因纠纷发生口角后头痛复发。症见：头痛头胀，两颞尤痛，胸胁胀闷，心烦易怒，口苦咽干，嗳气频繁，纳呆腹胀，大便不成形。舌质红，苔薄黄，脉弦。

中医诊断：头痛。证属：肝郁气滞，上逆犯头，经脉受阻所致。

治法：疏肝解郁，理气止痛。

方用：小柴胡汤加减。

药物：柴　胡15g　党　参12g　白　芍12g　黄　芩10g
半　夏10g　川　芎10g　钩　藤10g　延胡索10g
香　附10g　蔓荆子10g　甘　草6g

6剂，每日1剂，水煎分早晚2次服用。

2001年1月18日二诊：服药6剂后，头痛减轻，诸症好转。上方去香附，加天麻12g，续用14剂，每日1剂，水煎分早晚2次服用。

2001年2月3日三诊：服14剂后诸症消失。嘱其改用逍遥丸，服用1个月，以巩固疗效，并注意锻炼身体，调摄情志，保持心情愉快。经随访3

年头痛未再复发。

按语：中医认为头为诸阳之会，精明之府，内藏脑髓，五脏六腑之精血清气皆上注于脑。无论外感六淫病邪或内伤诸疾，均可导致气血逆乱，引发头痛。该患者头痛头胀，两颞尤痛，伴胸胁胀闷，心烦易怒，口苦咽干，嗳气频繁，纳呆腹胀，脉弦等表现。辨证为肝郁头痛，因其头痛头胀，在两颞（少阳）尤痛，与肝胆之经关系最为密切。盖肝主疏泄，与胆为表里，具有调畅气机、疏情志和促进脾胃运化的功能。内伤七情致肝失疏泄，导致气机不畅，肝气郁结，肝气循经上逆于头，引发头痛。虽病在头，但位在少阳之枢，治宜疏肝解郁，舒理少阳之气机。方用小柴胡汤加减。方中寒热并用，攻补兼施，有和解少阳，疏利三焦，调达升降，宣通内外，调畅气机之效。再配伍川芎辛香行散，行气活血，祛风止痛，散少阳之风；延胡索辛苦温，与蔓荆子相伍，活血行气止痛；香附芳香走窜，与柴胡相配，疏肝解郁，理气止痛；钩藤甘微寒，具有平抑肝阳的功能；白芍苦酸微寒，补肝血敛肝阴，缓急止痛以防香附、川芎之辛燥。诸药合用，更增疏肝解郁，理气止痛之效，而使肝郁得解，上逆之气得降，头痛得止。临证再视兼证灵活配伍加减治疗，故取效满意。

三十四、睡眠障碍

王某，男，27岁，2013年7月9日初诊。

主诉：入睡困难1年。

现病史：1年前患者生气后出现入睡困难，伴有手足麻木，未加在意，迁延至今。现症：失眠，入睡困难，焦虑心烦，情绪不稳定，胸闷，两胁疼痛，纳差，伴遗精后腰酸困。舌红苔白腻。脉弦细。

既往史：无急、慢性及传染性疾病病史。

西医诊断：睡眠障碍。

中医诊断：不寐。证属：肝气郁滞。

治法：疏肝解郁。

方用：柴胡疏肝散加减。

处方：柴　胡12g　枳　壳10g　香　附10g　白　芍10g
川　芎10g　陈　皮10g　天　麻12g　郁　金12g
炙甘草10g　夜交藤30g　当　归12g　合欢皮15g

金樱子 15g

4 剂，水煎 400ml，早晚分服 200ml。

2013 年 7 月 13 日二诊：服上药剂后，睡眠好转，胸胁闷痛减轻，未再遗精，时有心烦焦虑，纳差，舌红苔白腻。脉弦细。

柴　胡 12g	当　归 10g	白　术 10g	白　芍 10g
青　皮 10g	香　附 10g	郁　金 12g	川楝子 12g
佛　手 15g	桔　梗 10g	枳　壳 12g	生甘草 10g
薄　荷 10g(后下)			

4 剂，水煎 400ml，早晚分服 200ml。

2013 年 7 月 16 日三诊：患者自述服用中药 7 剂后，睡眠正常，胸闷减轻，口微渴，饮水少，大小便可，舌红苔白腻，脉弦细。

柴　胡 12g	当　归 10g	白　芍 15g	白　术 10g
青　皮 12g	香　附 15g	郁　金 12g	川楝子 15g
佛　手 15g	桔　梗 10g	枳　壳 12g	生　草 10g
薄　荷 10g(后下)	茯　苓 10g	陈　皮 10g	

7 剂，水煎 400ml，早晚分服 200ml。

按语：患者以失眠为主诉，究其失眠病因病机当是情志不遂，肝气郁结，肝郁化火，邪火扰动心神，心神不安而不寐。患者症见每因生气后出现失眠，其手足麻木也是因为肝气不舒，气机逆乱，气血不能通达四末所致；又因肝气不舒，气机不畅，胸闷，呼吸气粗，两胁疼痛；肝郁气滞，横逆犯脾，则纳差，不思饮食；肝郁化火，邪火扰动心神，心肾不交，心神不安而失眠，精液外遗。“肾主骨，生髓”，肾脏气阴虚耗，则腰脊酸困，舌红当有热，苔白腻，其热不甚，兼有中焦气机不利，有湿停滞；脉弦细，弦为气滞，细主血虚，综合诸上分析，其病机为肝气郁滞，治宜疏肝解郁，方用柴胡疏肝散加减。柴胡疏肝散方为四逆散去枳实，加陈皮、枳壳、川芎、香附组成。方中白芍柔肝敛阴，缓急止痛，与柴胡疏肝解郁相伍一散一收，助柴胡疏肝，相反相成共为主药；配枳壳宽胸下气以缓解胸膈之壅滞，与柴胡同用一升一降，加强疏肝理气之功，以达郁邪；川芎行气开郁；香附理气调中，解郁止痛；陈皮行气和胃止痛；白芍、甘草配伍调和诸药，缓急止痛，诸药合用，辛以散结，苦以通降，气滞郁结方可解除。现代药理研究还表明，白芍对中枢神经系统有抑制和镇静作用。柴胡主含皂苷及挥发油，有镇静和镇痛作用。加天麻，平肝潜阳，还有镇静的作用，可以增加脑血流量，降低脑血管的阻力，对神经衰弱有效；加入夜交藤养心安神通络祛风，加当归补血活血，郁金行气活血、清心解郁；合欢皮解郁宁心，有治心神不安、忧郁、失眠之效；加金樱子，涩精，以固精室防止遗精滑泄。方中随证加入药物，以增强治疗效果。二诊，睡眠好转，胸胁闷痛减轻，未再遗精，时有心烦焦虑，纳差，舌红苔白腻，脉弦细。原方去金樱子、天麻、夜交藤、合欢皮，加川楝子、佛手、桔梗、薄荷，青皮易陈皮，“见肝之病，当先实脾”，以加强行气健脾之力。三诊，睡眠正常，胸闷减轻，口微渴，饮水少，大小便可，舌红苔白腻，脉弦细。虽失眠已除，但脉象中郁邪未尽，口渴当有热，但饮少，提示兼有脾湿，湿不运化，三诊方中加入白术、茯苓、陈皮以健脾利湿，治中焦脾湿。三诊后患者痊愈。

三十五、多发性末梢神经炎

马某，男，64 岁，1999 年 12 月 13 日初诊。

主诉：双手指及右下肢麻木、刺痛、怕冷 3 年。

现病史：3 年前患者双手指及右下肢麻木、刺痛、怕冷。初期感觉双手指末端有烧灼疼痛感，遇寒则加重，双手时有苍白或发紫现象，尤其在凉水中明显。每至冬季遇寒冷病情加重。活动或遇暖则觉舒服，但不可过劳，过劳则麻木加重。经多家医院诊为“多发性末梢神经炎”。曾经西医用多种维生素等药物及物理治疗，无效，且有日渐加重之势。现症：面白少华，肌肤肢体无异常变化，唯双手冰冷、皮色紫暗，大便稀溏，日行 3 次，难以入睡。脉沉弦细而涩，舌质淡，苔薄白而滑。

西医诊断：多发性末梢神经炎。

中医诊断：血痹。证属：气血不足，寒滞络脉。

治法：调和营卫，补益气血，温经通阳。

方药：黄芪桂枝五物汤合当归四逆汤加减。

药用：黄　芪 20g　桂　枝 9g　赤　芍 9g　生　姜 10g
大　枣 60　桑　枝 60g　鸡血藤 30g　当　归 12g
赤　芍 15g　细　辛 3g　木　通 6g

14 剂，水煎服，每日 2 次。

1999 年 12 月 27 日二诊：服药 14 剂后，病情好转，双手冰冷、发紫、刺痛减轻，但还麻木，有蚁行感。上方加地龙、僵蚕各 12g，全虫 6g 继续服用。

黄　芪 20g	桂　枝 9g	赤　芍 9g	生　姜 10g
大　枣 60	桑　枝 60g	鸡血藤 30g	当　归 12g
赤　芍 15g	细　辛 3g	木　通 6g	地　龙 12g
僵　蚕 12g	全　虫 6g		

7 剂，水煎服，每日 2 次。

2000 年 1 月 4 日三诊：服药后刺痛消失，麻木大减，仅在遇到寒冷时稍有不适。用上方再加倍量当归，赤芍配蜜丸，每丸重 9g，每服 1 丸，日服 2 次，共服 1 个月，以善其后。半年后再访，病已痊愈未再复发。

按语：本例患者为多发性末梢神经炎。根据该患者脉弦细、舌淡苔白及冬季发病遇寒加重等特点，此症是阳气不足，风寒侵袭络脉，营卫不和，气虚血滞之血痹证。宗《金匮要略》法拟益气活血、调和营卫治之。选用黄芪桂枝五物汤合当归四逆汤加减治疗。方用黄芪温阳益气固表，活血通络，使气旺以促血行不瘀；当归补血活血、调经止痛，二药共为君。桂枝具有通阳散寒，善走经络四肢末梢之功，走而不守。如《本草再新》所载：桂枝"温中行血，健脾燥胃，消肿利湿。治手足发冷作麻、筋抽疼痛，并外感寒凉等症"。现代医学研究也认为：桂枝有扩张血管、加速血行、增加内脏血液灌注、使停滞的瘀血通行的作用。桑枝祛风湿，通经络，利关节；赤芍除痹，散瘀活血，共为臣。佐以细辛散结消肿，解表散寒，祛风止痛。鸡血藤补血行血，舒筋活络，用于血虚经络不通之肢体麻木。木通通利血脉。生姜温中健脾，能使血管扩张，血液循环加快，与大枣调和营卫为使。全方共行益气通阳，理血除痹之功效。随症加减治之而获效。二诊时，双手冰冷、发紫、刺痛症状减轻，但还觉麻木，有蚁行感。原方加地龙通络，用于关节麻痹，肢体麻木，半身不遂。僵蚕祛风解痉。全虫，散结，通络止痛。三虫药以搜风通络，功在祛邪。三诊时，患者刺痛消失，麻木大为减轻，仅在遇到寒冷时稍有不适。方中再倍用当归，赤芍配成蜜丸服用 1 个月，半年后再访，病已痊愈未再复发。正如柯琴在《伤寒附翼》中论述，"黄芪桂枝五物汤为仲景群方之魁，乃滋阴和阳，调和营卫，解肌发表之总方也。凡头痛发热恶风恶寒，其脉浮而弱，汗自出者，不拘何经，不论中风、伤寒、杂病，咸得用此解肌，合以当归四逆汤"。如《伤寒论·辨厥阴病脉证并治》："手足厥寒，脉细欲绝者，当归四逆汤主之。”周老师常以此二方化裁治疗血虚，阳气不足，寒侵经脉所致的虚人感冒、肩周炎、血栓闭塞性脉管炎、冻疮、自汗、盗汗、手足麻木、风湿痹痛等证，随手而愈。

三十六、糖尿病足

刘某，男，78岁，2012年6月25日初诊。

主诉：发现血糖升高20年余，双下肢皮肤水疱溃烂2月余。

现病史：20年前发现血糖升高，虽用中西药治疗病情时好时差，2月来出现双下肢皮肤水疱溃烂，在他科用西药治疗，皮肤水疱溃烂未见好转，故转入我科。结合该病人临床症状体征和入院化验检查，以及既往有高血压病30年余，“脑梗死”15年，左颈内动脉支架置入术后2年等病史，住院后仍以降压、扩管、控制血糖等综合治疗（因该病人来我科前曾在某科治疗20余天，因下肢溃烂未好转，来我科要求中医治疗）。现症：双足皮肤出现大小不等的水疱、溃烂，最大面积约4cm×3cm，最小面积1cm×1cm。溃烂处有淡黄色渗出物，舌淡暗，苔白厚腻偏黄，脉滑。

西医诊断：①2型糖尿病、糖尿病性足病、糖尿病周围血管病变、糖尿病性肾病；②高血压病3级（极高危）；③脑梗死（后遗症期）；④左颈内动脉支架置入术后。

中医诊断：消渴、中风。证属：湿热内蕴（以湿为主），气虚血瘀。

治法：益气通阳，清热利湿，活血通络。

方用：黄芪桂枝五物汤配四妙散加活血化瘀药物治疗。

处方：

黄芪20g	桂枝12g	赤芍12g	甘草10g
黄柏12g	薏苡仁30g	苍术12g	牛膝12g
忍冬藤20g	白芷12g	桃仁12g	丹参20g
金银花15g	红花10g	茯苓15g	川芎10g
白术10g			

每日1剂，水煎，分早晚服。

用上方治疗2周后，未再出现新的水疱，双下肢水疱减轻，溃烂处渗出减少，部分溃烂处逐渐结痂，患者带中药出院，回家调治月余，下肢水疱未再出现，溃烂处结痂痊愈。至今未再出现下肢溃烂。

按语：本患者有20年糖尿病史，虽用中西药治疗病情时好时差，2个月前双下肢皮肤出现水疱溃烂。在内分泌科诊断为糖尿病足，用西药治疗20余天效果不佳，转入我科要求中医治疗，辨证属湿热内蕴（以湿为主），阻碍阳气，使水湿不能布达，湿阻血瘀，导致下肢出现水疱、溃烂。因湿为阴邪，其性趋下，故见下肢出现病变。治以益气通阳，清热利湿，活血通络为宜。方用黄芪桂枝五物汤配四妙散加活血化瘀药物。方中黄芪甘温益气，托疮排脓。桂枝温经通痹，与黄芪配伍，益气温阳，通经祛毒；赤芍养血活血通络，共奏益气温经散寒，和血通痹脱毒之效。加入黄柏苦寒，燥湿清热；苍术辛苦温，祛风燥湿；薏苡仁甘淡性寒，健脾利水除湿；牛膝活血化瘀，引药下行，四药合为四妙散清热利湿。另加入忍冬藤疏风通络，以祛湿热之毒；白芷祛风散寒燥湿，通窍活血排脓；桃仁、红花活血祛瘀，丹参活血祛瘀、清心除烦；川芎活血行气，祛风止痛；茯苓配白术健脾利湿。治疗2周后，双下肢水疱减轻，溃烂处渗出减少，继用原方中药调治月余，下肢水疱未再出现，溃烂处逐渐结痂痊愈，至今未再出现下肢溃烂。通过类似病人的临床观察治疗，对于糖尿病并发症的治疗，只要辨证正确、用药恰当，会收到好的效果。

三十七、肥胖症

马某，男，27岁，2012年10月12日初诊。

主诉：自汗盗汗，乏力2年。

现病史：2年前患者出现白天动则汗出，夜间休息汗出打湿枕巾，口服虚汗停、龙骨牡蛎散、知柏地黄丸、肾气丸等无效。现症：白天动则汗出，纳食时更是头汗如雨，夜间休息汗出打湿枕巾，睡觉总流口水，乏力，腹胀，纳差，患者形体肥胖，肌肉松弛，少气懒言，问答时身依桌边，小便清，舌淡红苔白腻，脉弦。

西医诊断：肥胖症。

中医诊断：汗证。证属：湿气郁蒸。

治法：益气健脾利湿。

处方：五苓散加减。

黄　芪20g	生　地10g	茯　苓15g	当　归12g
丹　皮20g	白　术15g	陈　皮10g	炒薏苡仁30g
生　草10g	猪　苓10g	泽　泻10g	车前子20g（包煎）

7 剂，水煎 400ml，早晚分服 200ml。

2012 年 10 月 19 日二诊：患者自述体重减轻，腹胀缓解，自汗盗汗减少，仍流口水，舌淡红苔白腻，脉弦。

黄　芪 20g	生　地 10g	茯　苓 15g	当　归 12g
丹　参 20g	白　术 15g	陈　皮 10g	炒薏苡仁 30g
生　草 10g	猪　苓 10g	泽　泻 10g	苦　参 10g
益智仁 12g	葛　根 15g	车前子 20g（包煎）	

7 剂，水煎 400ml，早晚分服 200ml。

2012 年 10 月 26 日三诊：患者述身体较前轻快，腹部胀满消失，纳食可，自汗盗汗已消除，夜间流口水明显减轻，舌质红润苔薄白，脉弦。检查血脂高。

黄　芪 20g	生　地 10g	茯　苓 15g	当　归 12g
丹　参 20g	白　术 15g	陈　皮 10g	炒薏苡仁 30g
生　草 10g	猪　苓 10g	泽　泻 12g	决明子 10g
土茯苓 12g	益智仁 12g	葛　根 15g	生山楂 10g
车前子 20g（包煎）			

7 剂，水煎 400ml，早晚分服 200ml。

按语：患者以白天夜间汗出过多就诊，醒时经常汗出，活动汗出尤甚者谓之自汗，多见于气虚证和阳虚证；睡则汗出，醒则汗止谓之盗汗，多见于阴虚证。而患者自汗盗汗皆有，并伴有睡觉流口水，乏力，腹胀，纳差，患者形体肥胖，肌肉松弛，少气懒言，诸症皆属于脾气虚，脾失统摄，则津液不固，口流涎唾；脾不运化水谷，则腹胀纳差，水湿内聚，则人胖多湿，脾主肌肉，脾气虚，则肌肉松弛无力；小便清，舌淡红苔白腻，脉弦，均为湿邪内盛之象；辨证属脾虚湿盛，阳气遏郁。治宜益气健脾利湿，方选五苓散加减。方中黄芪益气升阳、健脾利水；泽泻甘淡，直达肾与膀胱，利水渗湿；茯苓、猪苓淡渗，以增强利水渗湿之力；车前子清热利尿、渗湿；白术健脾以运化水湿；陈皮理气健脾、燥湿；湿邪黏滞，湿困日久，气机不畅，"气滞血凝"，导致瘀滞，故周老师在方中加生地、当归养血活血，妙在利湿药中佐以育阴之品，滋阴而不恋湿邪；甘草调和诸药。二诊时，患者"自汗盗汗减轻，腹胀缓解"。上方加丹参活血祛瘀，又加入苦参清热燥湿；益智仁补肾固精，健脾摄涎；葛根降脂化痰。三诊时自汗盗汗已消除，腹部胀满消失，夜间流口水明显减轻，纳食可，而且患者自述服药后体重减轻，疗效显著，方中又加入土茯苓解毒除湿，生山楂消积、行瘀、化滞，配决明子祛脂痰浊。继续中药调治，以收全功。

三十八、精液不液化所致不育症

张某，男，30岁，1999年2月17日初诊。

主诉：结婚5年未孕育。

现病史：结婚5年女方未孕。女方月经正常，妇科检查正常，输卵管通畅。男方精液化验：淡黄色，质黏，量约3ml，精液液化时间大于1h。曾多方求治，未见效果。现症：腰酸困，手足心热，口干心烦，多梦，脉细数，舌红，苔黄。

西医诊断：不育症（精液不液化）。

中医诊断：不育。证属：阴虚火旺。

治法：滋阴补肾，清热生津。

方用：知柏地黄丸加减。

处方：生　地10g　熟　地10g　知　母10g　黄　柏10g
丹　皮10g　天　冬10g　淫羊藿10g　天花粉20g
茯　苓15g　车前子15g（包煎）　土茯苓15g　丹　参30g
赤　芍12g　枸杞子12g　天花粉10g　蜈蚣1条（冲服）

每日1剂，水煎取汁分早晚服用。

二诊：连续治疗1个月后复诊，精液化验：液化时间<30min，计数9000万/ml，活动率70%，畸形精子<15%。药已见效，故守原方10剂，以巩固疗效。

三诊：再次复诊诉：其妻停经40d，尿妊娠试验阳性，于次年足月分娩一男婴，母子平安。

按语：男性不育症见于多种情况，其中精液不液化症也是导致男性不育的常见原因之一。正常情况下，精液在排出体外后大约30min内液化成水状，精子才能充分活动，使卵子获得充分的受精机会。若精液黏稠不化或液化迟缓，精液中的精子运动能力受限，就有可能减缓或抑制精子通过宫颈，妨碍受精过程，从而引起不孕。精液不液化症，属于祖国医学的精热、精稠范畴。从中医角度认为，肾藏精，主生殖。肾精不足，阴虚火旺，热灼阴精，则黏稠而不化。治当滋阴补肾、清热生津。方中知母、黄柏、生地滋阴泻火；熟地、枸杞子补肾填精；丹参、赤芍、丹皮，活血化瘀；淫羊藿助阳以化阴，又防知母、黄柏等寒凉之弊，促使精液分泌增加，减少精液黏稠度；知母配天冬、天花粉增液生津，稀释精液；土茯苓清热祛湿；茯苓、车前子导热从小便而出；蜈蚣辛温通达精关。诸药合用，有滋阴补肾，清热生津，稀释精液之功，使精化复常而孕。

三十九、男性不育

李某，男，25岁，1991年11月3日就诊。

主诉：结婚3年未育。

现病史：1989年初结婚，至今3年多未育。时感会阴部坠胀不适，余无明显不适。多家医院查精液不液化，女方曾做妇检及输卵管通气等无异常。现症：会阴部坠胀不爽，舌边瘀斑，脉细涩。在泌尿外科肛检：前列腺肿大，质硬伴结节，无压痛。精液常规：量3ml，标本1h不液化。

西医诊断：慢性前列腺炎；男性不育症（精液不液化）。

中医诊断：不育症。证属：精瘀互结。

治法：活血化瘀，清热化液。

方药：桃　仁12g　穿山甲15g　牛　膝15g　王不留行15g
土茯苓15g　知　母10g　黄　柏10g　三　棱10g
莪　术10g　枳　实10g

每日1剂，连服2周。

二诊：仍感会阴坠胀，腰酸困，余正常。原方加川牛膝、鹿衔草以补肾活血，再用3周。

三诊：会阴坠胀仅见于劳力、行走时明显。精液常规：量3ml，液化稍差。效果已显，效不更方，再服3周。隔日配合西洋参片口服。

四诊：会阴坠胀消失，唯觉心悸失眠。前列腺肛诊正常，精液检查正常，故仍守前方加枣仁15g，覆盆子12g，水煎服，服药1个月。1年后报喜，已生1女婴。

按语：慢性前列腺炎是造成男性不育的常见原因之一。中医学对男子不育的认识，多以“肾虚”论治，并为历代医家沿袭至今。但前列腺炎邪羁日久，气血不和，加之患者情志不畅，忧郁不达，血脉不畅，久之瘀血内阻精室，导致男性性功能障碍和精液异常改变。现代西学认为，由于前列腺长期慢性充血，腺管相对或绝对不通畅，进一步加重炎性前列腺液的潴留，而因炎性分泌物刺激，又使其充血不易消退。从该患者的临床表现辨证为精瘀互结，精室阻遏，而精液不得而化，受孕不能。治当活血祛瘀，通精化液。方用桃仁、穿山甲、牛膝、王不留行活血化瘀；配三棱、莪术、枳实理气行滞，再以土茯苓、知母、黄柏养阴祛湿，诸药合用，共奏活血通络，清热祛湿，化液助精之效。后期用川牛膝、鹿衔草以补肾活血。通过活血化瘀，清热利湿药能改善局部组织血液流量，提高机体免疫力，促进炎症吸收对慢性前列腺炎有良好的治疗作用。患者症状改善，前列腺局部功能恢复，故能有子也。

四十、化脓性淋巴结节炎

王某，男，38岁，2013年8月23日初诊。

主诉：左侧颈后及双腋下肿块3年，伴溢脓1年。

现病史：3年前出现左侧颈后及双腋下肿块，红肿疼痛，自服消炎药物，即能缓解肿痛，时轻时重，未加重视，1年前三处肿块相继溃破，溢出脓性分泌物，遂引起重视。先后在西京医院用纳米银等治疗，在首都医科大学、北京中医医院处以中草药汤等治疗，未能根治，反复迁延至今。现症：左侧颈后及双腋下肿块，肿胀疼痛，溃破溢脓，无全身明显消瘦，无发热寒战，睡眠纳食可，口微渴，喜饮，小便黄，大便通。舌红苔薄白，脉沉细。

查体：左侧颈后发际下可见7cm×5cm大小肿块，局部皮肤色素加深，肿块顶部有2处溃口，压之疼痛，伴溢出脓性分泌物。两腋下，腋毛区亦分别可见5cm×4cm大小肿块，皮色微红，伴有溃破，压之溢脓。

西医诊断：化脓性淋巴结节炎。

中医诊断：颈痈。证属：正虚邪恋。

治法：清热解毒，托里排脓。

方用：自拟方（周老师）。

黄　芪15g	玄　参10g	葛　根15g	金银花15g
连　翘15g	赤　芍10g	丹　皮10g	枳　壳12g
浙贝母10g	白　芷10g	桃　仁10g	紫花地丁10g

败酱草 20g　马齿苋 10g　夏枯草 10g

7 剂，水煎 400ml，早晚分服 200ml。

2013 年 8 月 30 日二诊：服上药后，左侧颈后及双腋下肿块，红肿局限，疼痛减轻，溃破口明显收敛，未见溢脓，食纳可，大小便可，舌红苔薄白，脉细。

生黄芪 20g　玄　参 15g　葛　根 15g　连　翘 15g
赤　芍 15g　丹　皮 10g　枳　壳 20g　浙贝母 15g
白　芷 15g　桃　仁 10g　地　丁 15g　败酱草 10g
马齿苋 15g　夏枯草 15g　天花粉 15g　炙甘草 10g
蒲公英 10g

7 剂，水煎 400ml，早晚分服 200ml。

2013 年 9 月 6 日三诊：服上药后，颈部及两腋下形成愈合瘢痕，皮色正常，压之不疼痛，无异常分泌物，脓肿已痊愈，食纳可，舌尖红，苔薄白，脉沉细。

玄　参 15g　葛　根 15g　连　翘 15g　赤　芍 15g
丹　皮 10g　枳　壳 20g　浙贝母 15g　白　芷 15g
桃　仁 10g　紫花地丁 15g　败酱草 10g　马齿苋 15g
夏枯草 15g　天花粉 15g　金银花 10g　蒲公英 10g
生黄芪 20g

7 剂，水煎 400ml，早晚分服 200ml。

按语：颈痈指发于颈的两侧，包括颌下、耳下、颏下、腋下等部位的痈证。多由风热，流毒或风湿挟痰等壅结少阳、阳明经络所致。而患者的痈毒病程长，迁延不去，实属正虚邪恋。观其肿块处皮肤，红肿热痛并不明显，颈部肿块皮肤色素加深，两腋下肿块皮色微红，溢出脓液也无腐臭难闻之气。口微渴，喜饮，小便黄，提示里有热，津液受损。查之舌苔脉象，舌红，主热毒之邪内恋，脉沉细，为邪在里，而气血不足，不能祛邪外出之象。故治以清热解毒，托里排脓。老师因考虑痈毒的发生实为热毒壅盛，灼伤经脉，气血凝滞，腐熟成脓，气血损伤，必有瘀滞不通，又在治疗用药时加入行气活血之品，方能顾全。方中生黄芪，有益气托疮生肌之功效，《本经》言“痈疽久败，排脓止痛”；玄参清热凉血，泻火解毒，滋阴，《名医别录》认为“止烦渴，散颈下核、痈肿”；葛根具升举阳气的功效又可助黄芪托毒外出，《本经》：“主消渴，起阴气，解诸毒。”三药相配以扶正祛邪。金银花既能宣散风热，还善清解血毒；连翘为“疮家之圣药”，清热解毒、消肿散结，有广谱抗菌作用；紫花地丁清热解毒、消痈肿，《本草纲目》载“主治一切痈疽发背，疔肿瘰疬，无名肿毒，恶疮”；败酱草清热解毒、凉血、消痈排脓、祛瘀止痛；马齿苋清热利湿、解毒消肿；夏枯草具有散结消肿、清热解毒的功效，《本经》云：其“主寒热、瘰疬、鼠瘘、头疮，破症，散瘿结气，脚肿湿痹”；浙贝母清热化痰、散结解毒；白芷消肿排脓、解毒除湿，上药共奏清热解毒，消痈排脓之功。又用赤芍行瘀、止痛、凉血、消肿；丹皮清热凉血、活血散瘀；桃仁活血祛瘀，三药相配凉血活血，祛瘀解毒。加枳壳行气破气、行痰消积，以畅三焦气机。上方服后，左侧颈后及双腋下肿块明显局限，疼痛减轻，溃破口明显收敛，未见溢脓，虽方药寒凉，但“纳食可，大便小便可”，未见脾胃损伤。故二诊原方去金银花，加入天花粉清热泻火、排脓消肿，蒲公英清热解毒、消肿散结，炙甘草调和诸药。方义未改，但加强了清热解毒之效，继服治疗。三诊时，颈部及两腋下形成愈合瘢痕，皮色正常，压之不疼痛，无异常分泌物，脓肿已痊愈。食纳可，舌尖红苔薄白，脉沉细。继服中药以善后。2 月后电话告知病已痊愈。

附篇 个人文集

护肾固精方治疗系膜增殖性肾炎临床研究*

周清发 席春生 刘静 武宏艳 高扬
西安交通大学医学院第二附属医院（西安 710004）

摘要：目的：观察护肾固精方治疗系膜增殖性肾炎（mesangial proliferative glomerulonephritis，MsPGN）的临床疗效。方法：73 例 MsPGN 患者分为治疗组和对照组。治疗组 42 例，以护肾固精方为基本方，加激素或细胞毒性药物治疗；对照组 31 例，以激素或细胞毒性药物治疗为主。同时观察两组病例治疗前后的临床症状、体征，血、尿常规，24h 尿蛋白定量，细胞免疫和体液免疫；血浆白蛋白、血脂；肾功能及血清 β_2 - 微球蛋白（β_2 - MG）、尿 β_2 - MG、尿白蛋白（Alb）、尿球蛋白（IgG）等。结果：治疗组完全缓解率为 28.8%，总有效率为 85.6%，显著高于对照组 20.7% 和 61.3%，两组疗效比较有显著性差异（$P<0.05$）；而且治疗组在改善临床症状、体征和肾功能及血清 β_2 - MG、尿 β_2 - MG、Alb、IgG，消除蛋白尿，升高血浆白蛋白，降低血脂，调节免疫功能等方面均明显优于对照组（$P<0.05$ 或 $P<0.01$）。结论：护肾固精方对 MsPGN 患者有很好的临床治疗效果。

关键词：系膜增殖性肾炎；护肾固精方
中图分类号：R 692.31 **文献标识码**：A **文章编号**：1005－5304（2005）03－0014－03

系膜增殖性肾炎（mesangial proliferative glomerulonephritis，MsPGN）是

---

* 陕西省中医药管理局资助项目（046）

多发于青壮年的常见病、疑难病。在长期的临床工作中，笔者采用辨证与辨病相结合，根据其发病特点，自拟护肾固精方治疗 MsPGN，取得较好的疗效。现报道如下。

1 资料与方法

1.1 临床资料

参照 WHO1982 年《肾小球疾病病理分类标准》，将明确诊断的 73 例 MsPGN 患者随机分为治疗组和对照组。治疗组 42 例，男 29 例，女 13 例；年龄 13～59 岁，平均 33.5 岁；病程 1 个月至 11 年，平均 15.6 个月；其中轻度 29 例，中度 13 例；荧光免疫检测符合 IgA 肾病者 16 例，其中肾病综合征 13 例，慢性肾炎 24 例，隐匿性肾炎 5 例；42 例患者均有不同程度蛋白尿，其中伴血尿者 15 例，高血压者 17 例，浮肿 23 例，腰痛乏力者 17 例，纳呆 8 例，头痛、头晕者 12 例。对照组 31 例，男 22 例，女 9 例；年龄 13～58 岁，平均 34.1 岁；病程 1 个月至 10 年，平均 15.4 个月；其中轻度 24 例，中度 7 例；荧光免疫检测符合 IgA 肾病者 13 例，其中肾病综合征 9 例，慢性肾炎 19 例，隐匿性肾炎 3 例；均有不同程度蛋白尿，其中伴血尿者 11 例，高血压者 13 例，浮肿 16 例，腰痛乏力者 8 例，纳呆 6 例，头痛、头晕者 7 例。以上两组病例均排除继发性疾病。两组在发病年龄、病程以及临床表现方面具有可比性，差异无显著性（$P>0.05$）。

1.2 治疗方法

治疗组以护肾固精方（黄芪、淫羊藿、山萸肉、灵芝、丹参、银杏、益母草、薏苡仁等）为基本方，每日 1 剂，水煎服，30d 为 1 个疗程。兼气虚者重用黄芪，加党参；阳虚者加仙茅、白术；气阴两虚者加太子参、冬虫夏草、枸杞子；肝肾阴虚者加墨旱莲、生地黄、天麻；外感风寒者加麻黄、防风；风热者加连翘、黄芩、鱼腥草；水湿者加猪苓、车前子、白茅根；湿热者去淫羊藿，加黄柏、滑石；血瘀者加赤芍、益母草、水蛭；蛋白尿者加芡实、莲须、菟丝子、金樱子；血尿者加紫草、三七粉、仙鹤草。对照组以激素或细胞毒性药物治疗为主，并根据患者情况对症处理。

1.3 观察指标与方法

观察临床症状、体征，检测血、尿常规，24h 尿蛋白定量，采用磺柳酸法，722 分析仪比色法；细胞免疫和体液免疫，采用速散射比浊法；血清白蛋白、血脂；肾功能采用自动分析仪检测。血 β_2－微球蛋白（β_2－MG）、

尿 β_2－MG、尿白蛋白（Alb）、尿球蛋白（IgG），采用放免法。

1.4 统计学方法

计量资料用 t 检验，以 $\bar{X} \pm S$ 表示；计数资料用卡方检验。

2 治疗结果

2.1 疗效判断标准

根据1986年第二次全国中医肾病会议制定的疗效判定标准[1]。完全缓解：症状、体征消失，尿蛋白定量<0.2g/24h，肾功能正常，尿红细胞0~3个/HP；基本缓解：症状、体征消失，尿蛋白定量<1g/24h，尿红细胞5~8个/HP；部分缓解：症状、体征好转，实验室检查有好转，但未达到基本缓解的标准；无效：症状、体征和实验室检查无好转或病情恶化。

2.2 疗效比较

治疗组完全缓解率为28.8%，总有效率为85.6%；显著高于对照组的20.7%和61.3%，两组疗效比较，有显著性差异（$P<0.05$）。

2.3 两组治疗前后免疫肾功能变化（见表1）

表1 两组治疗前后免疫肾功能变化比较

组别	n	时间	血 β_2－MG（mg/L）	尿 β_2－MG（mg/L）	尿 Alb（μg/mL）	尿 IgG（μg/mL）
治疗组	42	治疗前	4.56±1.08	0.35±0.07	8.62±2.51	5.76±1.68
		治疗后	1.53±0.57**△	0.23±0.04*	5.16±1.75*	3.15±1.03**△
对照组	31	治疗前	4.52±1.15	0.32±0.06	8.54±2.48	5.58±1.64
		治疗后	3.56±0.87*	0.28±0.05	6.86±2.25	4.73±1.28

注：与本组治疗前比较，*$P<0.05$，**$P<0.01$；与对照组治疗后比较，△$P<0.05$（下同）。

2.4 两组治疗前后相关指标和肾功能变化（见表2）

2.5 两组治疗前后细胞免疫和体液免疫变化（见表3）

表2 两组治疗前后相关指标和肾功能变化比较 （$\bar{X} \pm S$）

组别	n	时间	24h尿蛋白（g）	Alb（g）	BUN（mmol/L）	SCr（μmol/L）
治疗组	42	治疗前	5.96±2.18	23.15±6.12	8.19±3.65	221.6±112.4
		治疗后	1.91±0.93**△△	43.86±5.63**△△	3.21±2.11**△	125.7±52.6**△

续表

组别	n	时间	24h尿蛋白（g）	Alb（g）	BUN（mmol/L）	SCr（μmol/L）
对照组	31	治疗前	5.83±2.13	21.15±5.96	8.15±3.59	219.8±109.8
		治疗后	3.28±1.25*	31.38±5.23*	6.83±2.56*	178.2±97.3

表3　两组治疗前后细胞免疫和体液免疫变化比较　($\overline{X}\pm S$)

组别	n	时间	CHso（μ/mL）	C_3（μ/mL）	LTT（%）	IgG（mg%）	IgA（mg%）	IgM（mg%）
治疗组	42	治疗前	63.12±19.78	678.37±103.18	51.43±13.87	11.02±4.78	1.57±0.69	2.87±1.26
		治疗后	82.96±18.36*△	733.65±110.72	59.87±11.35**△	15.82±6.11*△	2.28±1.12	1.27±0.83*△
对照组	31	治疗前	62.87±20.13	659.12±107.83	52.12±13.61	10.73±5.26	1.52±0.76	2.79±1.18
		治疗后	65.12±17.84	726.53±109.78	54.73±11.54	13.35±5.13*	2.16±1.06	1.98±0.91*

2.6　不良反应

治疗组患者应用护肾固精方后，临床观察未发现不良反应。对照组用药后，部分患者出现纳呆、恶心呕吐、白细胞减少、肝肾功能损害等不良反应。

3　讨论

MsPGN在原发性肾小球疾病中占79.3%[2]，其愈后较差，如果治疗不当，约半数患者可在10~20年发生慢性肾衰竭。由于发病机理尚不清楚，目前对该病的治疗也无特效药物。西医治疗采用抗凝、促纤溶或抑制血小板聚集和改善氧自由基代谢方法，亦有用激素或免疫抑制剂，但由于西药作用单一且不良反应大，其疗效不令人满意。因此，寻求具有治疗作用好而且不良反应少的中药制剂显得十分迫切和必要。

笔者在长期的临床工作中，观察到该病的基本病机为肺、脾、肾三脏功能失调，气、血、阴、阳亏损，以及外感、水湿、瘀血、湿热等病邪诱发。根据其发病特点，认为是本虚标实，而以脾肾不足、气精亏虚、湿阻血瘀为病机之关键。由于本病病机复杂，单纯一法一方临床很难取效，唯有诸法合用，多环节、多靶点、多途径进行调节，才能取得疗效。因此，融益气补肾固精、活血祛湿解毒诸法为一体，筛选出黄芪、淫羊藿、丹参、山萸肉、灵芝、银杏、益母草、薏苡仁、土茯苓等组成护肾固精方。

方中黄芪益气扶正利水为主药；辅淫羊藿、山萸肉培补肾之真阴真阳，补肾固精，灵芝补虚损而活血，丹参活血化瘀而养血，银杏活血通络；配山萸肉固肾涩精，益母草活血利水，薏苡仁健脾、祛湿退肿，土茯苓清热解毒、除湿通络为佐。诸药恰当配伍，共奏益气健脾、补肾固精、活血化瘀、祛湿解毒之功。现代医学研究证明，黄芪、川芎、丹参等具有扩张血管、改善肾血流量、调节免疫的功能和抗凝作用，并能减轻免疫复合物对肾小球基底膜的损伤，抑制 MsC 增殖，对肾炎的发病有阻抑作用。有报道，黄芪提取物黄芪总苷除抑制人肾小球 MsC 增殖，还可抑制 MC 基质过度生成和下调细胞表面 β_1 整合素 mRNA 的表达[3]；川芎不仅改善系膜增殖性肾炎大鼠系膜增生及基质的堆积，还能抑制 MsC 分泌 IL－6[4]；丹参有抑制人肾成纤维细胞生长和促其凋亡，降低 MsC 分泌细胞因子作用[5]；银杏与山萸肉相配可显著消除蛋白尿，配益母草还有改善微循环、抗凝、抗血小板聚集作用。薏苡仁、土茯苓具有抗氧化和抗炎等作用。通过临床观察，护肾固精方治疗 MsPGN 有很好的疗效，不但能改善病人症状和体征，还能促进蛋白合成，调节机体的免疫功能，降低尿蛋白、血尿和血脂，改善体内高凝状态，而且疗效明显优于对照组（$P<0.05$），表明护肾固精方治疗 MsPGN 疗效肯定。其作用机理可能是通过补益脾肾，扶助正气，促进体内蛋白合成，调节机体的免疫功能，提高抗氧能力，改善体内高凝状态和肾脏微环，减少炎性细胞因子的分泌和细胞外基质的合成[6-8]，有助于免疫复合物的清除及病变组织的恢复，从而起到保护肾脏的作用。

参考文献

[1] 第二次全国中医肾病专题学术会议. 慢性肾炎辨证分型、疗效评定标准 [J]. 陕西中医，1988，(1)：封底

[2] 尹爱萍，冯学亮，张亚莉，等. 肾活检在肾脏病诊治中的意义 [J]. 西安医科大学学报，1995，16 (3)：320

[3] 倪兆慧，张庆怡，钱家麒，等. 黄芪皂甙对人系膜细胞基质分泌和 β_1 整合素表达的影响 [J]. 中华肾脏病杂志，2000，16 (5)：303

[4] 孙林，易著文，虞佩兰. 川芎嗪对人胎肾小球系膜细胞增殖的影响及其机理探讨 [J]. 中国中西医结合杂志，1995，15 (33)：134

[5] 张国强，叶任高，孔庆瑜，等. 丹参对狼疮性肾为成纤维细胞增殖凋亡及 C－myc 蛋白的影响 [J]. 中国中西医结合杂志，1997，17 (8)：473

[6] 周清发，刘静，席春生．肾衰口服液对大鼠肾小球系膜细胞增殖的影响 [J]．西安医科大学学报，2000，21 (1)：26

[7] 王景明，孙奕，叶传蕙．中药肾衰宁对体外培养人肾小球系膜细胞增殖及产生白介素 - 8 的影响 [J]．中国中西医结合急救杂志，2000，7 (4)：197

[8] 周清发，朱建宏，王志勇，等．护肾固精方对系膜细胞增殖及分泌转化生长因子 - β_1 的影响 [J]．中华医学丛刊，2004，4 (1)：1 - 3

(《中国中医药信息杂志》2005 年第 12 卷第 3 期)

护肾固精方下调核因子 - κB 活化对系膜细胞肿瘤坏死因子 - α 表达的影响*

周清发　席春生　王雅娟　王志勇　朱建宏　杨成志　高扬　武宏艳

西安交通大学医学院第二附属医院（西安 710004）

摘要：目的：研究护肾固精方（Hu shen gu jing fang，HSGJF）对脂多糖（LSP）刺激大鼠肾小球系膜细胞（mesangial cell，MC）表达炎性细胞因子的影响及其作用机制。方法：分别以酶联免疫吸附法（ELISA）检测 MCIL - 1β、TNF - α 蛋白水平；电泳迁移率变动分析（EMSA）检测 MC 核因子 - κB（nuclear factor - κB，NF - κB）的活性；反转录聚合酶链反应技术（RT - PCR）检测 MCT NF - α mRNA 表达。结果：HSGJF 能抑制 LSP 刺激肾小球 MC 分泌 IL - 1β、TNF - α 蛋白质增加，亦能抑制 LSP 刺激肾小球 MC 中 NF - κB 活化，在 HSGJF 作用下炎性细胞因子表达均呈不同程度减弱。结论：HSGJF 通过抑制 MCNF - κB 的活性，下调炎性细胞因子的表达。此结果可作为进一步认识和评价该方对肾脏疾病防治作用的实验依据。

关键词：护肾固精方；核因子 - κB；肿瘤坏死因子 - α；基因表达；系膜细胞

中图分类号：R285.5　**文献标识码**：B　**文章编号**：1007 - 659X (2004) 06 - 0467 - 03

近年来研究表明，核因子 - κB（ nuclear factor - κB，NF - κB）在肾小球系膜细胞（ mesangial cell，MC）活化、增生和炎症介质产生中处于中心地

---

* 国家自然科学基金资助项目（NO：30271623）；陕西省中医药管理局资助项目（NO：2001 - 046）

位[1]，它通过调控多种免疫炎症反应相关基因的表达而参与肾小球肾炎的病理生理过程[2]。MC 增殖及炎症介质的释放在肾炎的发生、发展及肾小球硬化中具有极其重要的作用，因此抑制 MC 增殖及炎症介质的释放是治疗肾炎的关键环节之一。本文以 MC 为细胞模型，研究护肾固精方对 MC NF－κB DNA 结合活性的影响以及炎性细胞因子的表达下调的核转录机制，并进一步探讨该中药复方阻断上述效应相互间的关系及其作用机制。

1　材料与方法

1.1　实验材料

药物：HSGJF（黄芪、淫羊藿、山萸肉、灵芝草、益母草等）由西安交通大学医学院第二附属医院制剂室制备，含生药 1.44kg/L。实验细胞：健康雄性 Sprag ue－Daw ley（SD）大鼠肾小球 MC，由上海第二军医大学长征医院肾内科提供。试剂：RPMI1640 培养液，华美生物技术公司产品；胎牛血清（FBS），杭州四季青生物技术公司产品；胰蛋白酶，Difco 公司产品；噻唑蓝（MTT）宝信生物科技有限公司产品。IL－1β、TNFAELISA 试剂盒，美国 Biosouse 公司产品；NF－κBEMSA 试剂盒，美国 Promega 公司产品；RT－PCR 试剂盒、总 RNA 提取试剂盒，美国 Promega 公司产品；Y－32P－ATP 为北京亚辉生物医学工程公司产品；仪器：CO_2 孵育箱，贺利氏有限公司产品；DG－3022A 型酶联免疫检测仪，南京华东有限公司产品；XSZ－D 倒置显微镜，重庆光学仪器厂产品；KYKY－1000 型相差显微镜，中科院科学仪器厂产品。

1.2　实验方法

1.2.1　肾小球 MC 培养　取冻存于液态氮中的 MC，迅速投入 37℃温水中解冻。800r/min 离心 5min，弃上层冻存液，加 10% FCS RPMI 1640 培养液，吹打混匀后加入细胞培养瓶中，在 37℃ 5% CO_2 条件下培养，2d 换液一次，倒置显微镜每日观察细胞。细胞融合 85% 以上时，0.25% 胰酶消化、传代，细胞传代至足够数量。

1.2.2　不同浓度的 HSGJF 药物大鼠血清培养液的制备　见文献[3]。

1.2.3　酶联免疫吸附（ELISA）法检测 IL－1β、TNF－α 含量　将培养的 MC 用胰蛋白酶消化后，按 5×10^4 个/孔接种于 24 孔板，细胞贴壁后，用含 0.4% FBS 的培养液使其生长在 Go 期，分为 5 组。Ⅰ组：用 10% 大鼠血清的 RPMI 1640 培养液；Ⅱ组：用含 LSP（10μg/ml）＋10% 大鼠血清的 RP-

MI 1640 培养液；Ⅲ组：用含 LSP（10μg/ml）+20% 中药血清的 RPMI1640 培养液；Ⅳ组：用含 LPS（10μg/ml）+10% 中药血清的 RPMI1640 培养液。Ⅴ组：用含 LSP（10μg/ml）+5% 中药血清的 RPMI 1640 培养液。每组设 6 个复孔，继续培养 24h，收集各组 MC 上清，检测 IL－1β、TNF－α 蛋白水平含量。

1.2.4 电泳迁移率变动分析（EMSA）检测 MC NFκB 经前述作用物处理 24h 后的 MC，按文献[4]进行 EMSA 检测 MCNF－κB。

1.2.5 RT－PCR 法检测 MC TNF－α mRNA 表达经前述作用物处理后 24h 的 MC 收集其细胞，以一步抽提法提取肾小球 MC 总 RNA，以 Oligo（dT）反转录合成 cDNA。取反转录产物 3μl 对 TNF－αβ－actin 的 cDNA 进行平行 PCR 扩增。PCR 扩增产物经 1.5% 琼脂凝胶电泳后紫外灯下观察、照相，吸光度扫描测定特异条带的面积 A 值，以 β－actin 校正作相对量分析，结果以 A 值/β－actinA 值表示。

2 结果

2.1 HSGJF 对 LSP 刺激肾小球 MC 分泌 IL－1β、TNF－α 的影响

见表 1。

表 1 不同条件下 MsCIL－1β、TNF－α 蛋白水平含量 （$\bar{X} \pm S$）ρ/pg·ml^{-1}

	Ⅰ组	Ⅱ组	Ⅲ组	Ⅳ组	Ⅴ组
IL－1β	13.75±2.18**	21.98±3.01	10.75±3.85**	13.98±3.43*	15.43±3.12*
TNF－α	15.10±0.79**	22.42±3.92	12.28±2.58*	14.73±3.62*	15.53±2.49*

与Ⅱ组比较，* $P<0.05$，** $P<0.01$。

2.2 HSGJF 对 LSP 刺激肾小球 MCNF－κB 活化的影响

EMSA 检测的结果显示，肾小球 MC 在无 LSP 刺激情况下，NF－κB 有一定的活化，灰度面积值为 238±54；而经 LSP（10μg/ml）刺激 24h 后，可明显诱导 MCNF－κB 活化增强，灰度面积值为 4012±1442，与Ⅰ组比较有非常显著性差异（$P<0.01$）。三种不同浓度的中药血清均能抑制 LSP 刺激肾小球中 MCNF－κB 活化，其灰度面积值分别为 1396±501，2512±698，3629±785（高、中、低浓度的 HSGJF 中药血清抑制率分别为 81.8%，58.6%，39.2%）。20% 的中药血清抑制作用最强。说明 HSGJF 对 LSP 刺激肾小球 MCNF－κB 活化有抑制作用。

2.3 HSGJF 对 LSP 刺激肾小球 MC TNF－αmRNA 表达的影响

见表2。

表2 PCR 产物吸光度扫描值相对单位（A 值/β－actinA 值）

	Ⅰ组	Ⅱ组	Ⅲ组	Ⅳ组	Ⅴ组
TNF－α	0.049859	0.601637	0.132573	0.312672	0.483621

3 讨论

肾小球 MC 增殖及系膜基质增加是各种类型进行性肾小球疾病的共同病理过程。研究发现，一些细胞因子和生长因子在肾小球继发性病理发展过程中起关键作用。MC 可自分泌 IL－1β、TNF－α 等炎症反应细胞因子，并可表达这些细胞的受体，而这些细胞因子可趋化单核细胞，造成恶性循环，加速肾小球疾病的发生和发展[5]。有学者认为，NF－κB 可能在 MC 炎性细胞因子基因表达中起中心调控作用[6]。研究表明，NF－κB 为参与多种炎性细胞因子基因转录调控的核蛋白因子，它是由 Rel 蛋白家族中的成员以同源或异源二聚体形式组成的一组转录因子，大多数细胞静息时，NF－κB 通常与 IκB 结合成无活性的复合物存在于胞浆中。IκB 遮蔽着 NF－κB 的基因定位序列，当细胞受到外界因素（如细菌或病毒感染、肿瘤坏死因子等）刺激时，IκB 发生磷酸化并迅速降解，NF－κB 被释放、激活，并转入细胞内调控一系列基因表达[7]。LSP 可诱导 MCIL－1β 表达及 NF－κB 活化，而且NF－κB 活化的特异抑制剂 PDTC 可抑制 MCNF－κB 活化及 IL－1β 表达。这表明 LSP 诱导肾小球 MC IL－1β 表达至少部分是通过 NF－κB 活化途径介导的[8]。GuijarroC 等发现体外培养的肾小球 MCNF－κB 的活化能促进 MC 增殖，且对 MC 分泌的多种细胞因子和炎症介质（如 IL－1β、TNF－α 等）引起炎症因子表达起着中心调节作用[9]，亦有学者发现，NF－κB 反义寡核苷酸可减少人系膜细胞增生[10]，这提示 NF－κB 可能参与了肾小球肾炎的发生及发展。通过阻抑 NF－κB 活化可抑制 MC 增殖。HSGJF 具有益气健脾，补肾固精，活血化瘀，祛湿解毒之功效，用于治疗系膜增殖性肾炎等肾小球疾病可取得较好疗效[11]。我们曾报道 HSGJF 可抑制 MC 增殖和炎症细胞因子 IL－8 和转化生长因子－β_1 蛋白水平含量[12]。本研究结果显示，HSGJF 能抑制 LSP 刺激肾小球 MC 中 NF－κB 活化，20% 的中药血清作用最强。在不同浓度的 HSGJF 作用下，炎性细胞因子表达均呈不同程度减弱，说明 HSGJF 能下调炎性细胞因子的 TNF－α mRNA 表达作用。高、中、低浓度的 HSGJF

中药血清均能对抗 LSP 诱导的 MC 分泌 IL－1β、TNF－α 蛋白含量，并呈现出量效关系。综上所述，该中药复方作用机制可能是通过抑制 LSP 诱导肾小球 MC NF－κB 的活化，进而对异常活化的 MC 的增殖和表达炎性细胞因子产生直接的抑制作用。由于 LSP 刺激肾小球 MC TNF－α 表达可通过 NF－κB 的活化途径介导，因而该复方至少部分是通过抑制 MC NF－κB 活化进而下调了 LSP 刺激肾小球 MC TNF－α 表达。

（本实验得到西安交通大学医学院第二附属医院张爱军副主任药师、田玮老师，陕西省中医药研究院许青媛老师，上海长征医院肾内科梅长林主任、孙田美老师的大力支持和帮助，在此谨表谢意！）

参考文献

[1] 许韩师，叶任高．NF－κB 与肾脏疾病［J］．国外医学·泌尿系统分册，1999，19：195－197

[2] 丁桂霞，张爱华，陈荣华．NF－κB 与肾脏疾病［J］．国外医学·儿科学分册，2000，27：86

[3] 周清发，刘静，王雅娟，等．护肾固精方对系膜细胞增殖及分泌转化生长因子－$β_1$的影响［J］．安徽中医学院学报，2004，23（4）：30－33

[4] E－Sabban ME，Nasr R，Dbaibo G，et al.．Control of in ducible chemoresist ance：enhanced antitumor therapy through increased apoptosis by inhibition of NF－ kappaB［J］．Nat M ed，1999，5：412－417

[5] Sedo JR，Kon ieczkowski M，Huang S，et al.．Cyt ok ines，mesangial cell activation and glomerular injury［J］．Kidney nt，1993，39：S 65－S70

[6] Massy ZM，Guijarro C，Micheal P，et al.．The central role of nuclear factor－ κB in mesangial cell activation．Kidney Int［J］．1999，56 Suppl：S76－S79

[7] 郭汉成，江黎明，陈孝文．NF－κB 及其与肾脏疾病关系的研究进展［J］．国外医学·泌尿系分册，1999，19：179－200

[8] 郭汉成，江黎明，陈孝文．白细胞介素 13 通过下调核因子－κB 活化抑制系膜细胞白细胞介素 1β 的表达［J］．中华肾脏病杂志，2001，17（4）：255－258

[9] GuijarroC，KimY，Kasiske BL，et. al.．Cent ral role of the t ranscription factor NF －κB in mesangial cell product ion of chemokines［J］．Nephrology，1997，120：210

[10] Kashihara N，Maeshima Y，Sekikaw a J，et al.．Inhibition of human mesangial cell proliferaion of decoy oligonucleotiole targeting the transpcription fact or，NF－κB［J］．J Am Soe Nephrol，1995，6（3）：834－84

[11] 周清发，王志勇，席春生，等. 护肾固精方治疗系膜增殖性肾炎的临床观察[J]. 中医杂志，2003，44（增刊）：132

[12] 周清发，王志勇，席春生，等. 护肾固精方对大鼠肾小球系膜细胞增殖及白细胞介素 8 的影响[J]. 中国中医药信息杂志，2004，11（2）：116－117

（《山东中医药大学学报》2004 年第 28 卷第 6 期）

护肾固精方对系膜细胞增殖及转化生长因子 β_1 的影响*

周清发　刘静　王雅娟　王志勇　朱建宏　杨成志

西安交通大学医学院第二附属医院（西安 710004）

摘要：目的：观察护肾固精方（Hushen Gujing Fang，HSGJF）对脂多糖（LPS）诱导的大鼠肾小球系膜细胞（mesangial cells，MsC）增殖及其分泌转化生长因子－β_1（TGFβ_1）的影响。方法：采用体外培养大鼠 MsC 和血清药理学方法，分为 HSGJF 血清组（高、中、低 3 个剂量亚组）、LPS 病理组及空白组，采用 MTT 法和酶联免疫吸附（ELISA）法检测 MsC 增殖和 TGFβ_1 含量。结果：HSGJF 血清对 MsC 无明显细胞毒性作用。50ml/L，100ml/L，200ml/L 浓度的血清在作用 24h、48h 后与正常大鼠血清比较，能明显抑制大鼠 MsC 增殖（$P<0.05$ 或 $P<0.01$）。MsC 经 LPS 刺激后，TGFβ_1 蛋白含量明显升高。而 3 种不同浓度的含药血清均能在一定程度上对抗 LPS 诱导的 MsC 分泌 TGFβ_1 的增加，这种抑制作用随用药时间及药物浓度的升高而增强。结论：HSGJF 对肾小球 MsC 增殖有明显抑制作用，并能显著干预活化的肾小球 MsC 分泌细胞因子，具有免疫调节作用。

关键词：肾小球肾炎；护肾固精方；系膜细胞；增殖；转化生长因子－β_1

中图分类号：R285.5　**文献标识码**：A　**文章编号**：1000－2219（2004）04－0030－04

在肾小球肾炎的发病过程中，系膜细胞（mesangial cells，MsC）过度增殖占据着重要位置，致病因素导致 MsC 增殖及合成细胞外基质增加，是肾小球肾炎发生、发展及肾小球硬化的重要病理基础。MsC 增殖是多种肾小球疾病常见而又突出的病理学特征，在肾小球炎症和硬化过程中，MsC 病理性增

* 国家自然科学基金项目（30271623）；陕西省中医药管理局资助项目（2001046）

殖扮演着重要的角色。许多细胞因子参与了肾小球疾病的演变过程，其中转化生长因子（$TGF\beta_1$）在肾小球损伤，尤其在肾小球增生性病变中的作用越来越引起人们的重视。因此，抑制 MsC 分泌 $TGF\beta_1$，是防治肾小球炎症进展的关键环节之一。笔者采用经临床反复验证有效的经验方护肾固精方，治疗系膜增殖性肾炎（mesangial proliferative glomerulonephritis，MsPGN）有着较好疗效[1]，但其进一步的作用机制尚不清楚。笔者采用血清药理学方法，以大鼠 MsC 作为体外研究肾脏病变发生机制和药物疗效作用机制的细胞模型，观察其抑制大鼠 MsC 增生的作用和中药对细胞因子的影响。

1　**材料**

1.1　药物

HSGJF（黄芪、淫羊藿、山萸肉、灵芝草、丹参、银杏、益母草、薏苡仁等）由西安交通大学医学院第二附属医院制剂室制备，含生药 1.44kg/L。

1.2　实验细胞

健康雄性 Sprague－Dawley（SD）大鼠肾小球 MsC，中国人民解放军第二军医大学长征医院肾内科提供。

1.3　试剂

RPMI 1640 培养基，批号 1089213，噻唑蓝（MTT），批号 1087329，以上由河南省洛阳华美生物技术公司提供；胎牛血清（FBS），浙江省杭州四季青生物技术公司，批号 030222；胰蛋白酶，Difco 公司产品；$TGF\beta_1$ 药盒，上海宝信生物科技有限公司，批号 030912。

1.4　仪器

CO_2 孵育箱，德国贺利氏有限公司产品；DG－3022A 型酶联免疫检测仪，江苏省南京华东有限公司产品；XSZ－D 倒置显微镜，重庆光学仪器厂产品。

2　**方法**

2.1　中药血清和正常大鼠血清的制备

健康 SD 大鼠 14 只，雌雄各半，体质量为 220～260g，购自陕西省中医药研究院实验动物中心，陕医动字 08－25 号。随机分为两组，正常组 8 只以蒸馏水 2ml 灌胃；HSGJF 组 6 只，以 HSGJF 药液 2ml（即 68.7g/kg，相当于成人剂量的 20 倍）灌胃，每日 2 次，共灌药 3d。末次灌药 2h 后，分组颈动脉采血，分离血清，以 0.22μm 微孔滤膜除菌后，56℃灭活，－20℃保存备用。

2.2 活细胞计数

将培养的 MsC 用胰蛋白酶消化后，按 1×10^4 个/孔接种在 96 孔培养板上，待细胞贴壁后，用含 4ml/LFBS 的培养液使其生长在 G_0 期，分 5 组换液。I 组：仅含 100ml/L 正常大鼠血清的 RPMI－1640 培养液。II 组：即含 LPS（10μg/ml）+100ml/L 正常大鼠血清的 RPMI－1640 培养液。III 组：即 LPS（10μg/ml）+50ml/L 中药血清的 RPMI－1640 培养液。Ⅳ组：即 LPS（10μg/ml）+100ml/L 中药血清的 RPMI－1640 培养液。V 组：即 LPS（10μg/ml）+200ml/L 中药血清的 RPMI－1640 培养液。每组设 6 个复孔，继续培养，分别于 24h 及 48h 收集细胞，经台盼蓝染色，计 MsC 活性细胞数。

2.3 采用 MTT 法测定 MsC 增殖

按上述实验方法，使大部分细胞同步在 G_0 期，分 5 组换液，于 24h、48h 各组取 6 孔，实验结束前 4h，每孔加入 MTT20μl，继续培养 4h，终止培养，小心吸弃孔内培养上清液，每孔加入 150μlDMSO，振荡 10min，使结晶物充分溶解。比色选择 490nm 波长，在酶联免疫检测仪上测定各孔吸光值（OD 值）。

2.4 酶联免疫吸附（ELISA）法检测 $TGF\beta_1$ 含量

MsC 按 5@10^4 个/孔，接种于 24 孔板培养，分组同 2.2 项，于 24h 及 48h 收集各组 MsC 上清检测 $TGF\beta_1$ 含量。

2.5 统计学方法

所有数据以“$\overline{X}\pm S$”表示，多组均数比较用 F 检验，$P<0.05$ 有统计学意义。

3 **结果**

3.1 HSGJF 对系膜细胞的影响

台盼蓝染色结果显示，50ml/L，100ml/L，200ml/L 浓度的中药血清作用于细胞 24h、48h，细胞活力均在 96% 上，表明 50ml/L，100ml/L，200ml/L 浓度的 HSGJF 血清对 MsC 无明显细胞毒作用。

3.2 HSGJF 对系膜细胞增殖的影响

结果显示，50ml/L，100ml/L，200ml/L 浓度的中药血清在作用 24h、48h 后与正常大鼠血清比较，能明显抑制大鼠 MsC 增殖，并呈时效和量效关系，而且这种抑制作用随用药时间及药物浓度的升高而增强。见表1。

3.3 HSGJF 对 LPS 诱导的 MsC 分泌 TGFβ₁ 蛋白含量的影响

MsC 经 LPS 刺激后，$TGF\beta_1$ 蛋白含量明显升高。而3种不同浓度的中药血清均能在一定程度上对抗 LPS 诱导的 MsC 分泌 $TGF\beta_1$ 的增加，并呈现出时效和量效关系。见表2。

表1 HSGJF 对 MsC 增殖的影响 （$\bar{X} \pm S$）

组别	n	MsC 细胞增殖（OD 值）	
		24h 后	48h 后
Ⅰ组	6	1.82 ±0.18*	1.79 ±0.16*
Ⅱ组	6	2.89 ±0.19	2.81 ±0.21
Ⅲ组	6	1.71 ±0.17*	1.67 ±0.16*
Ⅳ组	6	1.19 ±0.15*	0.93 ±0.11**
Ⅴ组	6	0.49 ±0.12**	0.33 ±0.09**

与Ⅱ组比较，* $P<0.05$，** $P<0.01$（下同）

表2 含药血清对 MsC 分泌 TGF－β_1 的影响 （pg/ml，$\bar{X} \pm S$）

组别	n	$TGF\beta_1$	
		24h 后	48h 后
Ⅰ组	6	796.31 ±48.12**	789.98 ±45.95**
Ⅱ组	6	973.46 ±58.13	958.48 ±56.79
Ⅲ组	6	781.54 ±45.92*	773.89 ±46.18*
Ⅳ组	6	736.87 ±43.78*	719.96 ±44.89*
Ⅴ组	6	696.11 ±40.22**	625.08 ±38.96**

4 讨论

4.1 大鼠血清制备方法的选择

含药血清的实验方法，是目前药理学实验中常用的方法[2]。它是一种体内和体外相结合研究中药药理作用的实验方法和技术，能较客观地阐明中药的药效和作用机制。从细胞分子水平验证并揭示中药及其复方的有效物质基础的研究已成为当今中药复方研究的一个重要方向，而血清药理学方法为从细胞、分子水平研究中药复方提供了一个新的手段[3]。我们选择采集大鼠血清时间，定为连续灌药3d。末次灌药2h后，分组从颈动脉采血分离血清，目的是使体内血清药物浓度达到稳定状态，也符合中药临床用药方式。含药血清作用于体外培养的MsC可以最大限度地模拟体内环境。

4.2　HSGJF抑制MsC增殖的作用

本实验证明，50ml/L，100ml/L，200ml/L浓度的HSGJF血清对MsC无细胞毒性作用，同时能明显抑制MsC增殖，效果优于对照组（$P<0.05$或$P<0.01$），而且呈现出时效和量效关系。MTT法读数的高低不仅与细胞数量有关，其与细胞的活性（尤其是线粒体酶的活性）亦密切相关[4]。说明HSGJF不仅对MsC增殖有抑制作用，其对MsC代谢活性也有一定抑制作用。进一步证明该药可以抑制肾小球系膜病变的发生和发展。这为临床应用HSGJF治疗MsPGN和慢性肾小球疾病提供了理论依据。

4.3　HSGJF抑制$TGF\beta_1$水平的作用

研究发现，一些细胞因子和转化生长因子在肾小球继发性病理发展过程中起关键作用，这些活性物质（如$TGF\beta_1$，TNFα等）作用于MsC，使之肥大、增殖或使MsC合成、分泌细胞外基质的代谢加强，如$TGF\beta_1$能刺激MsC、上皮细胞合成纤连蛋白、层连蛋白及胶原等细胞外基质。用抗$TGF\beta_1$抗体能有效抑制细胞外基质的合成。在动物模型上用抗$TGF\beta_1$抗体成功地抑制了MsPGN及肾小球硬化的发展[5]。但在临床上用$TGF\beta_1$抗体治疗肾病尚有许多抗体问题尚未解决，除抗体的来源问题外，尚有抗体所致的变态反应问题。另外，使用抗体有在肾组织内形成免疫复合物导致肾组织免疫损伤的问题，为此，积极寻找抑制$TGF\beta_1$的药物是研究MsPGN及肾小球硬化治疗的重要课题。本试验表明，3种不同浓度的HSGJF中药血清均能在一定程度上对抗LPS导致的大鼠肾小球MsC培养上清中$TGF\beta_1$含量，并呈现出时效和量效关系，即这种抑制作用随用药时间及药物浓度的升高而增强。该方剂中黄芪有调节免疫功能，阻抑肾病发展的作用，使家兔的MsPGNIgG和C_3明显减少，对抗鼠肾血清造成的肾毒血清性肾炎有明显对抗作用，并能抑制肾小球MsC多种炎性细胞因子。

其提取物黄芪皂苷可抑制人肾小球MsC增殖，抑制基质过度生成和下调细胞表面β_1整合素mRNA的表达[6-7]；丹参在抑制MsC增殖和细胞外基质合成的同时，也可减少其产生IL-6[8]。川芎不仅能改善大鼠系膜及基质的堆积，还能抑制MsC分泌IL-1、IL-6的作用[9]。实验证明川芎、灵芝草的有效成分川芎嗪、灵芝多糖可抑制 MsCIL－6 基因的表达，从而达到减轻 MsC 增生的作用[10]。方中诸药合用，发挥其多靶点作用和整体综合治疗效应。综上所述，HSGJF 中药血清能明显对抗 LPS 诱导的 MsC 增殖和分泌 $TGF\beta_1$ 的增加，具有免疫调节作用。其治疗 MsPGN 的机制，与其拮抗 MsC 自分泌细胞因子及细胞外基质、调节细胞因子网络平衡、达到防止细胞因子引起的 MsC 损伤有关，从而发挥其治疗作用。

（本实验得到西安交通大学医学院第二附属医院张爱军副主任药师、陕西省中医药研究院许青媛老师、上海长征医院肾内科梅长林主任、孙田美老师的大力支持和帮助，在此表示衷心感谢！）

参考文献

[1] 周清发，王志勇，席春生，等. 护肾固精方治疗系膜增殖性肾炎的临床观察 [J]. 中医杂志，2003，44（增刊）：132

[2] 崔晓兰，贺玉，高英杰，等. 重要复方血清药理学研究方法探讨 [J]. 中国实验方剂学杂志，1995，4：13－15

[3] 王钢，刘丽，朱晓雷，等. 保肾片对人系膜细胞增殖、凋亡和细胞周期的影响 [J]. 中国中西医结合肾病杂志，2002，3（8）：442－444

[4] Mosmann T. Rapid colorimetric assay for cellular grow th and surv ival: Application to proliferation and cytotoxicity assays [J]. J Immunol Methods，1983，65（1）：55

[5] Border WA，Okuda S，Spor n MB，et al.. Suppression of experimental glomerulonephr itis by antiserum against TGF－β_1 [J]. Nature，1990，346：371－376

[6] 肖建武，易著文，吴小川，等. 黄芪对大鼠肾小球系膜细胞增生水平的影响 [J]. 浙江中西医结合杂志，2003，13（3）：145－146

[7] 倪兆慧，张庆怡，钱家麒，等. 黄芪皂苷对人系膜细胞基质分泌和 β_1 整合素表达的影响 [J]. 中华肾脏病杂志，2001，16（5）：303

[8] 杨志云，马琼英. 丹参注射液对肾小球系膜细胞增殖及产生 IL－6 型胶原影响的实验研究 [J]. 中国中西医结合肾病杂志，2001，2（7）：420－421

[9] 孙林，易著文，虞佩兰，等. 川芎嗪对人胎肾小球系膜细胞增殖的影响及其机理探讨 [J]. 中西医结合杂志，1995，15（3）：134

[10] 王谦，耿益民，魏民，等. 几种中药有效成分对大鼠系膜细胞 IL－6mRNA 表达的影响 [J]. 中国病理生理杂志，2001，17（1）：23－24

（《安徽中医学院学报》第 23 卷第 4 期）

护肾固精方对大鼠系膜细胞增殖周期的影响*

周清发 高杨 武宏艳 范一超 宋书贤 雷宏强 徐薇
西安交通大学医学院第二附属医院（西安 710004）

摘要：目的：探讨中药复方护肾固精方对大鼠系膜细胞（MC）生物学行为的影响。方法：采用体外培养大鼠 MC 和血清药理学方法，分为护肾固精方血清组、脂多糖（LPS）病理组及正常对照组，将不同浓度的作用物加入 MC 共同培养，培养后的 MC 制成单细胞悬液，经流式细胞仪检测后，计算出细胞周期中的 G_0/G_1 期、S 期、G_2/M 期各时期的百分比及 S 期抑制百分比、细胞 PI。结果：不同浓度的作用物对 MC 增殖周期有不同影响。LPS 血清能明显刺激 MC 增殖，表现为 G_0/G_1 期细胞百分比减少及 S 期细胞增加；细胞的 S 期抑制百分比明显下降，而细胞的 PI 则显著增高；中、高浓度的中药血清明显抑制 MC 增殖，表现为 G_0/G_1 期细胞百分比增加及 S 期细胞减少，细胞的 S 期抑制百分比明显增加，而细胞的 PI 则显著降低。并且使大量 MC 阻滞在 G_0/G_1 期，能诱导 MC 发生凋亡。结论：护肾固精方治疗系膜增殖性肾炎等肾小球疾病的作用机理之一，可能与抑制 MC 增殖和促其细胞凋亡有关。

关键词：护肾固精方；系膜细胞；增殖周期；细胞凋亡
中图分类号：R 285.5 **文献标识码**：A **文章编号**：1005-5304（2006）11-0035-02

系膜增殖性肾炎（mesangial proliferative glomerulone phritis，MesPGN）是临床常见病、多发病。笔者应用护肾固精方治疗 MesPGN 有着较好疗效[1]。为进一步探讨其作用机制，采用体外培养大鼠系膜细胞（mesangial cell，MC）和血清药理学方法，将不同浓度的中药血清加入 MC 共同培养，以观察其对大鼠 MC 增殖周期的影响。

1 实验材料

1.1 药物及实验细胞

护肾固精方（黄芪、淫羊藿、山萸肉、灵芝草、丹参、银杏、薏苡仁等）

---

* 基金项目：国家自然科学基金资助项目（30271623）；陕西省中医药管理局资助项目（046）

由西安交通大学医学院第二附属医院制剂室制备，含原药材1.44g/L。健康雄性Sprague－Dawley（SD）大鼠肾小球MC，由中国人民解放军上海第二军医大学长征医院肾内科提供。

1.2 动物

健康SD系大鼠14只，雌雄各半，体质重量220～260g，购自陕西省中医药研究院实验动物中心，陕医动字08－25号。

1.3 试剂及仪器

RPMI－1640培养基，批号1089213，河南省洛阳华美生物技术公司；胎牛血清（FBS），浙江省杭州四季青生物技术公司，批号030222；胰蛋白酶，Difco公司产品。CO_2孵育箱，德国贺利氏有限公司产品；DG－3022A型酶联免疫检测仪，江苏省南京华东有限公司产品；XSZ－D倒置显微镜，重庆光学仪器厂产品，FACS Calibur流式细胞仪，美国Becton Dicknos公司。

2 实验方法

2.1 中药血清和正常大鼠血清的制备

将大鼠随机分为2组。正常组（6只）以蒸馏水2mL灌胃，护肾固精方组（6只）以护肾固精方药液2mL（即68.7g/kg，相当于成人剂量的20倍）灌胃，每日2次，共灌药3d。末次灌药2h后，分组颈动脉采血分离血清，以0.22μm微孔滤膜除菌后，56℃灭活，－20℃保存备用。

2.2 MC培养与分组

将培养的MC用胰蛋白酶消化后，按10^4个/孔接种在96孔培养板上，待细胞贴壁后，用含4mL/L FBS的培养液使其生长在G_0期，分5组换液。Ⅰ组：仅含10%正常大鼠血清的RPMI－1640培养液。Ⅱ组：脂多糖（LPS，10μg/mL）＋10%正常大鼠血清的RPMI－1640培养液。Ⅲ组：LPS（10μg/mL）＋5%中药血清的RPMI－1640培养液。Ⅳ组：LPS（10μg/mL）＋10%中药血清的RPMI－1640培养液。Ⅴ组：LPS（10μg/mL）＋20%中药血清的RPMI－1640培养液。每组设6个复孔，继续培养，分别于12h、48h、72h收集细胞，经台盼蓝染色，计MC活性细胞数。

2.3 流式细胞仪检测MC增殖周期

按上述实验方法，使大部分细胞同步在G_0期，分组换液，继续培养12h、48h、72h，每天在倒置相差显微镜下观察细胞形态变化。于第72h后用0.125%胰酶、0.01%EDTA消化收集细胞，MC制成单细胞悬液，调细胞

密度为 1×10^5 个/mL，将细胞乙醇固定过夜，碘化丙啶染色 30min，尼龙网上 FACSCalibur 流式细胞仪（美国 Becton Dicknos）检测细胞凋亡率及细胞周期。由于细胞发生凋亡时 DNA 节段性碎裂，其 DNA 含量小于正常二倍体 DNA 含量，故细胞含量分布的直方图中，亚二倍体峰代表凋亡细胞及细胞碎片。用 CELLqurst 软件分析周期，根据 DNA 含量在 G_0/G_1 期的相对数为 2，S 期为 3，G_2/M 期为 4 的细胞生物学规律，算出 DNA 的相对含量。PI（PI）[2] = $(S+G_2/M)/(G_0/G_1+S+G_2/M)\times100\%$。

2.4 统计学方法

计量资料以 $\overline{X}\pm S$ 表示，组间比较采用 t 检验。

3 结果

3.1 护肾固精方对 MC 活力的影响

台盼蓝染色结果显示：5% ~20% 浓度的中药血清作用于细胞 12h、48h、72h，细胞活力均在 96% 上，表明 5% ~20% 浓度的护肾固精方血清对 MC 无明显细胞毒作用。

3.2 不同浓度的作用物对培养 MC 增殖周期的影响

LPS（10μg/mL）可使 MC G_0/G_1 期细胞百分比减少及 S 期细胞增加（$P<0.05$），中、高浓度（>10%）的中药血清明显抑制 MC 增殖，表现为 G_0/G_1 期细胞百分比增加及 S 期细胞减少，细胞的 S 期抑制百分比明显增加，而细胞的 PI 则显著降低。结果见表 1。

表 1 不同浓度作用物对培养 MC 增殖周期的影响 （$\overline{X}\pm S$，$n=6$）

组别	G_0/G_1	G_2/M	S	$S+G_2/M$
Ⅰ组	41.89 ±6.92*	12.56 ±6.25*	35.68 ±2.47*	48.85 ±7.73*
Ⅱ组	27.93 ±4.69	14.87 ±5.78	51.79 ±3.83	67.35 ±6.24
Ⅲ组	37.32 ±4.27*	13.10 ±4.25	31.82 ±2.72*	44.92 ±5.27*
Ⅳ组	67.58 ±3.96**	12.62 ±5.11*	19.5 ±3.53**	32.35 ±6.92**
Ⅴ组	71.11 ±7.92**	11.15 ±4.36**	15.68 ±4.11**	29.68 ±7.11**

注：与Ⅱ组比较，$*P<0.05$，$**P<0.01$（下同）。

3.3 不同浓度的作用物对培养 MC S 期抑制百分比和 MC PI 的影响

对照组 MC S 期细胞道数分别减去实验组 MC 的 S 期细胞道数，再除以对照组 MC S 期细胞道数，绝对值即为 MC S 期抑制百分比，反映了 S 期细胞增殖的被抑制程度。LPS（10μg/mL）可使 MC S 期抑制百分比明显下降，细胞的 PI 显著增高（$P<0.01$）；中、高浓度（>10%）的中药血清可使 MC S 期抑制百分比明显增加，而细胞的 PI 则显著降低（$P<0.05$ 和 $P<0.01$）。结果见表 2。

4 讨论

细胞凋亡是清除非机体所需细胞、维持自身细胞数稳定的一种特殊的细胞死亡方式。研究发现，在 MesPGN 的消退期，过多的肾小球 MC 通过细胞凋亡途径来清除，细胞凋亡是使增生的肾小球 MC 数量恢复正常的有效途径[2]。因此，诱导细胞凋亡将有利于清除过度增生的肾小球 MC，阻止 MesPGN 的发生和肾小球硬化的进一步发展。

表 2 不同浓度作用物对培养 MC S 期抑制百分比和 MC PI 的影响 （$\bar{X}\pm S$）

组别	n	S	期抑制百分比 PI
Ⅰ组	6	50.81 ±2.31**	0.51 ±0.19**
Ⅱ组	6	42.13 ±1.29	0.76 ±0.15
Ⅲ组	6	46.97 ±3.56*	0.57 ±0.12*
Ⅳ组	6	51.52 ±3.93*	0.38 ±0.09**
Ⅴ组	6	57.16 ±4.68**	0.35 ±0.11**

本研究通过体外实验发现，不同浓度的作用物对 MC 增殖周期有不同影响。LPS（10μg/mL）血清能明显刺激 MC 增殖，表现为 G_0/G_1 期细胞百分比减少及 S 期细胞增加；细胞的 S 期抑制百分比明显下降，而细胞的 PI 则显著增高（与正常对照组相比 $P<0.05$ 或 $P<0.01$）；中、高浓度（>10%）的中药血清可明显抑制 MC 增殖，表现为 G_0/G_1 期细胞百分比增加及 S 期细胞减少，细胞的 S 期抑制百分比明显增加，而细胞的 PI 则显著降低（与正常对照组和 LPS 病理组相比，$P<0.05$ 和 $P<0.01$）。表明 LPS 可通过对 MC 增殖周期的作用刺激 MC 增殖，即通过促成 G_0/G_1 期细胞百分比减少及 S 期细胞的增加、S 期抑制百分比的下降和细胞 PI 的增高，而促使 MC 增殖。护肾固精方中药血清则直接通过对 MC 增殖周期的影响抑制 MC 的增殖，即直接刺激 G_0/G_1 期细胞百分比的增加及 S 期细胞的减少，增加 MC 的 S 期抑制百分比、降低 MC PI。体外实验还证明，5% ~20% 浓度的中药血清作用于细胞 12h、48h、72h，细胞活力均在 96% 以上，表明护肾固精方血清对 MC 并无细胞毒作用。这也说明护肾固精方抑制 MC 增殖的作用不是以细胞毒方式

进行的，细胞增殖是通过细胞周期来实现。在细胞生长周期中，存在着两个调节细胞周期正常进行的关键点，即 G_1-S、G_2-M 期。本研究发现护肾固精方血清可使大量 MC 阻滞在 G_1 期，阻止 MC 由 G_1 期进入 S 期，甚至完全抑制 MC 的有丝分裂。可能是通过诱导细胞凋亡的发生对抗因有丝分裂增强，达到减少 MC 的数量。这可能是护肾固精方治疗 MesPGN 等肾小球疾病取得较好疗效的作用机理之一。

（本实验得到西安交通大学医学院第二附属医院张爱军副主任药师，陕西省中医药研究院许青媛老师，上海长征医院肾内科梅长林主任、孙田美老师的大力支持和帮助，在此表示衷以感谢！）

参考文献

[1] 周清发. 护肾固精方治疗系膜增殖性肾炎临床研究 [J]. 中国中医药信息杂志，2005，12（3）：14－15

[2] Baker AJ, Mooney A, Hughes K, et al.. Mesangial cell apptosis the major mechanism for resolution of glomerular percellularity inexperimental mesangial proliferative hephritis [J]. J ClinInvest, 1992, 194: 2105－2114

（《中国中医药信息杂志》2006 年第 13 卷第 11 期）

护肾固精方对单侧输尿管梗阻大鼠肾组织中 BMP－7、TGF－β_1 表达的影响*

周清发　高扬　武宏艳　范一超　宋书贤　雷宏强　徐薇

西安交通大学医学院第二附属医院（西安 710004）

摘要　目的：观察护肾固精方对单侧输尿管梗阻（UUO）大鼠肾间质纤维化（RIF）的影响，并探讨其防治 RIF 的作用及其机制。方法：制备大鼠单侧输尿管梗阻实验性 RIF 模型，随机分为 3 组：假手术组、单侧输尿管梗阻组、护肾固精方治疗组，观察比较各组大鼠一般情况，肾脏大体形态及病理学改变，并采用免疫组化方法检测骨形态发生蛋白－7（BMP－7）和转化生长因子－β_1（TGF－β_1）在各组大鼠肾组织中的表达。

---

* 陕西科技攻关基金资助项目 NO. 2006K14－G9（5）

结果：假手术组肾脏病理未见异常；中药组大鼠术后各时相点肾组织病变较 UUO 组同期轻（$P<0.05$）。UUO 组 14d 后肾脏中 BMP－7 表达较少，21d 时则仅有微量表达（$P<0.01$），护肾固精方可以提高 BMP－7 表达水平，与假手术组同一时相点相比有所减弱（$P<0.05$）。TGF－β_1 在假手术组中几乎无表达，在 UUO 组随梗阻时间延长，TGF－β_1 表达逐渐增加；中药组与 UUO 组同一时相点比较，TGF－β_1 阳性表达明显减弱（$P<0.05$）。结论：护肾固精方可以通过提高 BMP－7 的表达水平、降低 TGF－β_1 的表达来发挥其延缓肾间质纤维化进程的作用。

主题词 输尿管梗阻/中医药疗法 @ 护肾固精方/ 治疗应用 大鼠（ 雄性）

用自拟护肾固精方治疗系膜增殖性肾炎取得较好的疗效[1]，先前的实验研究证明护肾固精方能有效抑制肾小球系膜细胞的增殖和相关细胞因子的表达[2-3]，在临床应用中可以使部分慢性肾炎患者肾小球硬化和间质纤维化明显改善。为了进一步探讨护肾固精方防治 RIF 的作用及其机制，进行了以下实验。

1 材料与方法

1.1 实验药物

护肾固精方（主要由黄芪、淫羊藿、山萸肉、灵芝草、丹参、银杏、益母草、薏苡仁等中药组成）由西安交通大学医学院第二附属医院制剂室制备，药物浓度 2g/mL。

1.2 实验动物

选用 6～8 周体重在 200～220g 普通级健康雄性 SD 大鼠 36 只，由西安交通大学医学院动物实验中心提供。

1.3 试剂

兔抗大鼠 BMP－7 多克隆抗体、小鼠抗大鼠 TGF－β_1 多克隆抗体、免疫组化 S－ABC 试剂盒：均为武汉博士德生物工程有限公司提供。

1.4 造模方法及分组给药

单侧输尿管梗阻建立大鼠模型[4]。将 36 只大鼠随机分为 3 组。假手术组：12 只，行无菌手术剖腹，仅分离左侧输尿管但不结扎，手术前一天开始予安慰剂生理盐水灌胃（2ml/d）处理。单侧输尿管梗阻组（UUO 组）：12 只，行无菌手术剖腹并结扎左侧输尿管近肾盂端，手术前一天开始予安慰剂生理盐水灌胃（2ml/d）处理。护肾固精方治疗组（中药组）：12 只，同样行无菌剖腹并结扎左侧输尿管近肾盂端，在手术前一天即开始以护肾固精方煎剂灌胃（2ml/d），约含生药4g，药物浓缩浓度为2g/ml。

1.5　肾组织标本采集

于术后3d、7d、14d、21d分别处死大鼠，每组每时相点随机取3只。腹腔注射10%水合氯醛溶液，按210～310ml/kg给药。麻醉大鼠取仰卧位切开腹腔，将大鼠腹腔内脏移向右侧，暴露和分离腹主动脉，在腹主动脉下端分叉处上方5～6mm处和左肾动脉下分别横穿一条丝线结扎阻断腹主动脉血流，同时将肾静脉和肝脏之间的下腔静脉切开，迅速切下肾脏，去除包膜，用生理盐水将其冲洗干净后，置于10%中性福尔马林溶液浸泡24h后行石蜡包埋、切片，进行普通光镜观察和免疫组化染色。

1.6　肾小管、间质病理观察

取HE染色切片，按文献方法[4]，光镜下观察切片中肾小管间质病变。通过MoticMed610数码医学图像分析系统（A）对Masson染色的切片进行肾间质相对面积的测量，同时可观察炎症细胞浸润情况。具体方法：每例Masson切片随机取10个不重叠的400倍视野，计算蓝染面积与视野内面积（去除肾小球及肾小管腔面积）比值[5]，取其均值进行统计分析。

1.7　肾组织BMP－7、TGF－β_1表达的检测

免疫组化法。结果判断及半定量分析[6]：BMP－7、TGF－β_1的阳性表达部位呈棕黄色深染，主要位于肾小管及肾间质。每例切片随机观察10个不重叠的400倍视野，采用Motic Med6.0数码医学图像分析系统计算BMP－7、TGF－β_1阳性表达部位染色面积与视野内肾小管肾间质总面积（去除肾小管管腔）的比值并取平均值作为每只实验大鼠的检测值，然后通过统计学方法进行半定量分析。

1.8　统计学分析

所有参数均以均数±标准差（$\bar{X} \pm S$）表示，采用多因素方差分析及线性相关分析方法，应用SPSS for Windows13.0统计软件处理分析。

2　结果

2.1　各组大鼠一般情况

所有大鼠在术后均出现食欲差、活动度及反应灵敏度下降、体重增长缓慢、精神萎靡等表现。UUO组随术后时间延长而加重，假手术组恢复正常最快。中药组各时相点大鼠精神、食欲较UUO组大鼠稍好。3组大鼠体重变化情况见表1。

表 1 各组大鼠体重变化 (g, $\overline{X} \pm S$)

组别	n	造模前	造模 14d	造模 21d
假手术组	12	205 ± 11.8	248 ± 17.2	314 ± 13.1
UUO 组	12	204 ± 9.5	227 ± 15.1	213 ± 14.4**
中药组	12	205 ± 10.7	231 ± 15.5	275 ± 14.2△△

与假手术组比较 * $P < 0.05$，** $P < 0.01$；与 UUO 组比较△$P < 0.05$，△△$P < 0.01$（下同）。

2.2 各组大鼠肾组织病理学观察

假手术组肾脏未见异常；UUO 组随梗阻时间延长，肾小管间质损害进行性加重，表现为肾小管逐渐扩张到坏死，第 3d 肾小管就明显扩张，刷状缘消失，第 7d 可见少数肾小管坏死，14d 扩张达高峰，21d 肾小管破坏严重；纤维化由轻到重，间质逐渐增宽，胶原纤维逐渐增多；炎性细胞浸润逐渐增多，21d 最多；中药组大鼠术后各时相点肾组织病变较 UUO 组同期轻（$P < 0.05$）。各组肾小管间质病变见表 2。

表 2 各组大鼠肾小管间质病变面积百分比 (%, $\overline{X} \pm S$)

组别	n	3d	7d	14d	21d
假手术组	3	0.56 ± 0.12	0.61 ± 0.14	0.59 ± 0.16	0.52 ± 0.17
UUO 组	3	22.44 ± 2.96**	35.61 ± 5.99**	58.25 ± 10.4**	63.13 ± 11.1**
中药组	3	18.18 ± 1.27**△	27.33 ± 3.85**△	37.62 ± 6.79**△	40.25 ± 8.13**△

2.3 各组大鼠肾组织中的 BMP－7 表达

见表 3。

表 3 各组大鼠 BMP－7 阳性表达面积百分比 (%, $\overline{X} \pm S$)

组别	n	3d	7d	14d	21d
假手术组	3	22.5 ± 11.2	22.6 ± 11.4	23.9 ± 10.9	21.2 ± 11.1
UUO 组	3	29.4 ± 5.2*	13.6 ± 3.9*	9.2 ± 2.4**	6.1 ± 3.2**
中药组	3	42.1 ± 6.5**△	17.2 ± 2.8*△	14.6 ± 2.2*△	11.2 ± 3.1*△

2.4 各组大鼠肾组织中的 TGF－β_1 表达

见表4。

表4 各组大鼠 TGF－β_1 阳性表达面积百分比 （%，$\bar{X}\pm S$）

组别	n	3d	7d	14d	21d
假手术组	3	0.6±0.4	0.7±0.3	0.8±0.4	0.7±0.4
UUO组	3	6.7±2.9**	12.6±4.3**	19.2±5.4**	18.1±4.2**
中药组	3	5.1±2.7**△	10.2±3.8**△	15.6±4.9**△	12.2±5.1**△

2.5 相关性分析

将手术14d后各组大鼠肾组织中 BMP－7 阳性染色面积百分比分别与 TGF－β_1 阳性染色面积百分比、病变肾间质相对面积百分比相比较，进行相关性分析。发现 BMP－7 阳性表达与 TGF－β_1 阳性表达呈现负相关（$r=-0.692$，$P<0.05$）；BMP－7 阳性表达与肾小管间质病变呈现显著负相关（$r=-0.823$，$P<0.01$）；TGF－β_1 阳性表达与肾小管间质病变呈现非常显著正相关（$r=0.893$，$P<0.01$）。

3 讨论

3.1 护肾固精方对肾脏病理形态学影响

与模型组相比，应用护肾固精方治疗后单侧输尿管梗阻大鼠肾脏体积较小，积液量少，肾小管肾间质中炎症细胞浸润较轻，说明该方能显著减轻肾组织病理学损伤程度，延缓肾小管形态结构的破坏进程，减少肾间质病变面积，也减少胶原纤维积聚，减轻炎症细胞浸润，具有抗肾间质纤维化作用。

3.2 护肾固精方对 BMP－7 表达的影响

体外实验发现 BMP－7 明显减少时，TNF－α 刺激人近曲小管上皮细胞产生的多种促炎症因子表达，如 IL－6、IL－1、单核细胞趋化蛋白1（MCP－1）、IL－8 和内皮素2（ET－2）的表达[7]，本实验研究经相关性分析显示：BMP－7 表达与肾小管肾间质病变范围亦呈显著负相关，提示 BMP－7 参与了拮抗肾组织纤维化的发生发展过程。BMP－7 具有维持小管上皮细胞表型作用，直接或间接调控肾小管上皮细胞－肌成纤维细胞转分化，阻止肾间质纤维化进展。经护肾固精方治疗后大鼠肾组织中 BMP－7 阳性表达明显比 UUO 组增多，尤其是造模3d后，BMP－7 一过性增多，并远远超过同时期假手术组及 UUO 组的表达，在其他各时相点护肾固精方组的 BMP－7 表达均高于UUO组，并与同一时相观察到的肾脏损伤程度相一致，提示护肾固精方通过促进BMP－7表达而增加BMP－7的生物活性及对损伤因素的防御反应，从而达到拮抗肾间质纤维化的作用。

3.3 护肾固精方对TGF－$β_1$表达的影响

TGF－$β_1$是一种多功能的细胞因子，能刺激细胞外基质大多数胶原基因水平的提高或蛋白产物的增加，它能在几乎全部类型的细胞中合成。有实验证实肾间质纤维化存在TGF－$β_1$的高表达[8]，肾脏中TGF－$β_1$可能通过降低基质金属蛋白酶（MMP）活性、减少MMP的表达和增加金属蛋白酶组织抑制剂及纤溶酶激活物抑制剂的合成，减少细胞外基质的分解，促进ECM的合成；提高ECM受体整合素mRNA的表达水平，并且促进整合素亚单位在细胞表面的装置，细胞与基质黏附和沉着，从而刺激小管上皮细胞转分化为MFB；对成纤维细胞有趋化作用，激活肾间质成纤维细胞并使其增殖等因素，共同导致肾间质纤维化。本实验中观察到，正常大鼠肾组织中TGF－$β_1$基本无表达，而在UUO大鼠肾组织中，随梗阻时间延长，TGF－$β_1$表达逐渐增加，14d时达到高峰，21d时与14d相比表达略有回落，这与肾小管间质损伤，肾纤维化进展时间上相一致，程度上相符合。相关分析显示，TGF－$β_1$的表达与肾间质病变面积呈显著正相关，进一步证明TGF－$β_1$是各种外源性或内源性刺激下导致正常肾组织发生纤维化的主要细胞因子，直接参与了肾小管间质损害的进程。经中药复方治疗后大鼠肾组织中TGF－$β_1$表达与UUO组各时相点比较明显减少，提示该方可抑制TGF－$β_1$的表达，从而抑制TGF－$β_1$的促肾纤维化作用，维持肾小管上皮细胞表型、结构、功能，加快肾组织中ECM降解，减缓肾组织纤维化进程，具有较好的肾脏保护作用。

总之，护肾固精方可能通过促进肾脏保护因子的表达，抑制促肾纤维化因子的表达，维持细胞因子网络平衡来发挥拮抗肾纤维化、保护肾脏的作用，从而也进一步说明中药复方治疗肾间质纤维化多角度、多靶点的优势。

参考文献

［1］周清发，席春生，刘静，等．护肾固精方治疗系膜增殖性肾炎临床研究．中国中医药信息杂志，2006，12（3）：14.

［2］周清发，席春生，刘静，等．护肾固精方下调核因子κB活化对系膜细胞肿瘤坏死因子α表达的影响．山东中医药大学学报，2004，28（6）：467.

[3] 周清发，刘静，王雅娟，等. 护肾固精方对系膜细胞增殖及转化生长因子 β_1 的影响. 安徽中医学院学报，2004，23（4）：31.

[4] 郭华，邹万忠. 肾小管间质纤维化实验动物模型的制备方法. 临床与实验病理学杂志，2003，19（2）：211.

[5] 杨汝春，王永钧，周大力，等. 抗风湿药青藤碱对UUO小鼠肾间质细胞表型转化的影响. 中国中医药科技，2007，14（1）：25.

[6] Yang JW, Dai CS, Liu YH. A novel mechanism by which hepatocyte growth factor blocks tubular epithelial to mesenchymal transit ion. J Am Soc Nephrol, 2005, 16: 68.

[7] Wang SN, Lapage J, Hirschberg R. Loss of tubular bone morphogenet ic prot ein - 7 in diabet ic nephropathy. Am Tubular Nephrol, 2001, 12（2）: 2392.

[8] 晏子友，赵海，赖小美. 肾衰泄浊汤对肾间质纤维化小鼠HGF、TGFβ_1 的调节作用. 中国中医药科技，2007，14（2）：74.

（《中国中医药科技》2009年第16卷第1期）

肾衰口服液治疗慢性肾衰竭的临床与实验研究

周清发　杨世兴　乔成林　李明喜　孙万森　席春生

西安交通大学医学院第二附属医院（西安710004）

摘要　本文将120例CRF病人分为两组，治疗组用肾衰口服液治疗，对照组用温脾汤治疗。结果：治疗组63例，显效率49.2%，有效率36.5%；对照组57例，显效率3.3%，有效率35.1%。两组疗效比较，治疗组显效率和总有效率均高于对照组（$P<0.05$）。动物实验也表明，肾衰口服液对腺嘌呤复制的大鼠CRF有良好的治疗作用，能升高Hb和血清蛋白，对肾衰大鼠高钾、高磷、低钙血症有不同程度的改善。同时能提高肾小球的滤过率，显著降低血中BUN、Cr、β_2：-MG以改善肾功能。延缓腺嘌呤致大鼠CRF的进展，减少结晶物在肾组织的沉积，减轻肾脏病理损害，对肾脏具有一定的保护作用。提示肾衰口服液对CRF有较好的防治作用。

主题词　肾衰竭，慢性/中医药疗法　@肾衰口服液/治疗应用　温脾汤/治疗应用　对比研究人类　大鼠

慢性肾衰竭（CRF）是各种慢性肾脏病的晚期阶段，病情复杂危重，

透析疗法与肾移植虽然是治疗本病的重要手段，但限于设备和费用尚不能普遍开展。因此，非透析疗法更具有实际意义。在以往治疗本病的基础上[1]，研制出肾衰口服液，经临床和实验证明，其疗效满意，现报道如下。

1 临床研究

1.1 临床资料

CRF 的诊断标准参考文献方法[2]。治疗组 63 例，男 42 例，女 21 例，平均年龄（38.8 ±14.2）岁，病程（8.21 ±6.17）年。氮质血症（Scr：178 ~442μmol/L）38 例，尿毒症（Scr：>442μmol/L）25 例。对照组 57 例，男 41 例，女 16 例，平均年龄（38.6 ±9.8）岁；病程（8.12 ±6.43）年。氮质血症 36 例，尿毒症 21 例。两组原发病基本对等。

1.2 方法

1.2.1 治疗方法 治疗组服肾衰口服液（黄芪、夏草、大黄、丹参、附子、牡蛎等组成，本院药厂研制），每次 100ml，每天 2 次。病情重者亦可加服 1 次或用该制剂保留灌肠治疗。对照组服温脾汤：附子 9g，大黄 15g，干姜 3g，党参 10g（原方人参 3g），甘草 6g，每天 1 剂，早晚分服。两组治疗期间均采用低蛋白低磷饮食，积极治疗原发病和对症治疗。30d 为 1 个疗程，连续观察 2 个疗程。

1.2.2 观察项目 治疗前后主要观察肾功能、电解质、血脂、脂质过氧化物及血、尿常规和有关实验项目，病人症状和体征等。

1.2.3 统计学方法 采用 t 检验及卡方检验。

1.3 结果

1.3.1 疗效标准 参考文献评定[3]。

1.3.2 疗效分析 治疗组 63 例，显效 31 例（49.2%），有效 23 例（36.5%），无效 9 例（14.2%），总有效率 85.7%；对照组 57 例，显效 19 例（33.3%），有效 20 例（35.1%），无效 18 例（31.6%），总有效率为 68.4%。两组疗效比较，治疗组显效和总有效率均优于对照组（$P<0.05$）。

1.3.3 两组治疗前后 BUN、Scr 及 Hb 变化分析 见表 1。

表1 两组治疗前后BUN、Scr和Hb比较 ($\bar{X} \pm S$)

组别		BUN（mmol/L）	Scr（μmol/L）	Hb（g/L）
治疗组	治疗前	23.67 ±11.41	458.26 ±198.72	71.5 ±24.5
	治疗后	16.06 ±10.65△△*	328.74 ±161.45△△*	83.8 ±23.9△*
对照组	治疗前	23.74 ±10.57	457.73 ±201.12	70.8 ±24.1
	治疗后	19.93 ±9.92△	386.21 ±159.38△	74.6 ±22.3

与本组治疗前比较△$P<0.05$，△△$P<0.01$；与对照组治疗后比较 * $P<0.05$，* * $P<0.01$。

2 实验研究

2.1 材料与方法

2.1.1 动物 SD系雄性大鼠，由本校实验动物中心提供。体重（190 ±16）g，饲料亦由该处提供，饮用水为自来水，自由摄食饮水。

2.1.2 试剂与药物 腺嘌呤，江苏福山化学试剂厂进口分装，批号900911。肾衰口服液、温脾汤两种制剂均采用水提醇沉法，由院药厂提供。

2.1.3 实验方法 按文献[4]方法，肾衰模型制作成功后，再将肾衰模型组大鼠随机分为A组；即病理组，用2ml自来水灌胃；B组：即对照组，用温脾汤2ml（每1ml含生药20mg）；C组：即治疗组，用肾衰口服液2ml（每毫升含生药25mg）灌胃，每天用药1次。第50d将各组大鼠乙醚麻醉，摘眼球采血法处死，分离血清检测BUN、Scr、β_2－微球蛋白（β_2－MG）、血液流变学和免疫功能等。

2.2 结果

2.2.1 尿液各种生化测定分析 见表2。

表2 各组治疗后尿量及UCr、尿β－MG、Alb、IgG比较 ($\bar{X} \pm S$)

组别	n	尿量（ml/24h）	UCr（mg/dl）	β_2－MG（μg/dl）	Alb（μg/dl）	IgG（μg/dl）
A组	11	33.31 ±9.22	3.74 ±0.33	2486.35 ±842.14	5.47 ±1.73	1.03 ±0.34
B组	12	26.37 ±7.13△	4.42 ±0.51△	1812.72 ±461.23△	3.85 ±1.62△	1.21 ±0.41
C组	13	25.82 ±6.83△	4.89 ±0.48△△*	1614.53 ±346.51△△	3.53 ±1.48△	1.28 ±0.39

与A组比较△$P<0.05$，△△$P<0.01$；与B组比较，* $P<0.05$，* * $P<0.01$，下表同。

2.2.2 血清各种生化测定分析 见表3。

表3 各组治疗后血 BUN、Cr、β_2-MG (mg/L)、Alb、TG 比较 ($\overline{X}\pm S$)

组别	n	BUN (mmol/L)	Scr (μmol/L)	β_2-MG (mg/L)	Alb (g/L)	TG (mmol/L)
A组	11	21.67±3.41	319.78±59.86	3.15±0.31	2.09±0.28	2.86±0.54
B组	12	18.53±2.98△	267.88±52.72△	2.76±0.28△	2.41±0.29△	2.31±0.46△
C组	13	15.85±19△△*	225.17±46.23△△*	2.53±0.26△△*	3.18±0.32△△*	1.84±0.43△△*

2.2.3 血清电解质测定分析 见表4。

表4 各组血清电解质含量比较 (mmol/L, $\overline{X}\pm S$)

组别	n	Na^+	K^+	Ca^{2+}	P^{3-}
A组	11	159.69±11.32	6.15+0.67	1.62±0.61	1.94±0.4
B组	12	145.84±10.16	5.52±0.43△	1.98±0.64△	1.68±0.38
C组	13	142.32±9.56	4.59±0.59△**	2.57±0.56△△*	1.48±0.37

2.2.4 肾脏病理变化 A组大鼠肾组织见到白色结晶物沉积，肾小球显著肥大，肾小球内有炎性细胞浸润，肾小球和间质纤维化明显，系膜细胞增生，肾小管管腔内有大量白色结晶物，肾小管萎缩变性。B组大鼠肾组织结晶物沉积，肾小球肥大，炎性细胞浸润，系膜细胞增生，肾小球和间质纤维化程度均轻于A组。C组大鼠肾脏病理损害较B组更轻，部分肾小管形态趋于正常。

3 讨论

肾脏病发展至慢性肾衰阶段，涉及脏腑较多，病变复杂。究其病机属本虚标实，而以脾肾衰败，湿浊水毒潴留为病机之关键。在以往治疗本病经验基础上，采用辨病与辨证相结合的方法，指导立法，选用黄芪、冬虫夏草、大黄、附子、丹参、牡蛎等中药组成方剂，具有温补脾肾、益气活血、祛毒降浊之功效。药物配伍恰当，符合本病的发病机理。为服药方便，研制成口服液，并与温脾汤进行临床对比观察，肾衰口服液有提高CRF病人Hb，降低BUN、Scr的作用，可显著改善病人自觉症状。显效率和总有效率明显高于温脾汤对照组（$P<0.05$）。动物实验也表明，经肾衰口服液治疗的肾衰大鼠，一般情况明显改善，Hb升高，RBC数增多，血清白蛋白和血钙升高，血脂、血钾、血磷降低，电解质紊乱得以改善。同时肾衰口服液还具有提高肾小球的滤过率，促进尿肌酔的排泄，降低血BUN、Scr、β_2-MG和尿

β_2 - MG、Alb 的作用，以改善肾功能。延缓腺嘌呤致大鼠 CRF 的进程，减轻结晶物在肾组织沉积，肾单位损害轻微，代偿良好，大鼠肾小球与间质纤维化明显减轻，部分肾小管形态趋于正常。综上所述认为，肾衰口服液治疗 CRF 疗效肯定。其机理可能是通过补益脾肾，增强了机体的代偿适应能力，促进体内蛋白合成，对机体尿毒代谢具有良好影响，缓解残余肾组织的高代谢状态，抑制肾小球系膜细胞硬化和肾小管萎缩，以及抗凝与调整脂质代谢等多方面作用有关。

（本课题研究曾得到院校付章才、武国杰、雷小兵、陈明霞等同志的大力帮助，谨谢!）

参考文献

［1］刘锐．陕西中医，1983，4（1）：11

［2］陈灏珠．内科学．第4版．北京：人民卫生出版社，1994：501 - 510

［3］中华人民共和国卫生部制定颁布．中药新药临床研究指导原则．第一辑．1993：168

［4］郑平东．中华肾脏病杂志，1989，5（6）：342

（《中国中医药科技》1997 年第 4 卷第 5 期）

肾衰口服液对大鼠肾小球系膜细胞增殖的影响

周清发　刘静　席春生

西安交通大学医学院第二附属医院（西安 710004）

摘要：为探讨肾衰口服液（SSOL）的作用机理，采用细胞培养与细胞分子学技术相结合的方法，在大鼠肾小球系膜细胞培养体系中加入该药，研究其对系膜细胞（Mesangial cell，MC）增殖和肿瘤坏死因子（TNF - A）的影响。结果：SSOL 加入 MC 培养体系 6d 后，MC 数（活细胞个数）为 46700 ± 3819，明显低于对照组 147500 ± 13919（$P < 0.01$）；该药抑制 MC 增殖作用亦较对照组显著（$P < 0.01$）。MC 上清液中 TNF - α 含量对照组为（8.98 ± 1.11）mg/L，治疗组为（1.64 ± 0.57）mg/L，有非常显著的差异（$P < 0.01$）。提示 SSOL 对肾小球 MC 增殖有明显抑制作用。

关键词：系膜细胞；增殖；肾衰口服液；实验研究

中图分类号：R289.5，R364.3+3　**文献标识码**：A　**文章编号**：0258－0659（2000）01－0026－02

肾小球系膜细胞（mesangial cell，MC）过度增生、系膜基质增加是肾小球疾病的基本病变，也是导致肾小球硬化的重要因素。如何防止系膜病变的发生、发展是肾小球疾病研究的重要课题，目前主要集中在抗凝药物及细胞因子拮抗因素的研究[1-2]，尚未得到临床推广应用。中医药在此方面研究相对较少，临床行之有效的中药复方对MC增殖的影响尚待进一步探讨。本研究采用大鼠肾小球MC培养方法与细胞分子学技术相结合，观察肾衰口服液（shen shuai oral liquid，SSOL）对肾小球MC生长、增殖和肿瘤TNF－α的影响，在细胞因子水平，探讨其治疗慢性肾衰竭（chronic renal failure，CRF）的作用机理。

1　材料与方法

1.1　实验材料

药物：SSOL（由黄芪、大黄、附子、冬虫夏草、丹参、川芎、牡蛎等组成方剂）具有温补脾肾、益气活血、祛毒降浊之功效。主要用于治疗各种原因引起的慢性肾衰竭。由西安交通大学医学院第二附属医院制剂室制备，含生药1.5kg/L。实验细胞：健康雄性Sprague－Dawley（SD）大鼠肾小球MC（第5代），由上海第二军医大学长征医院肾内科提供。试剂：RPMI1640培养基，华美生物技术公司；噻唑蓝（MTT），华美生物技术公司；胎牛血清（FBS），杭州四季青生物技术公司；胰蛋白酶，Difco公司产品；TNF－α放射免疫分析药盒，北京东亚免疫技术研究所；二甲基亚砜（DMSO），院中心实验室提供。仪器：1825TC CO_2 孵育箱，谢尔登国际有限公司产品：DG－3022A型酶联免疫检测仪，南京华东有限公司产品；XSZ－D倒置显微镜，重庆光学仪器厂产品；KYKY－1000型相差显微镜，中科院科学仪器厂产品；24孔、96孔细胞培养板，Corning公司产品。

1.2　实验方法

1.2.1　活细胞计数　将培养的MC用胰蛋白酶消化后，按 10^4 个/ml接种在24孔培养板上（0.2ml/孔），待细胞贴壁后，用含0.4% FBS的培养液使细胞生长同期静止（G_0 期）72h，分两组换液，治疗组12孔换20% FBS培养液＋SSOL（浓度为35μg/ml）；对照组12孔仅换20% FBS培养液，不加任何药物，作为对照。培养后第2d、第4d、第6d、第8d，各组每次取3孔，经台盼蓝染色，计MC活性细胞数。

1.2.2 MC增殖测定 采用MTT法。将MC接种于96孔培养板生长至亚融合状态后，用含0.4%FBS的培养液使其静止72h，分组更换培养液，对照组仍用20%FBS的正常培养液；治疗组分为4个亚组，分别将SSOL对倍稀释（1:1，1:2，1:4，1:8），即35.00μg/ml、17.50μg/ml、8.75μg/ml、4.38μg/ml（每种浓度设3个孔）。培养6d后，每孔加入5g/L MTT原液20ml，继续培养4h，终止培养，小心吸弃孔内培养上清液，每孔加入150μl DMSO，振荡10min，使结晶物充分溶解。比色选择490nm波长，在酶联免疫检测仪上测定各孔吸光值（OD值）。

1.2.3 TNF-α活性测定 液相竞争法，按试剂盒说明操作。按上述方法在24孔板使MC同步于G_0期，分为两组（各组$n=4$），治疗组用SSOL 35.00μg/ml+培养液，对照组不加任何药物，仅用培养液，两组细胞同时培养6d后，收集各组MC上清检测TNF-α含量。

1.2.4 统计学处理 所有数据均按均数±标准差（$\bar{X} \pm S$）表示，采用方差分析及q检验，$P<0.05$为差异显著，$P<0.01$为差异非常显著。

2 结果

2.1 SSOL对肾小球MC生长的影响

比较两组第2d、第4d第MC台盼蓝染色细胞计数，无统计学差异（$P>0.05$）。第6d治疗组MC活细胞个数为46700±3819，对照组为147500±13919，两组比较，有非常显著的差异（$P<0.01$）。说明SSOL有抑制MC生长的作用。

2.2 SSOL对肾小球MC增殖的影响

从附表可以看出，SSOL不同浓度组其吸光度值均明显低于对照组（$P<0.01$）。说明SSOL对MC增殖有抑制作用，并且这种抑制作用随药物浓度升高而增强。

附表 两组细胞OD值的比较 （$\bar{X} \pm S$）

组别	n	稀释度			
		1:1	1:2	1:4	1:8
治疗组	3	0.017±0.0006*	0.023±0.012*	0.027±0.012*	0.030±0.017*
对照组	3	0.143±0.021	0.237±0.031	0.363±0.065	0.417±0.049

*与对照组比较$P<0.01$。

2.3 肾小球 MC 上清中 TNF－α 活性含量分析

通过取 MC 上清检测结果，治疗组为（1.64 ±0.57）mg/L；对照组为（8.98 ±1.11）mg/L，对照组 TNF－α 含量显著高于治疗组（$P<0.01$）。说明 SSOL 有拮抗 MC 分泌 TNF－α 活性物质作用，提示其抑制 MC 增殖的作用机理，可能与抑制 MC 自分泌 TNF－α 等有关。

3 讨论

3.1 MC 增殖与肾功能的关系

MC 作为肾小球固有细胞，它的生理、病理作用近年来受到重视，研究发现 MC 具有吞噬、收缩、分泌胶原及一些活性物质，参与免疫调节等功能。在病理状态下，肾小球 MC 增生肥大，早期是肾小球高滤过、高灌注代偿阶段，后期则致肾小球毛细血管阻塞、萎缩、单个肾小球滤过率降低，出现功能性肾单位进一步减少以及剩余功能性肾小球的进一步代偿，最终导致肾小球硬化，肾功能丧失[3]。因此，若能抑制 MC 异常增生，有利于减缓慢性肾衰的发展，防止肾功能恶化。

3.2 SSOL 抑制 MC 增殖的作用

本实验证明，SSOL 有明显抑制体外肾小球 MC 生长，同时还能抑制 MC 增殖的作用，效果优于对照组（$P<0.01$），而且呈剂量依赖性。MTT 法读数的高低不仅与细胞数量有关，且与细胞的活性（尤其是线粒体酶的活性）亦密切相关[4]，说明 SSOL 不仅对 MC 增殖有抑制作用，其对 MC 代谢活性也有一定的抑制作用。进一步证明该药可以减轻或延缓肾小球系膜病变的发生和发展，为临床应用 SSOL 治疗以 MC 增殖为主要病变的肾小球疾病和慢性肾衰提供了理论依据。

3.3 SSOL 有拮抗 TNF－α 的作用

肾小球 MC 增殖及系膜基质增加是各种类型进行性肾小球疾病的共同病理过程。研究发现，一些细胞因子和生长因子在肾小球继发性病理发展过程中起关键作用，这些活性物质（如 TNF－α 和 IL－1，6 等）作用于 MC，使之肥大、增殖或使 MC 合成、分泌细胞外基质的代谢加强，加速病变进展[5]。该制剂中大黄、川芎、丹参、黄芪等中药，具有抑制 MC 增殖的作用。大黄、川芎不仅改善系膜增殖性肾炎大鼠系膜及右时测值与对照值接近，适合二尖瓣反流的半球形血流会聚法计算反流量。

血流会聚区域较小，操作不当往往会影响定量的准确性。笔者体会：

①对血流会聚区图像局部放大后测量，可减少误差。②彩色扇面尽量放窄，提高彩色扫描帧频，避免帧频太慢不易记录瞬间最大血流会聚图像。

彩色多普勒血流会聚法定量二尖瓣反流作为一种全定量方法，其优越性在于它仅仅测量瓣口近端的层流加速区血流。因此，不易受左室几何形态、计算公式假设条件及联合瓣膜病损的影响，适应证广，优于其他有创或无创方法，且简便、准确，是较经济的无创血流定量方法，值得临床检测中进一步探讨及应用。

参考文献

[1] Recisani F, Bargiggia GS , Yoganathan AP, et al.. A new method for quant ification of regurgitant flow rate using color Doppler flow imag ing of the flow conv ergence region proximal to a discrete orifice : An in vitro study [J]. Circulation, 1991, 83 (2): 594

[2] Zhang J, Jones M, Shandas R, et al.. Accuracy of flow convergence estimates of mitral regurgitant flow rates obtained by use of multiple color flow doppler M - mo de aliasing boundaries: an experimental animal study [J]. AmHeart J, 1993, 125 (2): 449

[3] Bargiggia GS, Tronconi L, Sahn DJ, et al.. A new method for quantification of mitral regurgitation based on color Doppler flow imaging of flow convergence proximal to regurgitant or ifice [J]. Circulation, 1991, 84 (4): 1481

[4] Fisher DC, Sahn DJ, Friedman MJ, et al.. The mitral valve orifice method for noninvasive two - dimensional Doppler determination of cardia coutput [J] . Circulation, 1983, 67 (4): 872

[5] Chen C, Thomas JD, Anconina J, et al.. Impact of im pinging wall jet on color Doppler quantification of mitral regurgitation [J] . Circulation, 1991, 84 (2): 712

[6] Losordo DW, Pastore JO, Coletta D, et al.. Limitations of color flow Doppler imaging in the quantification of valvular regurgitation. Velocity of regurgitant jet , rather than volume, determines size of color Doppler image [J]. Am Heart J, 1993, 126 (1): 168

[7] Croft CH, Lipcomb K, Mathis K, et al.. Limit ation of qualitative angiographic grading in aortic or mitral regurgitation [J] . Am J Cardiol, 1984, 53 (11): 1593

[8] 杨鼎颐，崔长琮. 实用心导管诊疗学 [M]. 西安：西北大学出版社，1990：70 - 82

[9] Rivera JM , Vandervo ort PM , Tho reau DH, et al.. Quantification of mitral regurg it ation with the proxima flow convergence method: A clinical study [J] . Am Heart J, 1992, 124 (5): 1289

[10] Bomm er W, Kacheria N. Finite difference analysis of regurgitant flow isovelocity lines: A Navier - Stokes so lution to quantitate regurgitant flow [J]. Circulation, 1990, 82

(Suppl Ⅲ): Ⅲ - 552

(《西安医科大学学报》2000 年第 21 卷第 1 期)

肾衰口服液对实验大鼠腹膜透析效能及腹膜超微结构的影响*

周清发　席春生　刘静　杨世兴　孙万森
西安交通大学医学院第二附属医院(西安 710004)

摘要：通过模拟腹膜透析的动物实验，观察了肾衰口服液(SSOL)对腹膜透析效能及腹膜超微结构的影响。大鼠分正常对照组、单纯透析液组(A)、含 SSOL 腹透组(B)。结果显示：①B 组净超滤量、腹膜清除率与 A 组比较均显著增加($P<0.05$ ~ 0.005)；B 组透析液中蛋白质含量高于 A 组，但差异无显著性意义($P>0.05$)。②B 组腹膜间皮细胞及间皮细胞连接的损伤程度较 A 组为轻。提示 SSOL 能有效提高腹膜透析效能，并能拮抗高渗透析液保护腹膜间皮层结构的完整。

关键词：肾衰口服液；腹膜透析；腹膜超微结构

我们以往的研究表明，肾衰口服液(SSOL)具有缓解慢性肾功能不全患者症状、提高血色素、降低血肌酢和尿素氮的作用[1]。为了探讨 SSOL 提高腹膜透析效能的作用，本研究观察了 SSOL 对实验大鼠腹膜透析效能的影响，并用扫描电镜观察了腹膜超微结构的变化，对其作用机理作了初步探讨。

1　材料

1.1　实验动物

健康雄性 SD 大鼠 24 只，体重(250 ± 23)g，由本校实验动物中心提供。所有动物实验前适应性喂养 7d。随机分为：①正常对照组：仅观察腹膜超微结构。②单纯透析液组(A)：腹腔注入 4.25% 腹膜透析液。③含 SSOL 腹透组(B)：腹腔注入含 SSOL 腹透液。各组均为 8 只动物。

---

* 陕西省中医药管理局资助项目

1.2 药品

肾衰口服液：西安交通大学医学院第二附属医院制剂室制备，含生药1.5kg/L，由黄芪、丹参、大黄等组成。4.25%腹膜透析液（乳酸盐）：上海长征制药厂，批号96020919。

1.3 试剂

尿素氮（BUN）、肌酐（Cr）、钾离子（K^+）、总蛋白（TP）试剂盒均系北京中生生物高工程技术公司产品。2.5 %戊二醛、0.1mmol/L磷酸缓冲液、1%锇酸、乙酸异戊酯均由本校电镜室提供。

1.4 仪器

7170A全自动生化分析仪（日本日立公司）；4410电解质分析仪（美国贝克曼公司）；日立HCP-2型临界点干燥仪，日立E102型离子溅射仪；KYKY-2000型扫描电镜（中国科学院科学仪器厂）。

2 方法

2.1 配制透析液

将肾衰口服液加入4.25%腹膜透析液配制成含肾衰口服液9‰的腹透液，并于37℃恒温保存备用。

2.2 实验步骤

参照文献[2~4]，将腹膜透析液按100ml/kg由右下腹注入腹腔。注完透析液计时，即腹透周期开始，透析2h采血1ml，分离血清送检BUN、Cr、K^+。透析4h后处死动物，打开腹腔收集透析液，测量容积。混匀后取样2ml，测定透析液中BUN、Cr、K^+、TP，并取右前外侧隔腹膜1cm×1cm，扫描电镜制作、观察。

2.3 检测指标及计算方法

血、透析液BUN、Cr、TP用自动生化分析仪测定（按试剂盒说明操作），K^+用电解质分析仪测定。

腹膜清除率：$C=D/P\times VD/t$[1]。

净超滤量：Net UF $=V_2-V_1$[2]。

2.4 统计学处理

各组数据均按均数±标准差（$\overline{X}\pm S$）表示，组间比较采用成组t检验，显著性水准取$a=0.05$。

3 结果

3.1 肾衰口服液对腹膜清除率、净超滤量、透析液中蛋白质的含量影响

见附表。

附表 两组腹膜清除率、净超滤量、透析液中蛋白质含量比较（$\bar{X} \pm S$）

组别	鼠数	C（ml/min）			Net UF	TP
		BUN	Cr	K^+	(ml/4h)	(g/L)
A	8	0.119±0.016	0.063±0.009	0.077±0.018	6.5±1.6	1.63±0.92
B	8	0.152±0.017**	0.079±0.018*	0.153±0.075*	11.8±3.3**	1.75±1.75

注：与A组比较 * $P<0.05$；** $P<0.005$。

从表可知，B组腹膜清除率与A组比较显著增加（$P<0.05\sim0.005$），保留4h透析期间，净超滤量A组为（6.5±1.6）ml/4h，B组为（11.8±3.3）ml/4h，两组比较有显著性差异（$P<0.005$）。B组透析液中蛋白质含量虽较A组增加，但经统计学处理，差异无显著性意义（$P>0.05$）。

3.2 肾衰口服液对腹膜超微结构的影响

见图1、图2、图3。

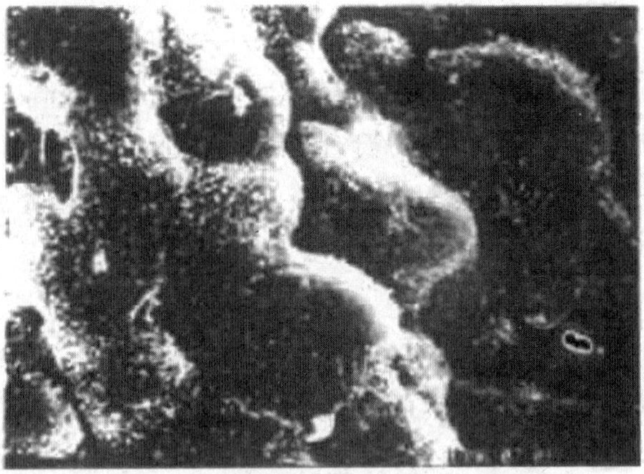

图1 正常对照组腹膜超微结构

图1为正常对照组腹膜超微结构，腹膜间皮细胞无凹陷、皱缩现象，相邻间皮细胞间连接紧密，微绒毛分布均匀、无脱落，可见开放的腹膜孔。A组如图2所示，腹膜间皮细胞明显皱缩，细胞间连接分离，并可见脱落的间皮细胞游离于腹膜表面，微绒毛减少，可见微绒毛残端。B组如图3所示，

整个膈腹膜表面皱褶不平，间皮细胞连接紧密，间皮细胞无皱缩、脱落，未见开放的腹膜孔。

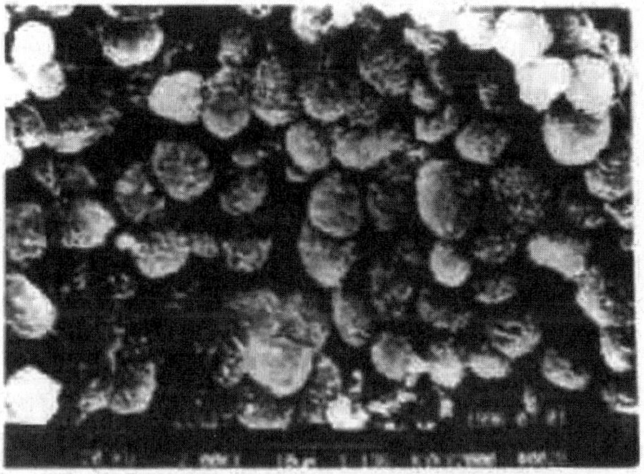

图2　A组腹膜超微结构

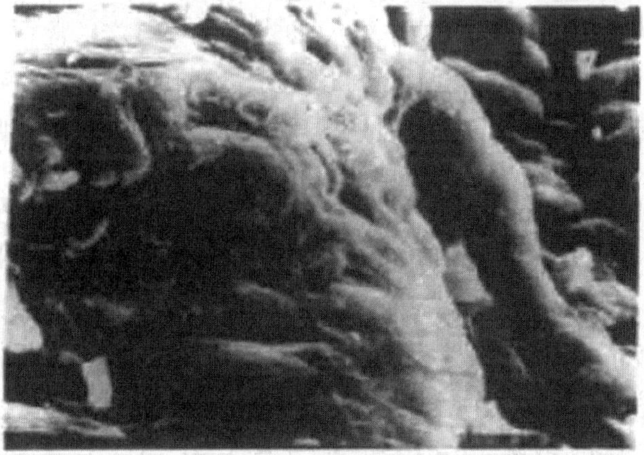

图3　B组腹膜超微结构

4　**讨论**

腹膜透析效能包括溶质的清除和水分超滤两方面。溶质转运依赖于分子量的大小，构型、电荷及腹膜的通透性和表面积有关。水分超滤依赖跨毛细血管超滤（TCUF）和腹腔淋巴回流量（Lf），即 Net UF = TCUF - Lf。而 TCUF 主要由腹膜两侧静水压、晶体、胶体渗透压所左右，还与腹膜的通透性和表面积有关。

此外，腹膜间皮层结构和功能的完整，是保证腹膜具有良好的通透性和完成分子转运的基础。减少腹膜孔的淋巴回流，可增加纯超滤和溶质清除率。

肾衰口服液由黄芪、附子、大黄、冬虫夏草、丹参、川芎等组成，具有温补脾肾、益气活血、祛毒降浊的作用。本实验观察到肾衰口服液能有效地提高大鼠腹透效能，同时不使蛋白质丢失增加。含肾衰口服液腹透组腹膜间皮细胞、间皮细胞间连接的损伤程度较单纯透析液组为轻，膈腹膜面收缩，未见开放的腹膜孔。因此，我们认为肾衰口服液是通过拮抗高渗透析液对腹膜间皮细胞及其连接的损伤作用，保护了腹膜间皮层结构的完整性，并减少了经腹膜孔的淋巴回流，提高了腹透效能的。

此外，方中丹参、川芎、大黄、黄芪经现代药理学证实均有扩张微血管、抗血小板聚集的作用。因此，上述药物可能通过扩张腹膜毛细血管、增加腹膜有效透析面积、增加血流灌注量使毛细血管网的静脉端通透性增加，可增加腹膜的清除效能[6]。而丹参、大黄又有钙离子拮抗作用，能减弱淋巴管的收缩，因而减少 Lf[7]。黄芪、附子能增加心排血量，改善血液流变学，增加腹腔血流灌注，提高 TCUF，提高腹透效能。总之，肾衰口服液可能通过上述多种机制提高腹透效能，至于其分子机理有待进一步研究。

（本实验得到我校冯学亮教授、于琳华副教授及朱建宏老师的协助，在此一并致谢。）

参考文献

[1] 周清发，杨世兴，乔成林，等. 肾衰口服液治疗慢性肾功能不全 56 例. 陕西中医，1995，16（10）：44

[2] 张普生，许国章，刘先蓉，等. 胆碱磷脂、新斯的明、内毒素对大鼠腹透时净超滤和腹腔淋巴回流的影响. 中华肾脏病杂志，1995，11（6）：332

[3] 柏春枝，李玉兰，海力斯. 腹腔注入兔血液后大鼠腹膜间皮细胞的扫描电镜观察. 哈尔滨医科大学学报，1990，24（4）：256

[4] Tsilibary EC, Wissing SL. Lymphatic absorption from the piritoneal cavity: Regulation of patency of meso thelial stomata. Microvas Res, 1993, 10 (1): 22

[5] Christian Verger, Alan Luger, Harold L, et al.. Acute changes in peritoneal morphology and transport properties with infectious peritonitis and mechanical injury. Kidney Inter, 1983, 23 (1): 823

[6] 叶任高，沈清瑞，余学清，等. 肾脏病诊断与治疗学. 北京：人民卫生出版社，1994：566－567

［7］张普生．腹腔淋巴回流对腹透的作用和影响．国外医学．泌尿系统分册，1990（5）：209

（《西安医科大学学报》1998 年第 19 卷第 4 期）